EUROPA-Fachbuchreihe
für Berufe im Gesundheitswesen

Dr. Patricia Aden
Dr. Helga Eitzenberger-Wollring
Dr. Claudia Furtenhofer
Dr. Claudia Geister
Dr. Susanne Nebel
Dr. Dominik Siegler
Edeltraud Wolf

Arbeitsbuch Behandlungsassistenz

für Medizinische Fachangestellte

4. Auflage

VERLAG EUROPA-LEHRMITTEL · Nourney, Vollmer GmbH & Co. KG
Düsselberger Straße 23 · 42781 Haan-Gruiten

Europa-Nr.: 66534

Autorinnen, Autor:
Dr. Patricia Aden
Dr. Helga Eitzenberger-Wollring
Dr. Claudia Furtenhofer
Dr. Claudia Geister
Dr. Susanne Nebel
Dr. Dominik Siegler
Edeltraud Wolf

Lektorat:
Dr. Patricia Aden

Verlagslektorat:
Tanja Löhr-Michels

4. Auflage 2025, korrigierter Nachdruck 2026
Druck 5 4 3 2

Alle Drucke derselben Auflage sind parallel einsetzbar, da sie bis auf die Korrektur von Druckfehlern identisch sind.

ISBN 978-3-8085-6404-2

Bei Fragen zur Produktsicherheit wenden Sie sich bitte an produktsicherheit@europa-lehrmittel.de.

Umschlag: tiffany GmbH, 10999 Berlin
Umschlagfoto: Hero Images Inc. / Alamy Stock Photo

Satz: Ruhrstadt Medien AG, 44579 Castrop-Rauxel, ab der 2. Auflage: Satz + Layout Werkstatt Kluth GmbH, 50374 Erftstadt
Druck: UAB BALTO print, 08217 Vilnius (LT)

Vorwort

Die Ausbildung von Medizinischen Fachangestellten bereitet auf eine anspruchsvolle Tätigkeit in der Arztpraxis oder im Krankenhaus vor. Daher werden im schulischen Bereich sowohl Fachwissen als auch notwendige Handlungskompetenzen vermittelt.

Im Unterricht wird erwartet, dass Lerninhalte selbstständig erarbeitet oder wiederholt werden. Neben dem Lehrbuch zum Fach Behandlungsassistenz begleitet das vorliegende Arbeitsbuch die Lernenden vom Anfang bis zum Ende ihrer Ausbildung durch die Lernfelder und leitet sie zu einem systematischen Wissensaufbau an.

Das Arbeitsbuch ist perfekt auf die Inhalte des Lehrbuchs „Medizinische Fachangestellte – Behandlungsassistenz" des Verlags Europa-Lehrmittel abgestimmt. Es kann aber auch unabhängig davon bzw. in Kombination mit einem anderen lernfeldorientierten Lehrbuch eingesetzt werden.

Die Inhalte entsprechen dem Rahmenlehrplan für die Ausbildung von Medizinischen Fachangestellten. Zudem wurden die für das umfassende Verständnis des menschlichen Körpers wichtigen Inhalte „Auge, Ohr und Nervensystem" im Lernfeld 2 mit aufgenommen. In den Lernfeldern 5 und 8 finden sich eigene Kapitel zum Thema Medizinisches Labor.

Bei der Zusammenstellung der Aufgaben wurde besonders auf Methodenvielfalt geachtet.

- Jedes Kapitel beginnt mit einem **Praxisfall (Lernsituation)** und dazugehörigen Fragestellungen, die zum jeweiligen Thema hinführen sollen.
- Danach folgen vielfältige Aufgabentypen, bei denen großer Wert auf das spielerische Einüben der Fachinhalte gelegt wurde. Neben **offenen Fragen,** auszufüllenden **Tabellen** und **Checklisten** sind dies vor allem **Lückentexte, Kreuzworträtsel** und **Zuordnungsaufgaben.**
- Aufgabenstellungen mit hochwertigen anatomischen Zeichnungen, die von den Lernenden beschriftet oder nach Vorgaben sinnvoll ausgemalt werden sollen, tragen ebenso zur Aufgabenvielfalt bei.
- Zudem finden sich in einigen Kapiteln **„Kniffelaufgaben" mit einem erhöhten Schwierigkeitsgrad,** die sich besonders für leistungsstärkere Schüler eignen, die im Unterricht schneller vorankommen. Sie sind am nebenstehenden Symbol zu erkennen.
- Kapitel bzw. Themen mit einer großen Anzahl von Fachbegriffen schließen mit einer **Vokabelliste** ab, in der von den Lernenden die deutschen Fachbegriffe zu ergänzen sind. Diese Listen eignen sich gut zur Überprüfung von bereits Gelerntem.

Alle Kapitel sind **modulhaft aufgebaut.** Das heißt, sie können auch unabhängig vom Lernfeld bearbeitet werden, beispielsweise zur Wiederholung eines bestimmten Themas.

Die vorliegende **4. Auflage** ist fehlerkorrigiert und aktualisiert.

Wir wünschen viel Freude und Erfolg bei der Arbeit mit dem Arbeitsbuch und hoffen, dass es ein wertvoller Begleiter für Lehrende und Lernende wird. Kritische Hinweise und Vorschläge, die der Weiterentwicklung der Arbeitsblätter dienen, nehmen wir gerne per E-Mail **(lektorat@europa-lehrmittel.de)** entgegen.

Sommer 2025

Autorinnen, Autor und Verlag

Aus Gründen der besseren Lesbarkeit wurde bei Berufs- und Gruppenbezeichnungen auf die Verwendung beider Geschlechter verzichtet. Es sind immer die Medizinische Fachangestellte und der Medizinische Fachangestellte sowie die Ärztin und der Arzt gemeint.

Inhaltsverzeichnis

Vorwort 3

Lernfeld 1: Im Beruf und Gesundheitswesen orientieren

1 Institutionen des Gesundheitswesens 5
2 Gesundheitliche Versorgung in Deutschland 6
3 Berufe im Gesundheitswesen 8
4 Berufliche Organisationen im Gesundheitswesen 10

Lernfeld 2: Patienten empfangen und begleiten

1 Der kranke Mensch 11
2 Kommunikation mit kranken Menschen 12
3 Körperliche Untersuchung 13
4 Aufbau und Krankheiten des Nervensystems 16
5 Aufbau und Krankheiten des Auges 19
6 Aufbau und Krankheiten des Ohres 21

Lernfeld 3: Praxishygiene und Schutz vor Infektionskrankheiten organisieren

1 Die Zelle 22
2 Medizinische Mikrobiologie 24
3 Infektionslehre und Infektionserkrankungen 27
4 Immunsystem 33
5 Maßnahmen der Arbeits- und Praxishygiene 36

Lernfeld 4: Bei Diagnostik und Therapie von Erkrankungen des Bewegungsapparates assistieren

1 Allgemeine Anatomie 42
2 Gewebe 45
3 Bewegungsapparat 47
4 Pathologie 56
5 Krankheiten des Bewegungsapparates 60
6 Diagnostik 63
7 Physikalische Therapie 65
8 Verbände 67
9 Arzneimittel 68
10 Injektionen 71

Lernfeld 5: Zwischenfällen vorbeugen und in Notfallsituationen Hilfe leisten

1 Blut 74
2 Blutgewinnung und -weiterverarbeitung sowie Blutuntersuchungen 79
3 Aufbau und Funktion des Herzens 86
4 Blutgefäße und Blutkreislauf 89
5 Krankheiten des Herz-Kreislauf-Systems und der Blutgefäße 92
6 Diagnostik von Herz-Kreislauf-Erkrankungen 97
7 Lymphsystem, lymphatische Organe und Erkrankungen 103
8 Aufbau, Funktion und Krankheiten des Atmungssystems 105
9 Notfälle 113

Lernfeld 8: Patienten bei diagnostischen und therapeutischen Maßnahmen der Erkrankungen des Urogenitalsystems begleiten

1 Aufbau, Funktion und Krankheiten der Harnorgane 118
2 Harndiagnostik 125
3 Weibliche Geschlechtsorgane 130
4 Männliche Geschlechtsorgane 138
5 Sexuell übertragbare Krankheiten 141

Lernfeld 9: Patienten bei diagnostischen und therapeutischen Maßnahmen der Erkrankungen des Verdauungstrakts begleiten

1 Grundlagen der Ernährungslehre 143
2 Aufbau und Funktion der Verdauungsorgane 147
3 Krankheiten der Verdauungsorgane 152
4 Stoffwechselkrankheiten 156
5 Diagnostik bei Erkrankungen der Verdauungsorgane 161

Lernfeld 10: Patienten bei kleinen chirurgischen Behandlungen begleiten und Wunden versorgen

1 Aufbau und Krankheiten der Haut 164
2 Chirurgische Behandlung 168

Lernfeld 11: Patienten bei der Prävention begleiten

1 Präventionsmedizin 173
2 Schwangerenvorsorge 175
3 Vorsorge bei Kindern und Jugendlichen 177
4 Gesundheitsuntersuchung 179
5 Krebsfrüherkennung 180
6 Disease-Management-Programme 183
7 Sucht 184

Bildquellenverzeichnis

Lernfeld 1:
Im Beruf und Gesundheitswesen orientieren

1 Institutionen des Gesundheitswesens

Datum:

1. Svenja Kaiser freut sich über ihren Ausbildungsplatz zur Medizinischen Fachangestellten (MFA) in der Allgemeinarztpraxis von Frau Dr. König. Heute ist ihr erster Tag im Berufskolleg. Die Auszubildenden lernen, wie sich das Gesundheitssystem in Deutschland zusammensetzt. Svenja kannte bisher nur Ärzte in Praxen und Krankenhäusern und ist ganz überrascht, wie viele Institutionen es in diesem Bereich gibt.

a) Benennen Sie die drei verschiedenen Ebenen der Institutionen (Behörden) des Gesundheitswesens beginnend mit der untersten Ebene.

- ____________________
- ____________________
- ____________________

b) In welcher Praxis oder Klinik machen Sie zurzeit Ihre Ausbildung? Füllen Sie hierzu die Tabelle aus.

Name der Praxis, Fachrichtung	
Ort der Praxis, Einwohnerzahl des Ortes, Bundesland	
Ort des zuständigen Gesundheitsamtes	
Ort des zuständigen Landesministeriums	
Ort und Name der obersten Behörde des deutschen Gesundheitswesens	

2. Welche Institution ist zuständig? Ordnen Sie den Institutionen 1–3 die entsprechenden Aufgaben A–C zu.

1	Robert-Koch-Institut	**A**	legt fest, welche Leistungen der medizinischen Versorgung von der gesetzlichen Krankenversicherung (GKV) im Einzelnen übernommen werden
2	Weltgesundheitsorganisation (WHO)	**B**	Erkennung, Verhütung und Bekämpfung von Infektionskrankheiten, Mitwirkung bei der Entwicklung von Normen und Standards, Impfempfehlungen
3	Gemeinsamer Bundesausschuss (G-BA)	**C**	Maßnahmen zur Verwirklichung des bestmöglichen Gesundheitszustandes bei allen Menschen weltweit

3. Lösen Sie das Kreuzworträtsel und geben Sie das Lösungswort an.

a) anderes Wort für eine vom Staat verbindlich erlassene Regel
b) übernimmt in der Regel die Kosten für unsere medizinischen Behandlungen
c) Institution bzw. Behörde auf Landesebene (Landes...)
d) andere Bezeichnung für eine Stadt bzw. Gemeinde
e) vor Ort tätige gesundheitliche Behörde
f) Regierungschef Deutschlands

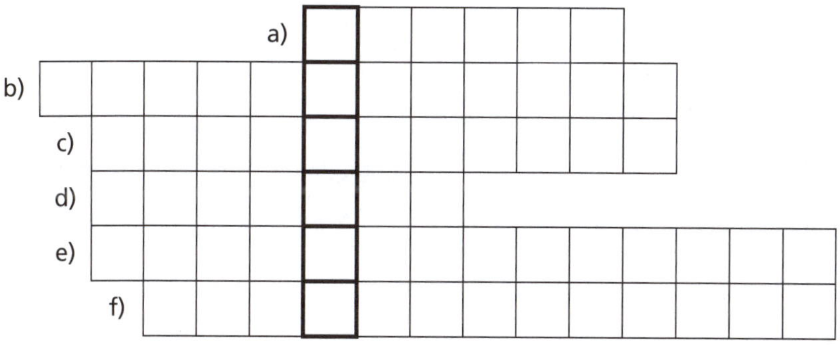

Lösungswort: ________________

EUROPA LEHRMITTEL	**Lernfeld 1: Im Beruf und Gesundheitswesen orientieren**	
	2 Gesundheitliche Versorgung in Deutschland	Datum:

1. **In der Familie der Auszubildenden Svenja gibt es gerade mehrere Krankheitsfälle. Bei ihrem Vater wurde vor Kurzem eine Diabeteserkrankung festgestellt und nun ist er mehrmals pro Woche in der Praxis seines Hausarztes in Behandlung. Svenjas Schwester hatte kürzlich einen Reitunfall, brach sich dabei mehrfach den linken Arm und wurde im Krankenhaus aufgenommen. Die Frakturen werden behandelt und sie muss einige Tage in der Klinik bleiben. Svenja erfährt nun im Unterricht an der Berufsschule, dass es sich in diesen beiden Fällen um verschiedene Arten der gesundheitlichen Versorgung handelt und verschafft sich einen Überblick.**

Die gesundheitliche Versorgung in Deutschland gliedert sich in drei große Bereiche. Nennen Sie die Bereiche und geben Sie je ein Beispiel für die Art der Versorgung.

- ______________________________
- ______________________________
- ______________________________

2. **Die duale Ausbildung zur Medizinischen Fachangestellten kann in verschiedenen medizinischen Versorgungseinrichtungen erfolgen. Ergänzen Sie bei den folgenden Erklärungen zu den Einrichtungen die fehlenden Worte.**

Art der Versorgung	Erklärung
Gemeinschaftspraxis bzw. Berufsausübungsgemeinschaft (BAG)	Das ist ein Zusammenschluss mehrerer ____________ als wirtschaftliche Einheit, in der Kosten und Einnahmen sowie Personal und Patientenkartei ____________ werden.
Praxisgemeinschaft	Bei diesem ____________ mehrerer Ärzte in gemeinsamen Räumlichkeiten werden ____________ geteilt und ____________ getrennt.
MVZ (Medizinisches Versorgungszentrum)	Ein MVZ kann verschiedene ____________ umfassen und muss unter ärztlicher Leitung stehen. Es dient der ____________ ärztlichen Versorgung. Die arztgruppengleichen oder fachübergreifenden Ärzte nutzen gemeinsam ____________ und ____________.
Ärztehaus	Hier befinden sich mehrere Einzel- und/oder Gemeinschaftspraxen, die meist wirtschaftlich ____________ abrechnen. Der Nutzen besteht in den ____________ Wegen zu verschiedenen Fachärzten, ähnlich wie beim ____________.
Öffentliche Krankenhäuser	Sie werden von Bund, Land oder Gemeinden finanziert und nach Art ihrer Versorgung unterschieden in Krankenhäuser mit Maximalversorgung, ____________ oder ____________.
Universitätsklinikum	Universitätskliniken sind meist Krankenhäuser mit ____________-versorgung, die in der Regel an eine ____________ angegliedert sind. Neben der medizinischen Behandlung dienen sie auch der ____________ und ____________. Hier sind alle Fachbereiche vertreten.

3. Nennen Sie die Arten von Informationen, die Sie aus einem Praxisschild, wie dem hier abgebildeten, entnehmen können?

> **Gemeinschaftspraxis**
>
> **Dr. Rainer König**
> Facharzt für Innere Medizin und Gastroenterologie
> – Gastroenterologe –
>
> **Dr. Anne König**
> Fachärztin für Allgemeinmedizin – Hausärztin
> Naturheilverfahren – Akupunktur
>
> Mo. – Do. 9 – 12 Uhr und 15 – 17 Uhr

- ______________________________
- ______________________________
- ______________________________
- ______________________________

4. Markieren Sie die richtigen Aussagen mit einem Kreuz.

☐ Als gesetzlich versicherter Patient kann ich mich zu jedem Zeitpunkt, statt vom niedergelassenen Arzt, auch direkt in einer Klinikambulanz behandeln lassen.

☐ Im Gesundheitsamt meiner Stadt kann ich mich über Impfungen für verschiedene Reiseländer beraten lassen.

☐ Das deutsche Gesundheitswesen wird über Beiträge der Arbeitnehmer und Arbeitgeber in gesetzliche und private Krankenversicherungen finanziert.

☐ Medizinischer Fortschritt führt zu immer preiswerteren Behandlungen.

☐ In Deutschland kann man rezeptpflichtige Arzneimittel auch ohne Rezept im Internet legal erwerben.

☐ Für medizinische Notfälle in den sprechstundenfreien Zeiten stehen Ärzte und Ärztinnen in ganz Deutschland in hierfür speziell eingerichteten Notfallpraxen zur Verfügung.

5. Krankenhäuser werden in Deutschland von verschiedenen Trägern betrieben. Es werden öffentliche, freigemeinnützige und private Träger unterschieden. Ordnen Sie die genannten Krankenhausformen 1–8 dem jeweils richtigen Träger A–C zu.

1 Rotes-Kreuz-Krankenhaus

2 Landeskrankenhaus

3 Gemeindekrankenhaus

4 Privatklinik Dr. Maier

5 Katholisches Krankenhaus

6 Kreiskrankenhaus

7 Universitätsklinikum

8 Evangelisches Krankenhaus

A öffentlicher Träger

B freigemeinnütziger Träger

C privater Träger

EUROPA LEHRMITTEL	**Lernfeld 1: Im Beruf und Gesundheitswesen orientieren**	
	3 Berufe im Gesundheitswesen	Datum:

1. **Die Patientin Frau Margarete Bauer möchte sich am Grauen Star operieren lassen. Sie fragt Svenja Kaiser, ob diese weiß, an wen sie sich in diesem Fall wenden soll. „Wir geben Ihnen eine Überweisung zum Ophthalmologen" gibt ihr die Auszubildende zur Antwort. „Und ich dachte, ich muss damit zum Augenarzt!" antwortet Frau Bauer ganz überrascht. Svenja lernt gerade die Berufsbezeichnungen verschiedener Ärzte kennen und kann schon einige nennen – darunter den Ophthalmologen.**

Übersetzen Sie welcher Facharzt bzw. welche Fachrichtung sich hinter der Facharztbezeichnung verbirgt.

Facharztbezeichnung	Übersetzung
Ophthalmologe	
Pädiater	
Neurologe	
Anästhesist	
Nephrologe	
Pneumologe	
Kardiologe	
Gastroenterologe	

2. **Kennzeichnen Sie die richtigen Aussagen mit einem Kreuz.**

- ☐ Das Abitur ist in der Regel Voraussetzung, um den Beruf der Ärztin oder des Arztes zu erlernen.
- ☐ Mit dem Abitur wird man an jeder beliebigen Hochschule in Europa zum Studium der Humanmedizin zugelassen.
- ☐ Das Medizinstudium endet mit der ärztlichen Prüfung bzw. mit dem Bestehen des 3. Staatsexamens.
- ☐ Die staatliche Zulassung zur Berufsausübung als Ärztin/Arzt nennt man Promotion.
- ☐ Direkt nach dem Erhalt der Zulassung darf sich der Arzt niederlassen und Kassenpatienten behandeln.
- ☐ Eine Weiterbildung zum Facharzt kann sowohl an einer Klinik als auch in einer Facharztpraxis erfolgen.
- ☐ Ohne Doktorarbeit bzw. Doktortitel dürfen Ärzte Patienten nicht behandeln.
- ☐ Ein Arzt, der als Vertragsarzt arbeiten möchte, muss eine Facharztausbildung haben.

3. **Nennen Sie mindestens vier Weiterbildungsmöglichkeiten der MFA nach ihrer Ausbildung.**

-
-
-
-

4. Beurteilen Sie, ob die aufgeführten Leistungen von der MFA allein durchgeführt werden dürfen, ob ein Arzt hierbei anwesend sein muss oder ob sie nur vom Arzt selbst ausgeführt werden dürfen. Tragen Sie die Leistungen im richtigen Feld ein.

Endoskopie – Psychotherapie – Impfung – intramuskuläre Injektion – Belastungs-EKG – Infusion – Allergietestung – Aufklärung über eine Operation – Verschreibung eines Medikaments – Ausstellen einer Überweisung an einen Facharzt – Ruhe-EKG

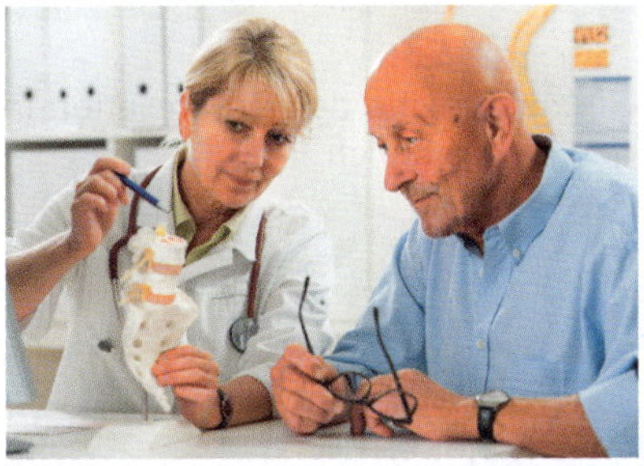
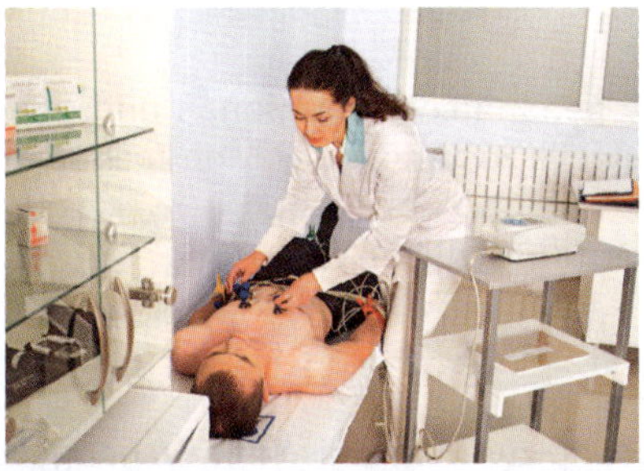
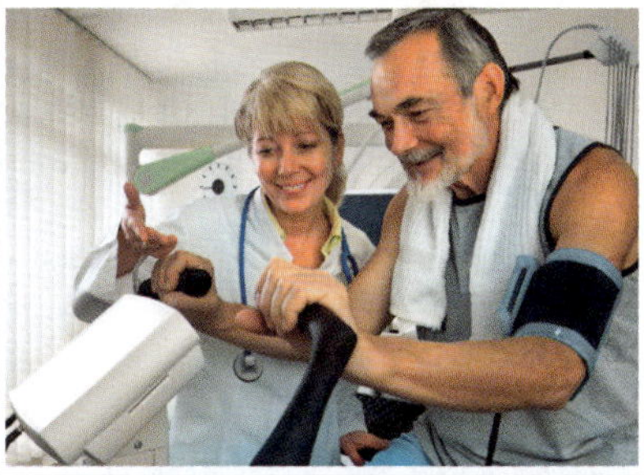

Darf nur der Arzt durchführen.	Darf die MFA allein durchführen, nachdem der Arzt ihre Qualifikation überprüft hat.	Darf die MFA nur in Anwesenheit des Arztes durchführen.
• ______	• ______	• ______
• ______	• ______	______
• ______	• ______	• ______
______	• ______	______
• ______	______	• ______
______	______	______

5. Welche Berufe im Gesundheitswesen verbergen sich hinter den Beschreibungen 1 bis 5? Wählen Sie den jeweils richtigen Beruf aus und tragen Sie ihn in der rechten Spalte der Tabelle ein.

Ergotherapeut – Medizinische/r Technologe/in für Laboratoriumsanalytik (MTL) – Notfallsanitäter – Altenpflegerin – Hebamme

	Beschreibung des Berufs	Gesuchter Beruf
1	Klaus aktiviert und mobilisiert seine Patienten durch unterschiedliche Handlungen, um sie in die Lage zu versetzen, ihren Alltag so gut wie möglich selbstständig zu gestalten. Hierfür entwickelt er ganz individuelle und auf die Bedürfnisse seiner Patienten maßgeschneiderte Therapieansätze.	
2	Sabine arbeitet in einem großen Labor eines Krankenhauses und analysiert Blutproben.	
3	Kurt arbeitet bei einer kirchlichen Organisation. Sein Hauptarbeitsplatz sind Fahrzeuge.	
4	Ayse arbeitet in einem Heim, in dem viele ältere Menschen betreut werden. Ihre Aufgabe ist es, die Heiminsassen zu waschen und ihnen bei vielen Tätigkeiten behilflich zu sein.	
5	Anne betreut Mutter und Kind vor, während und nach der Entbindung.	

EUROPA LEHRMITTEL	Lernfeld 1: Im Beruf und Gesundheitswesen orientieren	
	4 Berufliche Organisationen im Gesundheitswesen	Datum:

1. Svenja hat großes Interesse daran, sich nach ihrer Ausbildung noch weiter zu qualifizieren. Sie unterhält sie sich mit Dr. König darüber, welche Weiterbildung für sie infrage kommen könnte. „Erkundige dich doch mal bei der Ärztekammer", schlägt Dr. König vor. „Soll ich nicht besser bei der KV oder dem Berufsverband nachfragen?" meint Svenja. Dr. König erklärt ihr die Aufgaben der verschiedenen beruflichen Organisationen im Gesundheitswesen.

Kassenärztliche Vereinigung	Ärztekammer	Verband medizinischer Fachberufe e.V.

Informieren Sie sich über die oben genannten Institutionen und geben Sie an, welche der Organisation in den nachfolgend geschilderten Fällen jeweils zuständig ist? Mehrfachnennungen sind möglich.

a) Der Arzt Dr. König erhält seine vertragsärztliche Zulassung.

b) Ayse Öztürk möchte eine Ausbildung zur Medizinischen Fachangestellten beginnen.

c) Die Medizinische Fachangestellte Jennifer Merkur möchte sich gewerkschaftlich engagieren.

d) Eine Patientin fühlt sich falsch behandelt und möchte eine unabhängige Begutachtung.

e) Die Ärztin Sabine Friedrichs meldet sich zur Facharztprüfung an.

f) Erstellung der schriftlichen Abschlussprüfung für Medizinische Fachangestellte

g) Die Organisation setzt sich für eine leistungsgerechte Vergütung der Medizinischen Fachangestellten ein.

h) Fortbildung von Medizinischen Fachangestellten

?! **2. In Deutschland gibt es 16 Bundesländer, aber 17 Landesärztekammern. Warum ist das so? Recherchieren Sie dazu im Internet (z. B. auf der Homepage der Bundesärztekammer) und erklären Sie, zu welchem Ergebnis Sie gekommen sind.**

1. **Herr Beermann, 59 Jahre alt, kommt in die Praxis, um ein Wiederholungsrezept für ein Schmerzmittel und eine Überweisung zum Augenarzt abzuholen. Er leidet bereits seit vielen Jahren an einer Arthrose in beiden Kniegelenken und chronischen Rückenbeschwerden. Außerdem ist er sehr adipös. In der Patientenakte lesen Sie weitere Diagnosen: Hypertonus und Diabetes mellitus Typ 2. Außerdem steht dort rot markiert: „Hämophilie B".**

a) Listen Sie alle genannten Diagnosen bzw. Befunde von Herrn Beermann auf.

- ______________________
- ______________________
- ______________________
- ______________________
- ______________________
- ______________________

b) Was meinen Sie? Aus welchem Grund benötigt Herr Beermann wohl eine Überweisung zum Augenarzt?

____

c) Mit Blick auf die Diagnosen oben – können Sie sich vorstellen, weshalb Herr Beermann ständig Schmerzmittel einnehmen muss?

____

d) Warum ist die Diagnose „Hämophilie B" auf der Patientenakte besonders gekennzeichnet?

____

____

2. **In der Patientenakte finden Sie die Vorgeschichte: Herr Beermann hat bis vor fünf Jahren als Möbelpacker in einer Speditionsfirma gearbeitet. Seitdem ist er arbeitslos und lebt von Bürgergeld. Bei Herrn Beermann gibt es mehrere Faktoren, die seine Gesundheit ungünstig beeinflussen bzw. beeinflusst haben.**

Ordnen Sie die Erkrankungen von Herrn Beermann (aus Aufgabe 1a) den genannten beeinflussenden Faktoren (Lebensalter, Beruf, Geschlecht, soziale Situation) zu (Mehrfachnennungen sind möglich). Ergänzen Sie in der dritten Spalte eine Erklärung, wie diese Faktoren mit den Erkrankungen in Verbindung stehen.

Faktor	Erkrankung bei Herrn Beermann	Zusammenhang, Erklärung
Lebensalter	• Arthrose • ______	______ ______
Beruf	• Arthrose • ______	______ ______ ______
Geschlecht	• ______	Die genannte Erkrankung ist genetisch bedingt und tritt fast nur bei Männern auf.
Soziale Situation	• ______ • ______ • ______	______ ______ ______ ______

EUROPA LEHRMITTEL	Lernfeld 2: Patienten empfangen und begleiten	
	2 Kommunikation mit kranken Menschen	Datum:

1. Sicher kennen Sie das Vier-Ohren-Modell des Kommunikationswissenschaftlers Friedemann Schulz von Thun. Gesunde wie auch kranke Menschen können Nachrichten oder Botschaften mit „vier Ohren" hören.

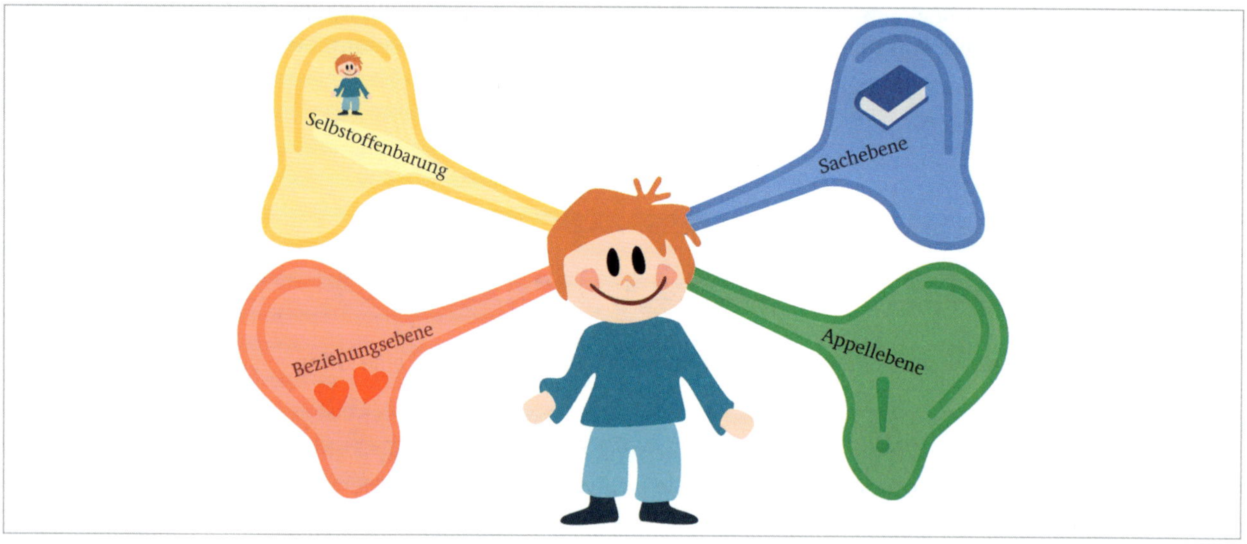

„Sie wiegen heute 2,3 Kilogramm mehr als bei ihrem letzten Termin vor einem Monat." Diese Aussage der Medizinischen Fachangestellten Ronja Frings kann von Herrn Beermann auf vier verschiedene Arten verstanden werden. Ordnen Sie die Aussagen 1–4 der jeweils richtigen Bedeutungsebene A, B, C oder D zu, indem Sie Pfeile ziehen. Mit welchem Ohr hört Herr Beermann?

1	„Übergewichtige Menschen sind faul und ich mag sie nicht."	**A**	Sachohr
2	„Sie sollten abnehmen!"	**B**	Selbstoffenbarungsohr
3	„Sie haben 2,3 kg zugenommen."	**C**	Beziehungsohr
4	„Als MFA sage ich ihnen, dass das ungesund ist."	**D**	Appellohr

2. Ganz zu Beginn einer ärztlichen Behandlung steht die Anamnese, also das Erfragen der Krankheitsvorgeschichte eines Patienten. Ordnen Sie die Fragen a) bis i) den unterschiedlichen Formen einer Anamnese zu.

a) Ist in Ihrer Familie ein Hypertonus bekannt?

b) Gab es bei Ihrer Mutter oder Großmutter ein Mammakarzinom?

c) Hatte Ihr Sohn (15 Monate alt) schon die Windpocken?

d) War Ihre Klassenkameradin nach dem Sturz kurze Zeit bewusstlos?

e) Wann war Ihre letzte Regelblutung?

f) Hatte Ihre Mutter auch früher schon Sprachstörungen?

g) Gibt es in Ihrer Familie einen Fall von Tuberkulose?

h) Haben Sie das Medikament bisher gut vertragen?

i) Seit wann haben Sie die Beschwerden?

Eigene Anamnese

____

Familienanamnese

____

Fremdanamnese

____

EUROPA LEHRMITTEL	Lernfeld 2: Patienten empfangen und begleiten	
	3 Körperliche Untersuchung	Datum:

1. Die 50-jährige Patientin Frau Kornemann hat heute einen Termin. Sie ist übergewichtig und bewegt sich schwerfällig. Als sie Ihnen die Gesundheitskarte gibt, bemerken Sie bei ihr eine gelbliche Verfärbung der Haut und auch der Augen. Im Wartezimmer sitzt Frau Kornemann nach vorne gekrümmt. Im Untersuchungszimmer berichtet sie dem Arzt über heftige Schmerzen im rechten Oberbauch, die immer wiederkehren und besonders nach fettreichen Mahlzeiten auftreten. Der Arzt untersucht die Patientin zunächst äußerlich und stellt ihr Fragen zur Vorgeschichte ihrer Krankheit.

a) Wie wird die Beurteilung eines Patienten allein durch die Betrachtung seines Äußeren genannt (Fachbegriff)?

____

b) Was kann Ihnen bei der rein äußerlichen Betrachtung eines Patienten bereits auffallen?

- ______________________________
- ______________________________
- ______________________________

?! c) Welche Beobachtungen machen Sie bei der Patientin Frau Kornemann? Was könnte man daraus schließen?

______________________ → Hinweis auf ______________________

______________________ → Hinweis auf ______________________

______________________ → Risikofaktoren für ______________________

d) Wie wird die systematische Befragung zur Krankheitsvorgeschichte genannt?

____

e) Welche Fragen können einem Patienten in diesem Zusammenhang gestellt werden? Nennen Sie Beispiele.

- ______________________________
- ______________________________
- ______________________________
- ______________________________

?! f) An welcher Krankheit könnte Frau Kornemann leiden?

____

2. Mit einer körperlichen Untersuchung geht in den meisten Fällen auch die systematische Befragung des Patienten nach seiner Krankengeschichte einher. Ergänzen Sie den Lückentext zu dieser Form der Befragung.

Das Erheben der ______________ ist Aufgabe des ______________. Wenn nur Angaben des Patienten zu eigenen Krankheiten erfragt werden, bezeichnet man das als ______________________. Erkundigt man sich bei der Befragung auch nach Krankheiten in der Familie, so wird das als ______________________ bezeichnet. In manchen Fällen, z. B. bei kleinen Kindern, dementen oder bewusstlosen Personen, kann der Patient nicht selbst Auskunft über sich geben. Dann muss man die Angehörigen oder die Zeugen eines Unfalls befragen. Dies bezeichnet man als ______________________.

EUROPA LEHRMITTEL	Lernfeld 2: Patienten empfangen und begleiten	
	3 Körperliche Untersuchung	Datum:

3. In der folgenden Tabelle sehen Sie Instrumente zur Untersuchung des Patienten. Fügen Sie die Namen der Instrumente ein und beschreiben Sie, wozu sie verwendet werden.

Untersuchungsinstrument	Name	Anwendung (Beispiele)
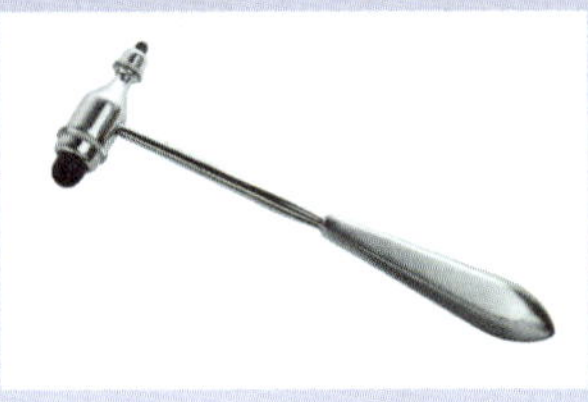		● ●
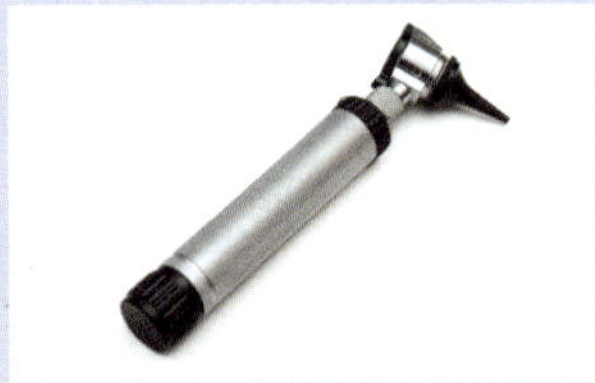		● ●
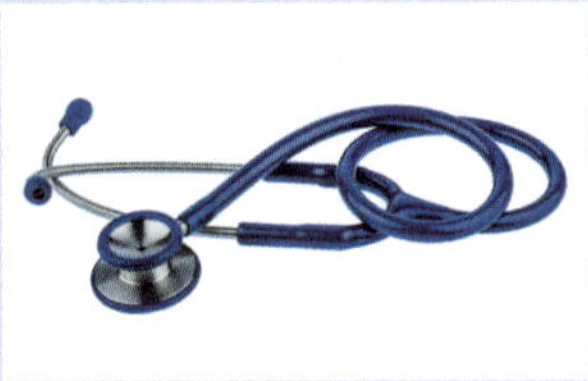		● ● ●
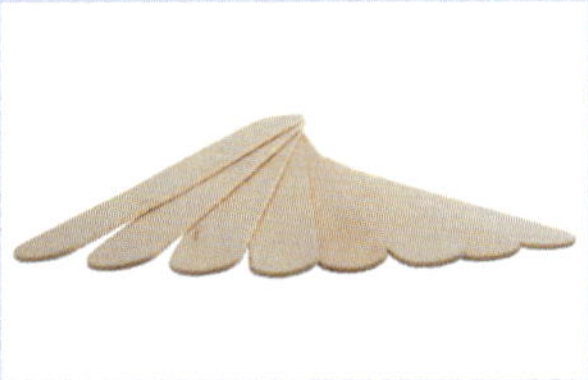		●
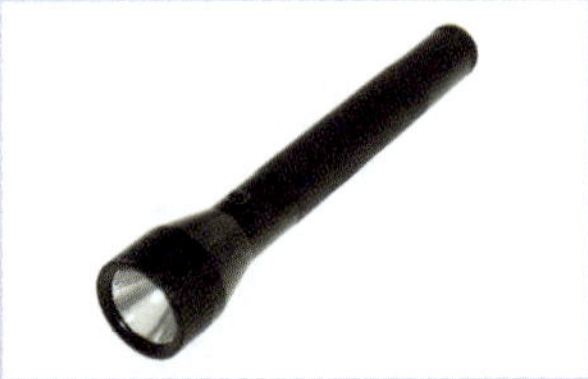		● ●
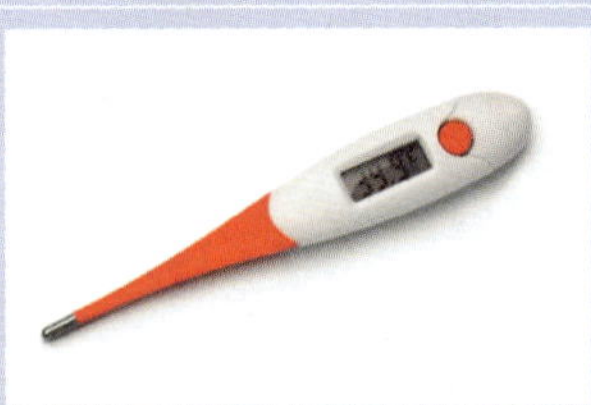		●
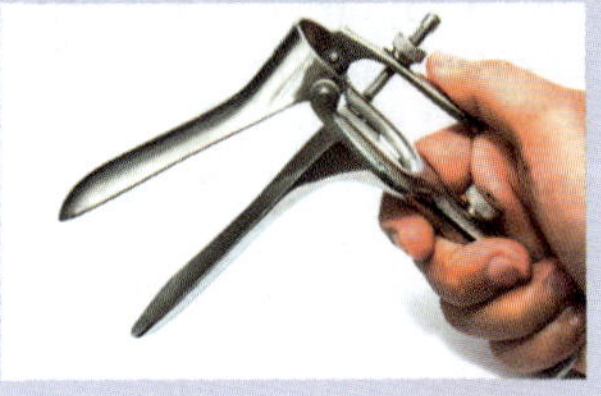		● ●
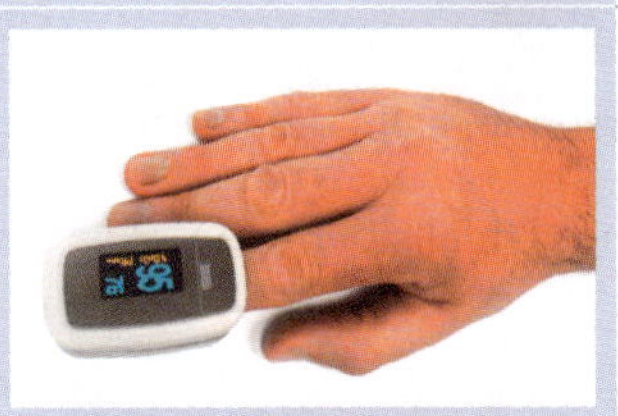		● ●

4. Ordnen Sie die Beschreibungen 1–6 den entsprechenden Fachbegriffen A–E zu. Ziehen Sie dazu Pfeile.

1	Tastuntersuchung des Patienten	**A**	Anamnese
2	Betrachtung des Patienten	**B**	Perkussion
3	Abhorchen des Patienten	**C**	Palpation
4	Befragung des Patienten	**D**	Inspektion
5	Untersuchung durch Beklopfen	**E**	Auskultation

5. In Ihrer Praxis sollen Sie bei verschiedenen Untersuchungen die Befunde dokumentieren. Ordnen Sie die Beschreibungen A–D dem richtigen Befund zu. Schreiben Sie den richtigen Buchstaben in die Kästchen an den folgenden Bildern.

A) geröteter Bezirk

B) handtellergroße Verbrennung

C) ca. 10 mm lange Narbe

D) ausgedehntes Hämatom (ca. 4 x 5 cm)

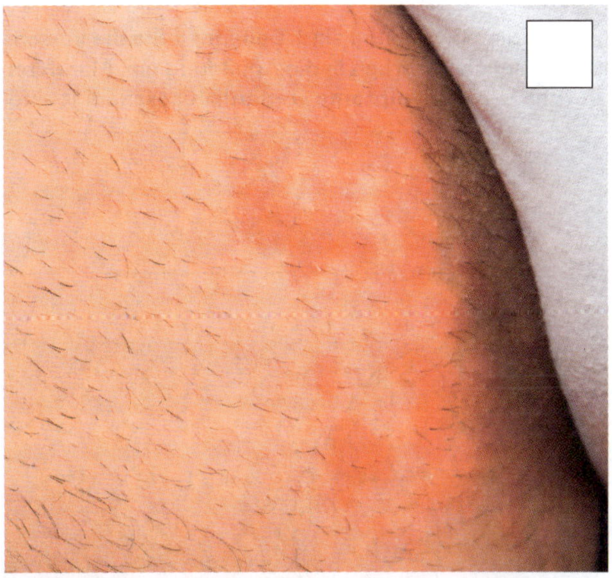

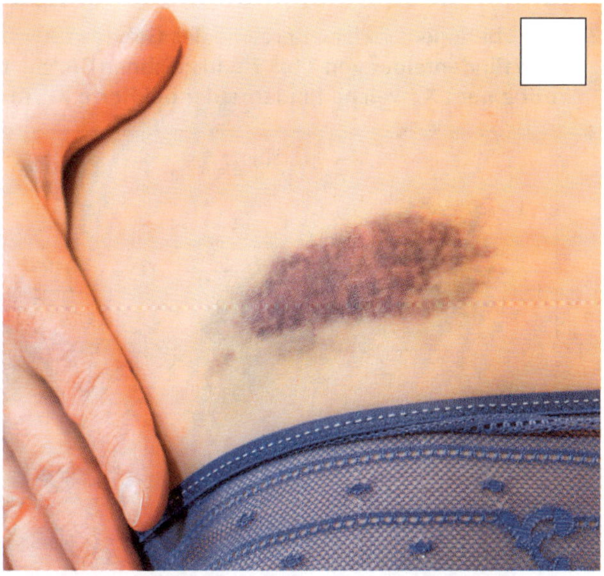

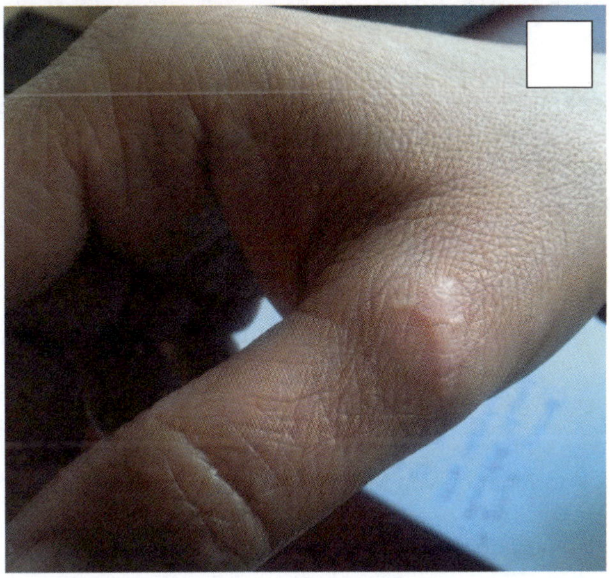

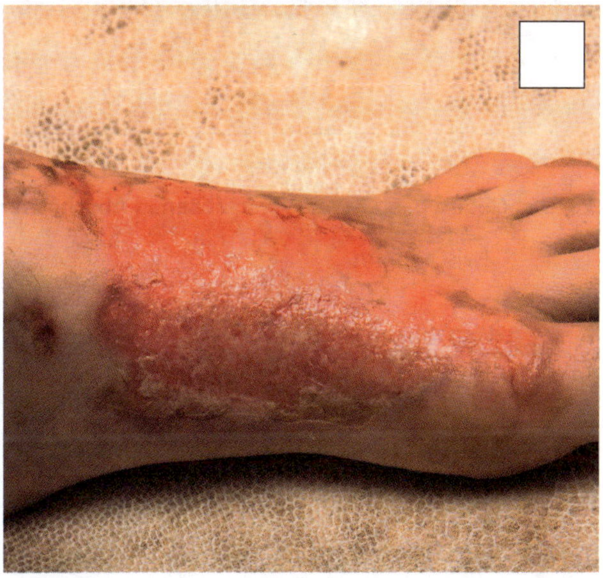

EUROPA LEHRMITTEL	Lernfeld 2: Patienten empfangen und begleiten	
	4 Aufbau und Krankheiten des Nervensystems	Datum:

1. Herr Kartner, ein Ihnen bekannter Patient, betritt die Praxis. Er möchte ein Rezept für seine Blutdrucktabletten abholen. Sie haben ihn einige Wochen nicht gesehen und er wirkt ganz verändert. Der linke Mundwinkel hängt herab, die Sprache ist langsam und stockend, er versteht aber alles. Zudem beobachten Sie, dass der Patient den rechten Arm nicht benutzt. Er hängt schlaff herab.

a) Was meinen Sie? Welche Krankheit hat Herr Kartner zwischenzeitlich vermutlich durchgemacht?

___

b) Welche Symptome sprechen für Ihre Verdachtsdiagnose?

- ___
- ___
- ___

c) Welchen Zusammenhang gibt es zwischen dem jetzigen Zustand von Herrn Kartner und seinem Bluthochruck?

___

2. Sie überlegen, welche Bereiche des Gehirns für welche Funktionen zuständig sind. Benennen Sie die verschiedenen Rindenfelder von 1 bis 7 und zeichnen Sie sie in unterschiedlichen Farben in die Abbildung ein. Markieren Sie mit einem X, welche Rindenfelder bei Herrn Kartner aufgrund seiner Symptome vermutlich geschädigt sind.

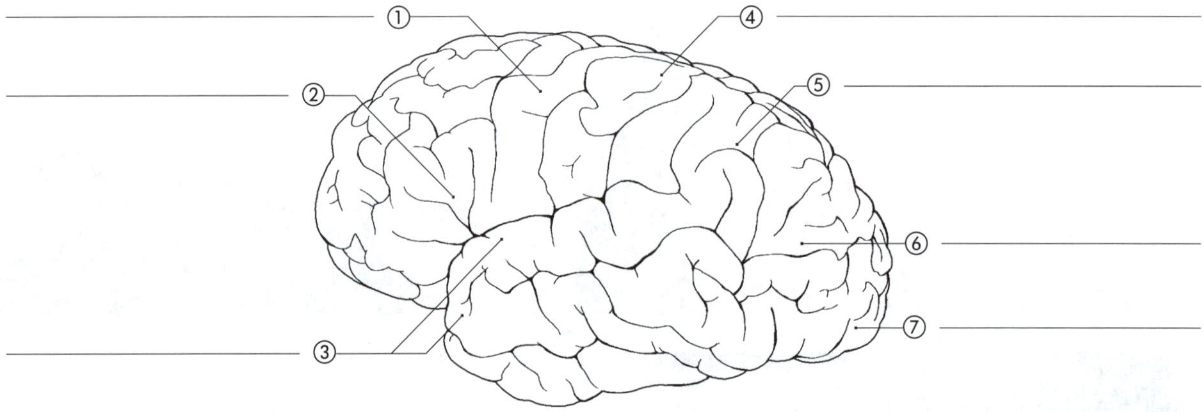

3. Das Gehirn besteht aus verschiedenen Abschnitten. Ordnen Sie den Abschnitten 1–5 die Funktionen A–E zu.

1	Zwischenhirn	**A**	Zentrum für Atmung und Blutkreislauf
2	Hirnanhangsdrüse	**B**	Bewusstsein, Denken, Gedächtnis, Steuerung der Motorik
3	Großhirn	**C**	Zentrum für Schlaf, Hunger, Durst und Sexualität
4	Verlängertes Mark	**D**	Koordination von Motorik und Gleichgewicht
5	Kleinhirn	**E**	Steuerung von Hormondrüsen

4. Ergänzen Sie die folgenden Sätze zum Rückenmark.

Das Rückenmark enthält ____________________ und ____________________ Nervenzellen. Es ist, wie das Gehirn, von Hirnhäuten (Fachwort: ____________________) umgeben. Zwischen den Hirnhäuten befindet sich ____________________. Dabei handelt es sich um eine ____________________, die zum Schutz vor mechanischen Einwirkungen von außen dient.

5. Neurologische Krankheiten kommen häufig vor. Ordnen Sie die hier genannten Symptome den Krankheiten in den drei Feldern richtig zu.

Bewusstlosigkeit – Störung der zeitlichen Orientierung – Bewegungsarmut – Lähmung eines Arms – Verlangsamung der geistigen Abläufe – Störung der örtlichen Orientierung – Verlust des Kurzzeitgedächtnisses – hängender Mundwinkel – Sprachstörung – Zittern der Hände – Muskelstarre

Demenz	Parkinson-Krankheit	Schlaganfall
• ____________	• ____________	• ____________
____________	• ____________	____________
• ____________	• ____________	• ____________
____________	• ____________	____________
• ____________	____________	• ____________
____________	____________	• ____________

6. In einer Zeitschrift finden Sie einen Artikel zum Aufbau des Nervensystems. Lesen Sie den Text und ergänzen Sie danach im Flussdiagramm die fehlenden Begriffe.

Das menschliche Nervensystem gliedert sich in das zentrale und das periphere Nervensystem. Zum zentralen Nervensystem gehören alle Nervenstrukturen, die sich innerhalb des Schädels und des Wirbelkanals befinden. Das periphere Nervensystem wird größtenteils aus Hirnnerven und Spinalnerven gebildet. Es gliedert sich weiterhin auf in das willkürliche und das unwillkürliche bzw. vegetative Nervensystem. Sympathikus und Parasympathikus sind Teile des vegetativen Nervensystems mit entgegengesetzten Funktionen. Das sympathische Nervensystem bringt Körperfunktionen in Aktion, das parasympathische Nervensystem hingegen versetzt den Körper in Ruhe.

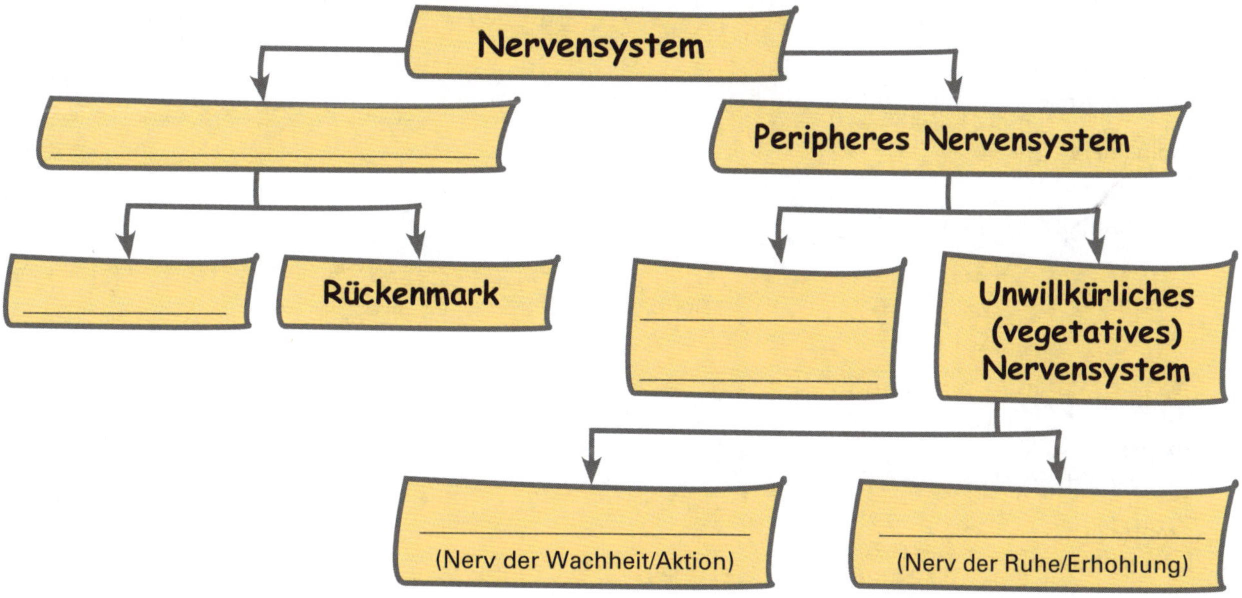

EUROPA LEHRMITTEL	Lernfeld 2: Patienten empfangen und begleiten	
	4 Aufbau und Krankheiten des Nervensystems	Datum:

7. Ergänzen Sie den Lückentext zum vegetativen Nervensystem, indem Sie die folgenden Begriffe an den richtigen Stellen einsetzen.

Erhöhung – *Sympathikus* – *geweitet* – *Erweiterung* – *steigt*

Beim Spielen auf dem Schulhof wurde der 10-jährige Tobias von seinen Klassenkameraden sehr erschreckt. Voller Angst läuft er davon. Durch den Schrecken wurde in seinem vegetativen Nervensystem der ________________ aktiviert. Das führt zu einer ______________ der Bronchien und zu einer ____________ der Herzfrequenz. Der Blutdruck __________, und auch seinem Gesichtsausdruck sieht man die Aufregung an, die Pupillen sind ___________.

8. Erklären bzw. übersetzen Sie die folgenden Fachausdrücke zum Thema Nervensystem.

Fachbegriff	Übersetzung bzw. Erklärung
Apoplex	
Demenz	
Dopamin	
Halbseiten-lähmung	
Hirnnerv	
Hypophyse	
Liquor	
Meningen	
motorisch	
Parasym-pathikus	
peripheres Nervensystem	
Spinalnerv	
Sympathikus	
Thrombus	
TIA	
vegetatives Nervensystem	
zentrales Nervensystem	

	Lernfeld 2: Patienten empfangen und begleiten	
	5 Aufbau und Krankheiten des Auges	Datum:

1. **Im Berufsschulunterricht hat Ihre Mitschülerin Mareike, die in der 4. Reihe sitzt, immer wieder Schwierigkeiten, das Tafelbild zu lesen. Sie hat schon Ärger bekommen, weil sie lieber von ihrer Nachbarin abschreibt und es so aussieht, als ob sie den Unterricht stören wolle. Ihre Fachkundelehrerin rät ihr, einen Augenarzt aufzusuchen. Der Augenarzt stellt eine Kurzsichtigkeit fest und verordnet Mareike eine Brille. Beantworten Sie die folgenden Fragen zur Kurzsichtigkeit.**

a) Wie sieht ein Kurzsichtiger Gegenstände in der Nähe? ______________________

b) Wie sieht ein Kurzsichtiger Gegenstände in der Ferne? ______________________

c) Welche Art von Brillenglas/Linse dient der Korrektur von Kurzsichtigkeit? ______________________

d) In welcher Einheit wird die Stärke des Brillenglases angegeben? ______________________

e) Welche andere Möglichkeit zur Korrektur besteht neben der Brille? ______________________

____

2. **Mareike möchte wissen, auf welchem Weg der Lichtstrahl die Netzhaut erreicht und dort ein Bild hervorruft. Ordnen Sie den Abbildungen des Strahlenganges die jeweils richtige Diagnose zu (wenn möglich deutscher Begriff und Fachwort) und zeichnen Sie die Form der Korrekturlinsen ein.**

Strahlengang	Diagnose	Korrektur
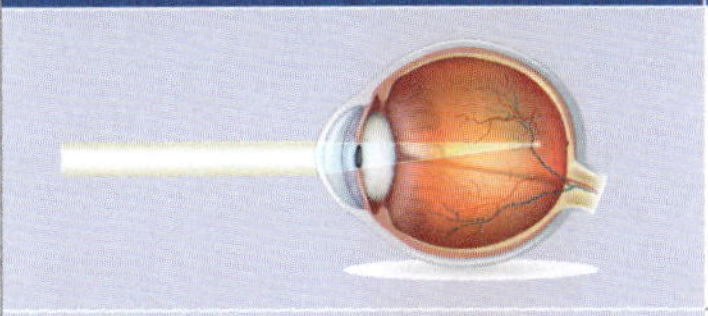		
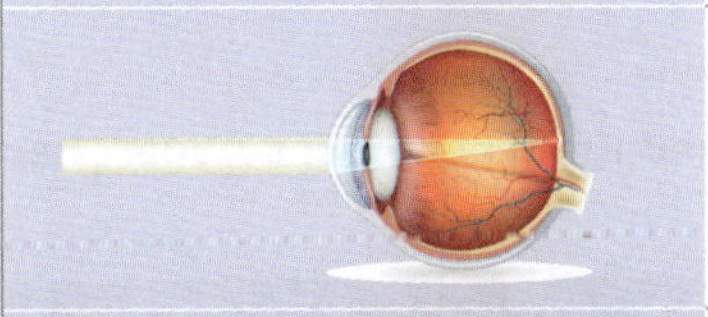		
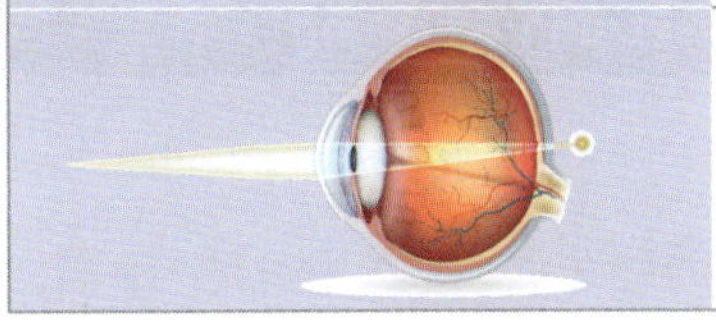		

3. **Benennen Sie die abgebildeten Strukturen des Auges.**

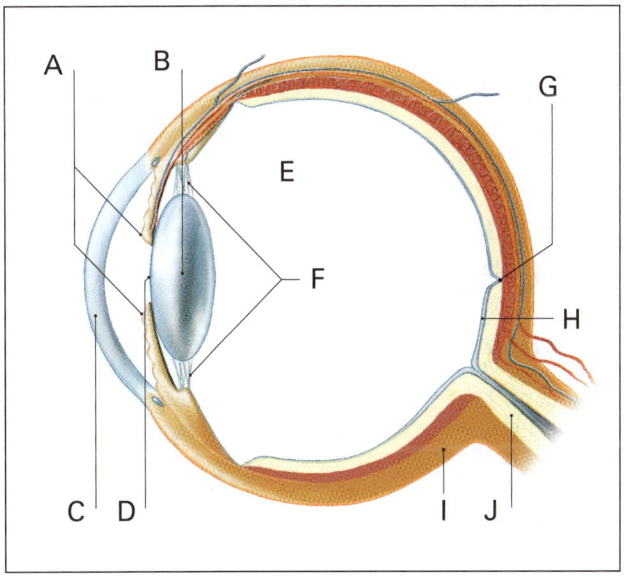

	Teil des Auges
A	
B	
C	
D	
E	
F	
G	
H	
I	
J	

EUROPA LEHRMITTEL	**Lernfeld 2: Patienten empfangen und begleiten**	
	5 Aufbau und Krankheiten des Auges	Datum:

4. Welche Ursachen haben die Krankheiten und Fehlsichtigkeiten 1–5 des Auges? Ordnen Sie Ursachen A–E richtig zu, indem Sie Pfeile ziehen.

1	Grauer Star	**A**	Erhöhung des Augeninnendrucks
2	Makuladegeneration	**B**	Elastizitätsverlust der Linse
3	Altersweitsichtigkeit	**C**	Trübung der Augenlinse
4	Grüner Star	**D**	zu kurzer Augapfel
5	Weitsichtigkeit	**E**	Veränderungen des gelben Flecks

5. Schauen Sie Sich das Foto an. Um welche Krankheit handelt es sich hier? Was können die Ursachen dieser Erkrankung sein?

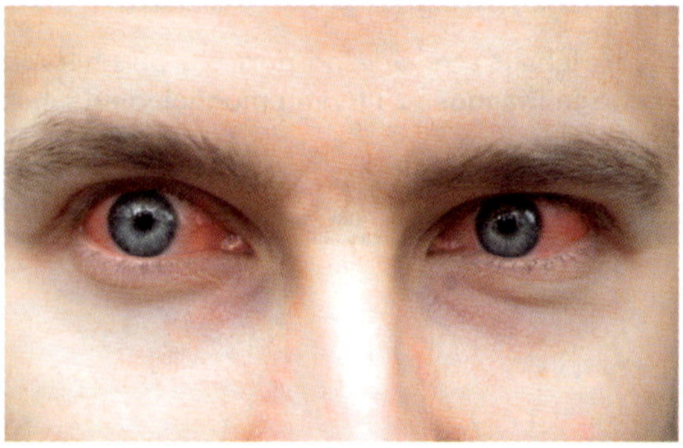

Diagnose: ______________________

Ursachen:

- ______________________
- ______________________
- ______________________
- ______________________

6. Übersetzen bzw. erklären Sie folgende Fachausdrücke zum Thema Aufbau und Krankheiten des Auges. Recherchieren Sie diejenigen Begriffe, die Sie noch nicht kennen.

Fachbegriff	Übersetzung/Erklärung
Adaptation	
Akkomodation	
Cornea	
Dioptrie	
Glaukom	
Hypermetropie	
Hyperopie	
Iris	
Katarakt	

Fachbegriff	Übersetzung/Erklärung
Konjunktivitis	
Konkavlinse	
Konvexlinse	
Makula	
Makuladegeneration	
Myopie	
Presbyopie	
Pupille	
Sklera	

EUROPA LEHRMITTEL	Lernfeld 2: Patienten empfangen und begleiten	
	6 Aufbau und Krankheiten des Ohres	Datum:

1. **Frau Fiedler kommt in die Praxis, um ihre Gehörgänge spülen zu lassen. „Ich bin wieder hier", sagt sie, „seit vierzehn Tagen merke ich, dass ich wieder schlechter höre." Sie werden gebeten, die Spülung vorzubereiten. Dabei fragen Sie sich, was (a) die Ursache dafür ist, dass Frau Fiedler schlechter hören kann und (b) warum sie ärztliche Hilfe in Anspruch nehmen muss.**

a) ______________________________

b) ______________________________

____

2. **Vor der Ohrenspülung informieren Sie sich über die Abschnitte des Ohres. Ergänzen Sie anhand der Abbildung die Tabelle. Geben Sie die entsprechenden Buchstaben an und füllen Sie die leeren Zeilen.**

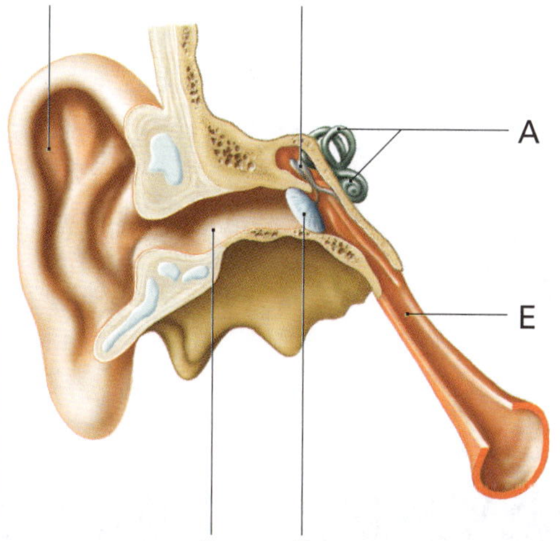

Buchstabe	Abschnitt des Ohres	Aufgabe, Funktion
	Ohrmuschel	
	Trommelfell	
		Verbindung von Ohrmuschel und Trommelfell
		Verbindung von Paukenhöhle und Rachen
	Gehörknöchelchen	
	Innenohr	

3. **Schwerhörigkeit kann verschiedene Ursachen haben. Ordnen Sie der Schallleitungsschwerhörigkeit und der Schallempfindungsschwerhörigkeit die folgenden möglichen Ursachen richtig zu.**

Otosklerose – Lärm – Mumps – Ohrschmalzpfropf – Mittelohrentzündung – Tumor

Schallleitungsschwerhörigkeit	Schallempfindungsschwerhörigkeit
• ______	• ______
• ______	• ______
• ______	• ______

4. **Worum handelt es sich bei den aufgeführten Erkrankungen des Ohres? Nennen Sie jeweils den deutschen Begriff oder erklären Sie.**

- Otitis media: ______________________________
- Otosklerose: ______________________________
- Tinnitus: ______________________________

EUROPA LEHRMITTEL	**Lernfeld 3: Praxishygiene und Schutz vor Infektionskrankheiten organisieren**	
	1 Die Zelle	Datum:

1. **Die Medizinische Fachangestellte Larissa hat vor wenigen Wochen ihre Ausbildung in einer internistischen Praxis begonnen. Der Arzt Dr. Meisner bildet seit vielen Jahren aus, ist dabei stets sehr engagiert und möchte auch Larissa vieles erklären und demonstrieren. Heute schauen sie sich zusammen unter dem Mikroskop einige Gewebeproben an und vergleichen verschiedene Zellen miteinander. Als Dr. Meisner Larissa den Aufbau einer Zelle erklärt, versucht sie sich daran zu erinnern, was sie in der Schule darüber gelernt hat.**

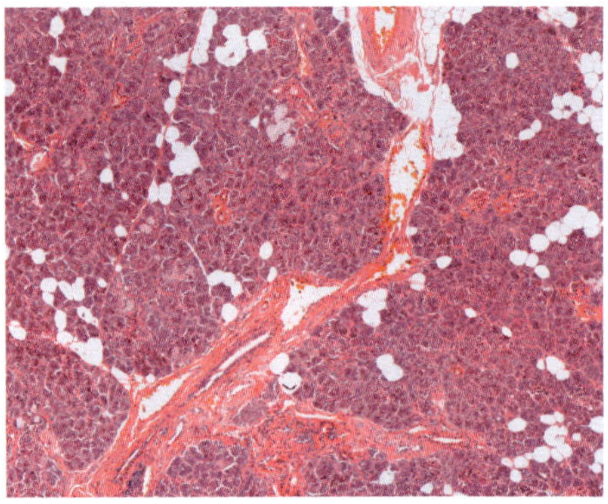

Das folgende Bild zeigt eine menschliche Zelle mit ihren verschiedenen Bestandteilen und Zellorganellen. Schreiben Sie, passend zu den Nummern im Bild, die richtigen Bezeichnungen in die Tabelle unten und nennen Sie die jeweilige Funktion bzw. Bedeutung.

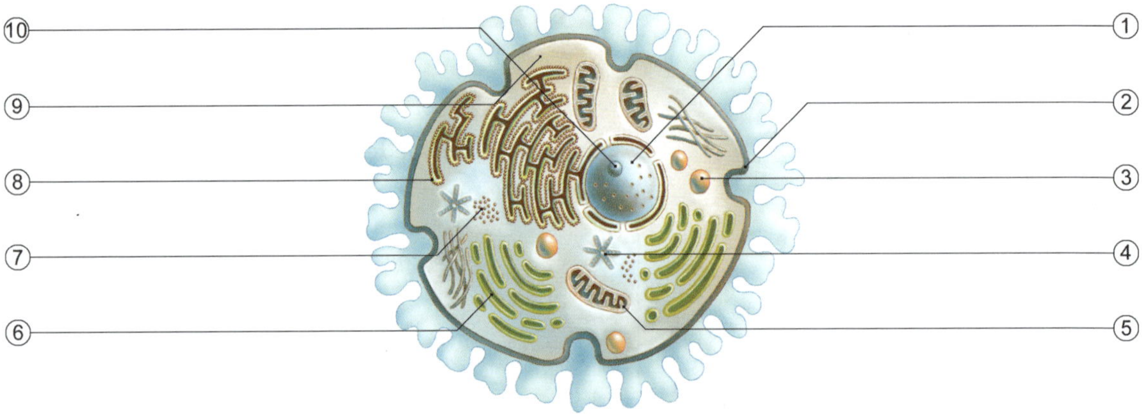

	Bezeichnung	Funktion, Bedeutung
1		
2		
3		
4		
5		
6		
7	Ribosomen	Eiweißsynthese
8		
9		
10	Kernkörperchen	Bildung der Ribosomen

2. Ergänzen Sie den Lückentext zur Zellteilung.

Der Mensch entsteht aus einer Zelle. Jede menschliche Zelle enthält __________ Chromosomen. Bevor Ei- und Samenzelle bei der Befruchtung zu einer Zelle verschmelzen können, findet eine sogenannte Reifeteilung statt, die den Chromosomensatz halbiert, sodass jede der Geschlechtszellen nunmehr nur noch __________ Chromosomen hat. Diese Form der Zellteilung heißt ______________. Sind Eizelle und Samenzelle miteinander verschmolzen, teilt sich diese neue Zelle und es entsteht eine zweite Zelle. Dieser Vorgang wird ______________ genannt.

Aufgrund einer fehlerhaften Reifeteilung kann es zu Fehlzahlen der Chromosomen beim Ungeborenen kommen. Eine typische Erkrankung, die sich aus einer fehlerhaften Chromosomenzahl ergibt, ist das sogenannte Down-Syndrom, auch ___________________ genannt. Der Chromosomensatz kann untersucht werden, die Darstellung der Chromosomen wird ____________________ genannt.

3. Einige weiße Blutkörperchen werden auch als „Fresszellen" bezeichnet, da sie in der Lage sind, schädliche Stoffe in sich aufzunehmen und zu vernichten (Phagozytose). Ergänzen Sie in der Grafik die Bezeichnungen für die beiden Arten.

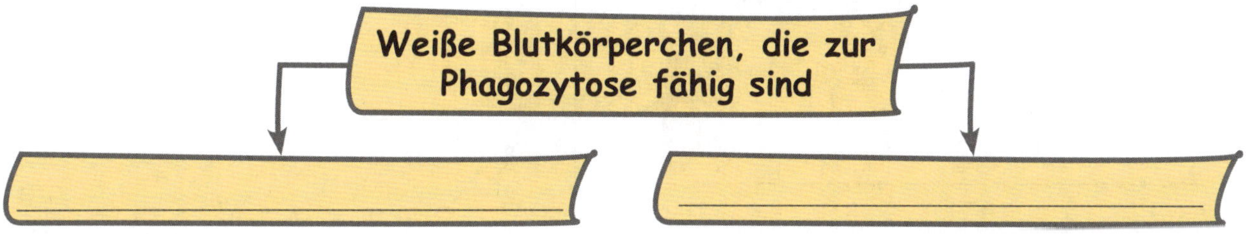

4. Lösen Sie das Kreuzworträtsel und tragen Sie unten das Lösungswort ein. Gesucht wird eine physikalische Größe, die lebensnotwenig ist.

a) Fachwort für Eiweiß
b) anderes Wort für Hülle
c) Zellteilung der Geschlechtszellen
d) enthält die Erbsubstanz
e) Bestandteil einer jeden Zelle (eine „Maschine der Zellfabrik")
f) normale Zellteilung
g) Abschnitte auf den Erbanlagen

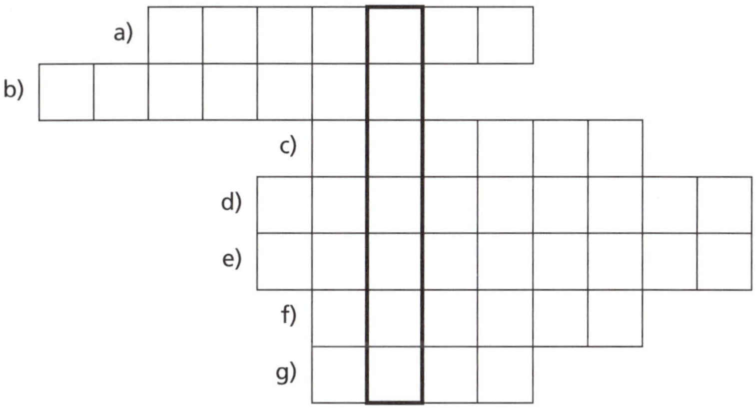

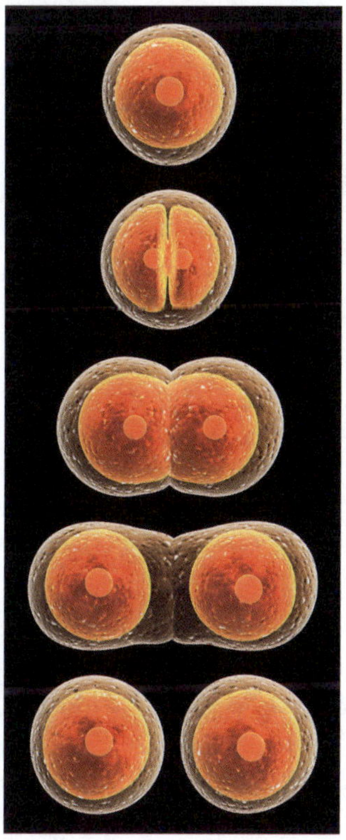

Lösungswort: ______________

EUROPA LEHRMITTEL

Lernfeld 3:
Praxishygiene und Schutz vor Infektionskrankheiten organisieren

2 Medizinische Mikrobiologie

Datum:

1. **Sabine arbeitet in einer Kinderarztpraxis. Dort sieht sie täglich viele Patienten mit Infektionserkrankungen. Heute kommt der kleine Max in die Sprechstunde. Er klagt über Fieber, Hals- und Gliederschmerzen. Der Kinderarzt Dr. Fuchsbaum nimmt einen Rachenabstrich bei Max vor und bittet Sabine, diesen zur mikrobiologischen Untersuchung einzuschicken. „Welche Mikroorganismen könnten denn die Infektion verursachen?" fragt Sabine. „Welche kennen Sie denn?" fragt Dr. Fuchsbaum zurück. Weil Max sich seit einigen Tagen auch ständig am Kopf kratzt, fragt seine Mutter zudem: „Könnten das Parasiten sein?".**

Helfen Sie Sabine und identifizieren Sie die in der Abbildung dargestellten Mikroorganismen bzw. Parasiten (Info: Die Größenverhältnisse können hier nicht der Realität entsprechend abgedruckt werden). Tragen Sie zudem in der rechten Spalte der Tabelle ein, ob es sich um einen Mikroorganismus (M) oder einen Parasiten (P) handelt.

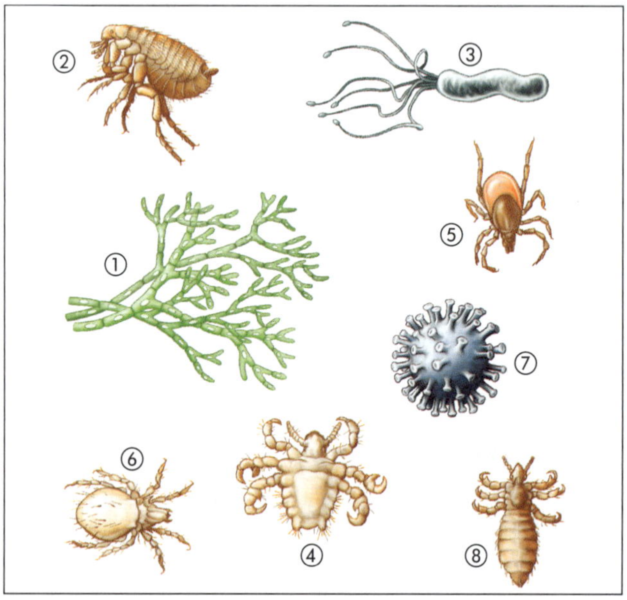

	Mikroorganismus bzw. Parasit	M/P
1		
2		
3		
4		
5		
6		
7		
8		

2. **Zeichnen Sie den allgemeinen Aufbau eines Bakteriums mit den folgenden Bestandteilen (in verschiedenen Farben) und beschriften Sie die Zeichnung entsprechend.**

Kapsel – Plasmamembran – Zellwand – Plasmid – Zytoplasma – Kernäquivalent – Geißel

3. **Unter dem Mikroskop sehen Sie verschiedene Bakterienformen. Wie werden diese Formen genannt? Ergänzen Sie die richtigen Bezeichnungen unter den Bildern A bis F.**

A
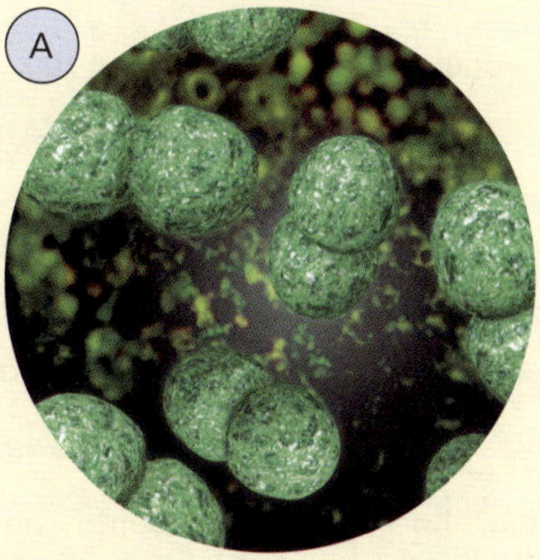
____

B
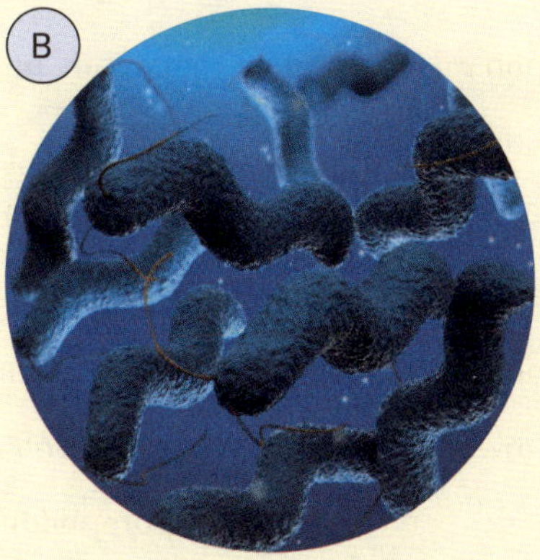
____

C
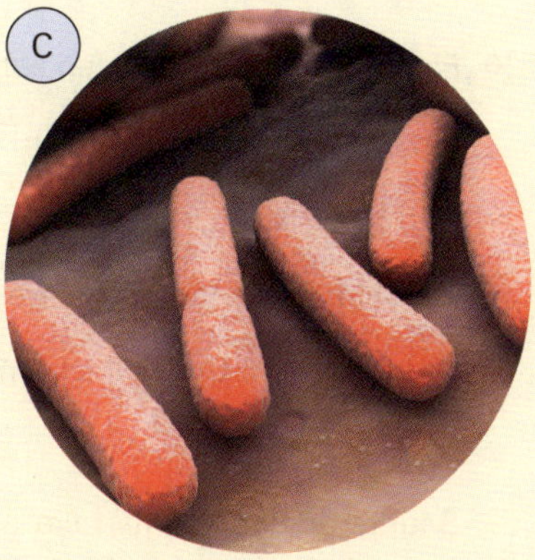
____

D
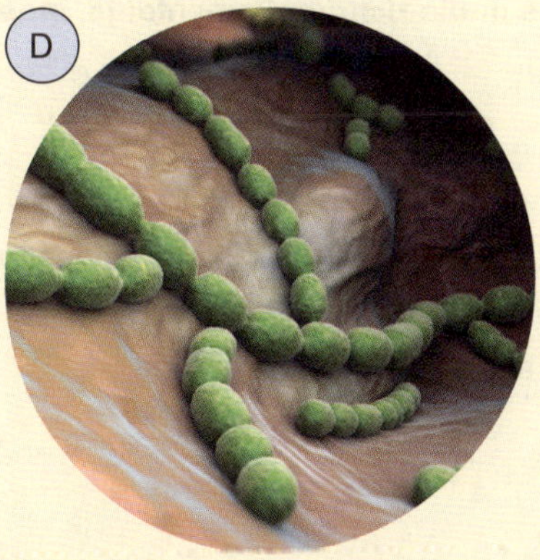
____

E
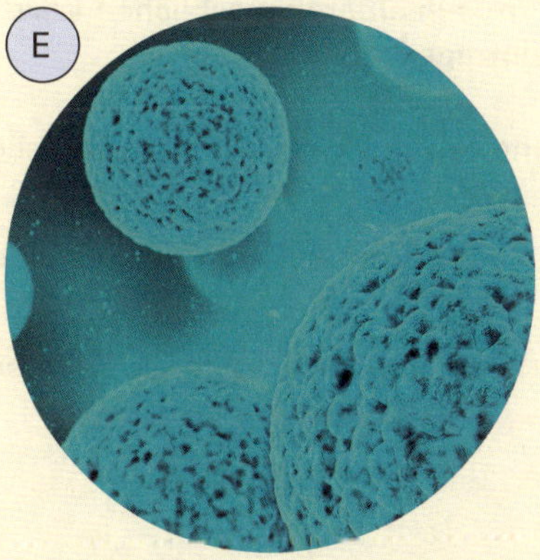
____

F
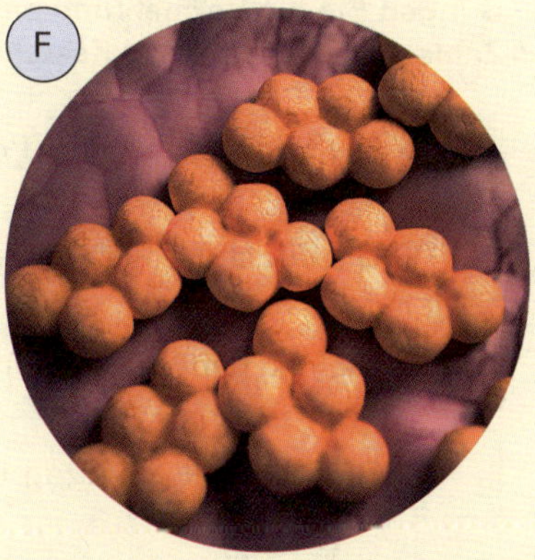
____

4. **Für viele Bakterien ist der Sauerstoffgehalt ihrer Umgebung entscheidend für ihr Überleben. Verwenden Sie die folgenden vier Begriffe (einzeln oder in Kombination) um die entsprechende Fachbezeichnung in der Tabelle zu formulieren.**

aerob – *anaerob* – *fakultativ* – *obligat*

Bakterien und Sauerstoff	Fachbezeichnung
Das Bakterium kann nur ohne Sauerstoff leben.	
Das Bakterium lebt vorzugsweise mit Sauerstoff, könnte aber auch ohne ihn überleben.	
Das Bakterium lebt ohne Sauerstoff.	
Das Bakterium kann nur mit Sauerstoff leben.	
Das Bakterium lebt vorzugsweise ohne Sauerstoff, könnte aber auch mit ihm überleben.	
Das Bakterium lebt mit Sauerstoff.	

5. Füllen Sie die Lücken, indem Sie die folgend aufgeführten Begriffe an den richtigen Stellen im Text einsetzen.

Fortbewegung – Bazillen – Gram-Färbung – überleben – Clostridien – Gram-positiv – Sporen – Gram-negativ

- **Färbeverhalten:** Bakterien kann man mit Farbstoffen markieren, um sie voneinander unterscheiden zu können. Eine häufig angewandte Färbemethode heißt ____________________. Färbt sich die Zellwand eines Bakteriums rot, nennt man dies ____________________, färbt sie sich blau, so heißt dies ____________________.
- **Geißeln:** Diese fadenförmigen Gebilde dienen den Bakterien zur ____________________.
- **Dauerformen:** Um schlechten Umweltbedingungen zu trotzen, können sich manche Bakterien in Dauerformen, sogenannte ______________, umwandeln und so jahrzehntelang ________________. Leben diese dann mit Sauerstoff, nennt man sie auch ______________. Sporenbildner, die ohne Sauerstoff leben, nennt man auch ________________.

6. Bringen Sie die Vermehrung eines Virus in einer menschlichen Wirtszelle in die richtige Reihenfolge, indem Sie Zahlen von 1 bis 6 in die Kästchen eintragen.

☐ Die so neu gebildeten Proteine setzen sich zusammen und bilden neue Viren.

☐ Die Virushülle löst sich auf und das Erbgut (RNS oder DNS) des Virus wird im Zellinneren freigesetzt.

☐ Die neu gebildeten Viren verlassen die Zelle durch die Zellmembran, diese wird dabei zerstört.

☐ Die Wirtszelle geht zugrunde.

☐ Das Virus dringt durch die Zellmembran in die Zelle ein.

☐ Das Virenerbgut dringt in den Zellkern ein, wird in die Erbsubstanz der Zelle eingebaut und mithilfe der entsprechenden menschlichen RNS oder DNS vermehrt.

7. Ordnen Sie die aufgeführten Beispiele (1–5) jeweils der richtigen Hauptgruppe von Mikroorganismen bzw. Kleinstlebewesen (A–E) zu. Ziehen Sie dazu Pfeile.

1	Trichomonaden	**A**	Bakterien
2	Zecke	**B**	Protozoen
3	Candida albicans	**C**	Parasiten
4	Meningokokken	**D**	Viren
5	HIV	**E**	Pilze

8. Lösen Sie das Kreuzworträtsel und tragen Sie unten das Lösungswort ein. Gesucht wird eine Art von Mikroorganismen.

a) Zellparasit, der AIDS auslöst
b) Zelle, die einen Mikroorganismus beherbergt
c) Keimart
d) Mikroorganismen und Nahrungsmittel
e) kugelförmige Bakterien

Lösungswort: ____________

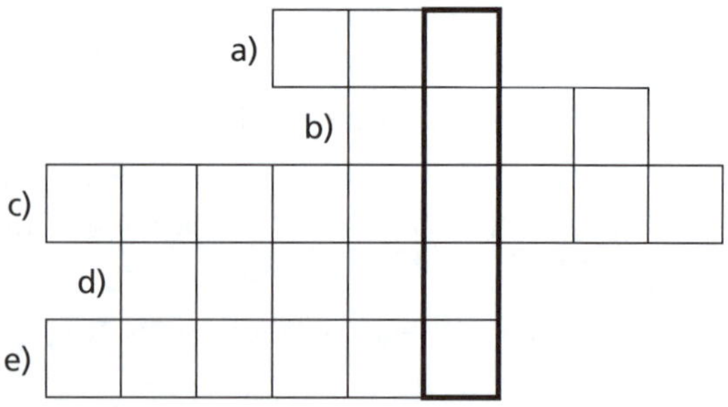

1. Janine Nerivan befindet sich im ersten Ausbildungsjahr zur Medizinischen Fachangestellten. Diese Woche fand in der Schule eine Einführung in das Lernfeld 3 statt. Ihre Lehrerin schrieb viele Fachbegriffe an die Tafel, die die verschiedenen Infektionsarten beschreiben. Ordnen Sie die folgend aufgeführten Infektionsarten den entsprechenden Aussagen a) bis k) richtig zu.

endogene Infektion – exogene Infektion – Primärinfektion – Superinfektion – Zoonose – iatrogene Infektion – inapparente Infektion – opportunistische Infektion – nosokomiale Infektion – persistierende Infektion – subklinische Infektion

a) Ein Patient infiziert sich zum ersten Mal mit Staphylokokken. ________________

b) Durch sein geschwächtes Immunsystem nach einer Chemotherapie erkrankt ein Patient an Gürtelrose. ________________

c) Die dreijährige Monika erkrankt an Masern. ________________

d) Eine Patientin erkrankt zwei Wochen nach einem Infekt erneut an dieser Infektion. ________________

e) Eine Patientin leidet unter Hundeflohbissen am Bein, die von ihrem eigenen Hund stammen. ________________

f) Nach einer i.m.-Injektion bildet sich an der Einstichstelle ein Abszess. ________________

g) Ein Patient infiziert sich mit einem Erreger, der auch im Körper nachweisbar ist. Er zeigt aber keine Symptome und es kommt auch nicht zum Ausbruch der Erkrankung. ________________

h) Frau Cramer leidet an einem malignen Tumor. Während der Chemotherapie erkrankt sie an einer Lungenentzündung. ________________

i) Frau Müller lag zwei Wochen wegen einer Herzerkrankung stationär im Krankenhaus. Einige Zeit später stellt ihr Hausarzt eine MRSA-Infektion fest. ________________

j) Herr Schneider hat sich von einer Hepatitis-Infektion schnell erholt, aber noch Wochen später werden bei ihm akute Virusantikörper nachgewiesen. ________________

k) Frau Taylor hat so gute Abwehrmechanismen, dass sie trotz einer nachgewiesenen Infektion nicht erkrankt. ________________

2. Ordnen Sie die folgenden Fotos den genannten verschiedenen Übertragungswegen einer Infektion zu. Ziehen Sie dazu jeweils einen Pfeil von den Feldern in der Mitte zu einem der Bilder A–F.

Ⓐ
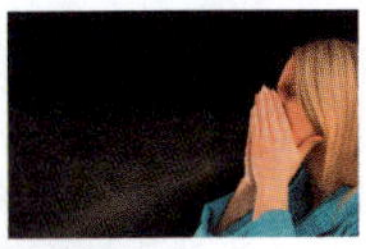

Ⓑ
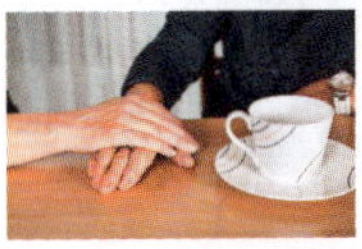

Ⓒ
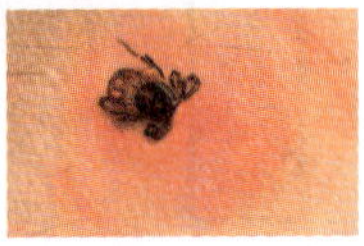

- direkte Kontaktinfektion
- perkutane Infektion
- indirekte Kontaktinfektion
- Tröpfcheninfektion
- sexuelle Übertragung
- enterale Infektion

Ⓓ
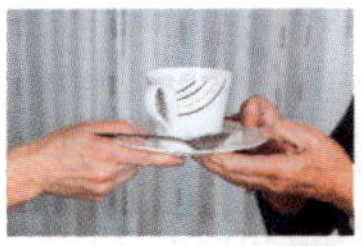

Ⓔ
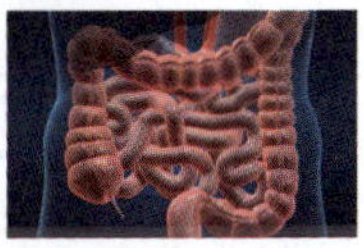

Ⓕ
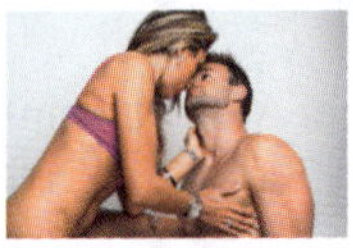

3. Infektionserkrankungen können in einem kleinen begrenzten Gebiet auftreten oder sich über den gesamten Erdball verbreiten. Beurteilen Sie bei den nachfolgenden Aussagen, ob es sich um eine Epidemie, eine Pandemie oder um eine örtliche begrenzte Infektion handelt.

a) In einer Kleinstadt erkranken mehrere hundert Menschen an Diphtherie.

____

b) In einem Düsseldorfer Kindergarten erkrankt die Hälfte der Kinder an Scharlach.

____

c) In mehreren Ländern (z. B. China, Italien, Spanien, Iran, USA) werden Corona-Infektionen gemeldet.

____

d) In einem Hamburger Krankenhaus erkranken mehrere Patienten an MRSA.

____

4. Dr. König hat seinen Mitarbeitern die Anweisung erteilt, Patienten mit ansteckenden Infektionserkrankungen grundsätzlich nicht im Wartezimmer warten zu lassen, sondern diese in einen separaten Raum zu setzen und ihn dann hinzuzurufen. Nicht alle Infektionserkrankungen sind für andere mitwartende Patienten ansteckend.

Entscheiden Sie für die folgend aufgeführten Erkrankungen, welche Patienten Sie ins Wartezimmer und welche Sie in einen separaten Raum setzen würden. Kreuzen Sie jeweils die richtige Spalte an.

Erkrankung	Wartezimmer	Separater Raum
Mumps		
Masern		
Röteln		
Windpocken		
Kinderlähmung		
Gürtelrose		
Grippe		
HIV-Infektion		

Erkrankung	Wartezimmer	Separater Raum
Scharlach		
Hepatitis A		
Hepatitis B		
Hepatitis C		
Pfeiffer-Drüsenfieber		
FSME		
Soor		
Toxoplasmose		

5. Lösen Sie das Kreuzworträtsel und finden Sie das Lösungswort.

a) durch Zeckenbiss übertragene Krankheit
b) Fachbezeichnung für Leberentzündung
c) Fachausdruck für Wundstarrkrampf
d) auch Morbus Krupp genannt, bereits Säuglinge werden dagegen geimpft
e) häufiges Symptom bei Infektionserkrankungen
f) Symptom bei Atemwegsinfekten

Lösungswort: ______________

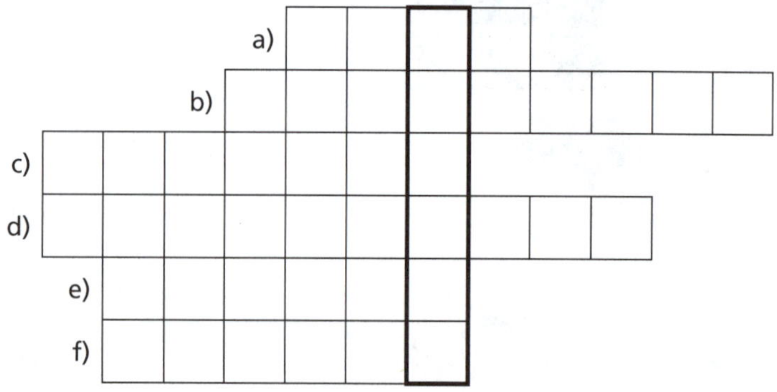

6. Bei einer neuen Patientin besteht der Verdacht auf eine Infektion mit dem HI-Virus. Beantworten Sie hierzu die folgenden Fragen.

a) Dürfen Sie die Patientin ins Wartezimmer setzen? __________

b) Sie sollen den Urin der Patientin untersuchen. Wie entsorgen Sie diesen anschließend?

____

c) Wie lange ist die Inkubationszeit bis zum Ausbruch der Erkrankung AIDS?

____

d) Wie kann man sich vor einer Ansteckung schützen?

____

____

e) Welche Zellen befällt das HI-Virus? __________

f) Gibt es eine Impfung gegen AIDS? __________

g) Ist die Bezeichnung „HIV positiv" gleich bedeutend mit AIDS? __________

7. In der Medizin sind inzwischen viele verschiedene Hepatitis-Viren bekannt. Ordnen Sie die folgend aufgeführten Aussagen (Merkmale) den verschiedenen Hepatitis-Typen zu (Mehrfachnennungen sind möglich).

30 bis 180 Tage Inkubationszeit – fäkal-orale Übertragung – parenterale Übertragung – Impfung möglich – mit Kondomen dagegen schützen – 10 bis 50 Tage Inkubationszeit – 15 bis 60 Tage Inkubationszeit

Hepatitis A

- __________
- __________
- __________

____

Hepatitis B

- __________
- __________
- __________
- __________

Hepatitis C

- __________
- __________

____

Hepatitis D

- __________
- __________
- __________

Hepatitis E

- __________

8. Der 6-jährige Martin kommt mit seiner Mutter in die Sprechstunde. Dr. König bittet ihn, den Oberkörper frei zu machen. Es ergibt sich der abgebildete Befund.

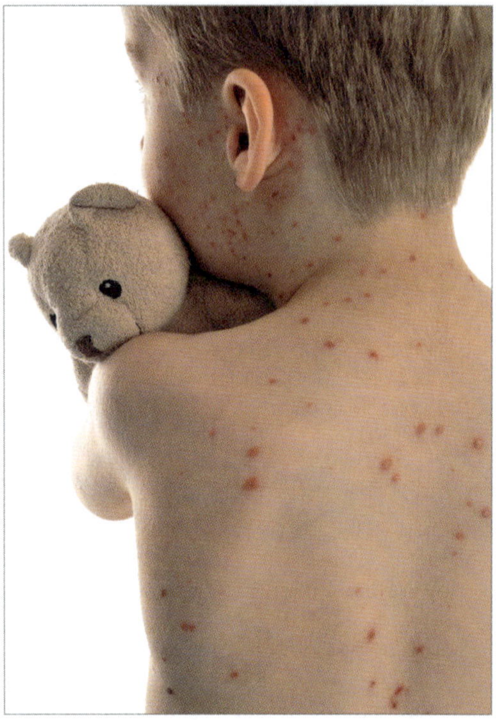

a) Wie lautet die wahrscheinliche Diagnose?

b) Kann Martin in diesem Stadium andere Menschen anstecken?

c) Auf welchem Weg könnte er andere Menschen anstecken?

-
-
-
-

d) Wann heilen die Bläschen ab?

9. Die Mutter von Martin, Frau Kroll, hat ebenfalls Beschwerden. Sie berichtet, dass dieser Ausschlag (siehe Foto) vor ca. 3 Wochen erstmals aufgetreten sei und sie gehofft habe, er ginge von allein wieder weg. Nun sei es aber doch sehr schmerzhaft und das habe sie veranlasst, die Sprechstunde aufzusuchen.

a) Um welche Erkrankung handelt es sich hier?

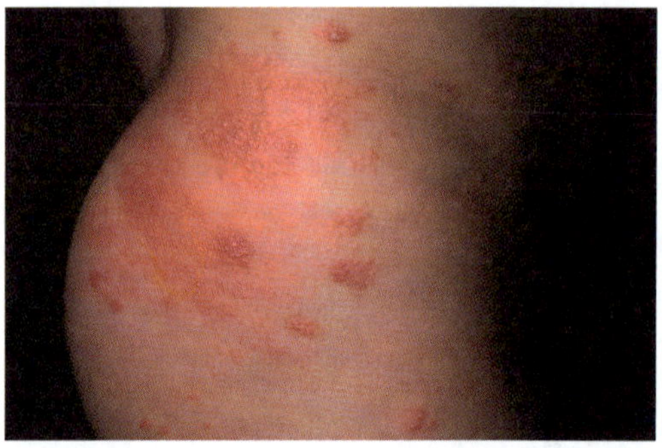

b) Haben die Erkrankungen von Martin und seiner Mutter etwas gemeinsam?

c) Könnte sich Frau Kroll bei Martin angesteckt haben?

d) Hinterlässt die abgebildete Erkrankung von Frau Kroll eine lebenslange Immunität?

10. Wie kann man sich allgemein und besonders als Angestellte im medizinischen Bereich vor Infektionserkrankungen schützen? Nennen Sie verschiedene Möglichkeiten.

-
-
-
-

11. Stellen Sie die richtigen Verbindungen her, indem Sie die folgenden Begriffe den verschiedenen Infektionserkrankungen in der Tabelle passend zuordnen.

Himbeerzunge – rohe Eier – Zeckenbiss – Primärkomplex – Staphylococcus aureus – Koplik-Flecken – Ikterus – Windeldermatitis – Anopheles-Mücke

Infektionserkrankung	Zuordnung
Borreliose	
Hepatitis	
Malaria	
Masern	
MRSA	
Salmonelleninfektion	
Scharlach	
Soor	
Tuberkulose	

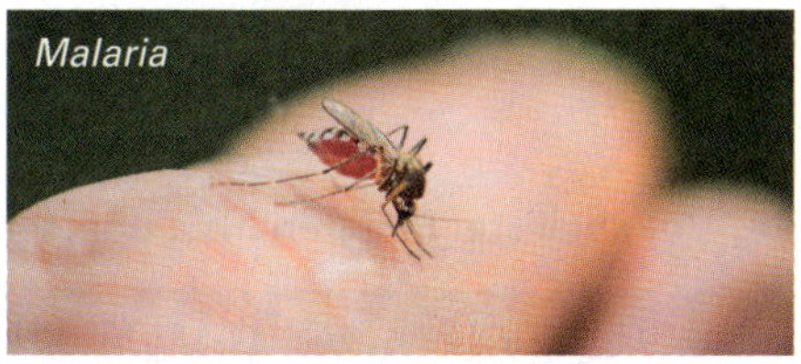
Malaria

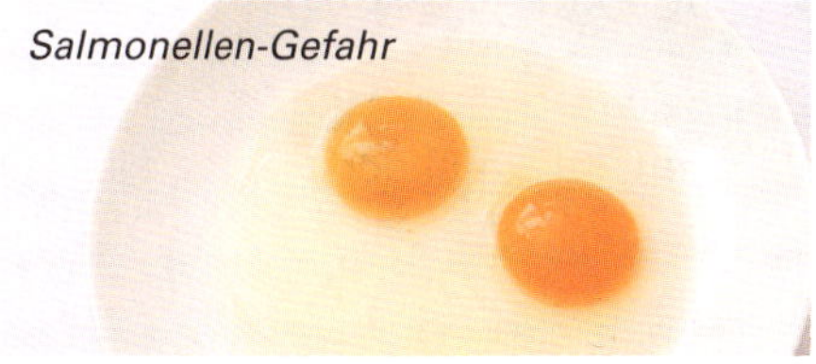
Salmonellen-Gefahr

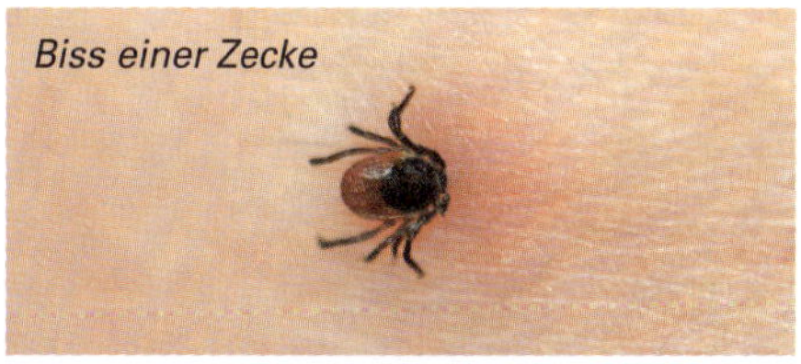
Biss einer Zecke

12. Nicht alle Infektionskrankheiten können mit Antibiotika behandeln werden und man kann sich auch nicht gegen alle mit einer Impfung vorbeugend schützen. Kreuzen Sie an, gegen welche Erkrankungen die STIKO eine Impfung empfiehlt (I) und welche mit Antibiotika (A) behandelt werden können. (Hinweis: Bei einigen Krankheiten gibt es weder wirkende Antibiotika noch eine Impfung, bei manchen Krankheiten können beide Spalten angekreuzt werden.)

Erkrankung	A	I
AIDS		
Borreliose		
Diphtherie		
Frühsommermeningoenzephalitis (FSME)		
Grippaler Infekt		
Grippe		
Gürtelrose		
Haemophilus influenzae Typ B		
Hepatitis A		
Hepatitis B		
Hepatitis C		
Hepatitis D		
Hepatitis E		
Keuchhusten		

Erkrankung	A	I
Masern		
Meningokokkeninfektion		
MRSA		
Mumps		
Pfeiffer-Drüsenfieber		
Pneumokokkeninfektion		
Poliomyelitis epidemica		
Röteln		
Salmonelleninfektion		
Scharlach		
Soor		
Tetanus		
Tuberkulose		
Windpocken		

	Lernfeld 3: Praxishygiene und Schutz vor Infektionskrankheiten organisieren	
	3 Infektionslehre und Infektionserkrankungen	Datum:

13. Ordnen Sie den Infektionserkrankungen 1–3 die entsprechenden Inkubationszeiten A–C richtig zu. Ziehen Sie dazu Pfeile zwischen den beiden Seiten.

1	Salmonelleninfektion	**A**	Stunden bis wenige Tage
2	Hepatitis B-Infektion	**B**	3 bis 10 Tage
3	Meningokokkeninfektion	**C**	30 bis 180 Tage

14. Vokabelliste: Erklären bzw. übersetzen Sie die nachfolgenden Fachbegriffe zur Infektionslehre.

Fachbegriff	Erklärung/Übersetzung
Asepsis	
enterale Infektion	
Epidemie	
Exanthem	
Infektion	
Inkubationszeit	
Kontamination	
nosokomiale Infektion	
Pandemie	
parenterale Infektion	
Prodrom	
Resistenz	
Schmierinfektion	
Sepsis	
Tröpfchen-infektion	
Virulenz	

4 Immunsystem

Datum:

1. Sie arbeiten in einer chirurgischen Facharztpraxis. Hier werden täglich viele Unfälle behandelt. Dabei spielt auch der Impfschutz gegen Tetanus eine wichtige Rolle. Um die entsprechenden nötigen Impfungen vorzubereiten, muss vorher vom Arzt beurteilt werden, ob eine und wenn ja, welche Impfung infrage kommt. Überlegen Sie, ob bei den folgenden Vorgeschichten und Verletzungsarten eine aktive und/oder passive Tetanusimpfung verabreicht werden sollte und schreiben Sie in die leeren Felder jeweils ein „ja" oder „nein.

Vorgeschichte des Patienten und Verletzungsart	Aktiv nötig (Tetanol®)	Passiv nötig (Tetagam®)
Sibylle Schneider hat sich bei der Küchenarbeit in den linken Zeigefinger geschnitten. Es handelt sich um einen kleinen, sauberen Schnitt, der nur wenig blutet. Ihrem Impfpass entnehmen Sie, dass sie 3 Impfungen innerhalb der letzten 10 Jahre erhielt.		
Jochen Schröter wurde vom Hund seines Freundes gebissen. Es findet sich eine tiefe Bisswunde am linken Oberschenkel. Er hat keinen Impfpass dabei und erinnert sich auch nicht, je einen besessen zu haben.		
Nefise Ördan hat sich beim Spülen an einem zersprungenen Glas den rechten Handballen aufgeschnitten. Es zeigt sich eine saubere, wenig blutende Wunde mit scharfen Wundrändern. Auch sie hat keinen Impfpass dabei und erinnert sich ebenfalls nicht, je einen besessen zu haben		
Thomas Sörber ist beim Joggen im Wald gestürzt und dabei hat ein abgebrochener Ast seinem rechten Oberschenkel eine tiefe verschmutzte Risswunde zugefügt. Seinem Impfpass ist zu entnehmen, dass er innerhalb der letzten 10 Jahre 3 Impfungen erhielt, die letzte war vor knapp 6 Jahren.		
Der 22-jährige Tobias Kramer fiel beim Schaukeln mit seinem Stuhl um und verletzte sich am Hinterkopf. Die Wunde blutet stark, ist aber sauber. Seine letzte Impfung war laut Impfpass im Alter von 11 Jahren.		
Der 80-jährige Herr Maurer wurde bei einem Spaziergang im Wald von Schrotkugeln einer Jägergruppe versehentlich getroffen und am linken Bein verletzt. Die letzte Tetanus-Schutzimpfung erhielt er laut Impfpass vor 15 Jahren, damals wurden 4 Impfungen durchgeführt.		
Der 7-jährige Dennis wurde von seiner Katze, die nur in der Wohnung lebt, gebissen. Seine Mutter legt den Impfpass vor, aus dem ein kompletter Impfstatus hervorgeht. Die letzte Impfung war vor einem Jahr.		

2. Lesen Sie den nachfolgenden Text aufmerksam und finden Sie die Fehler. Markieren Sie die falschen Aussagen mit einem Textmarker oder unterstreichen Sie sie.

Frau Draenor, versichert bei der Barmenia, kommt zur Sprechstunde. Sie ist privat versichert und belegt Ihnen dies mit ihrer Gesundheitskarte. Sie möchte ihre Impfungen auffrischen lassen. Sie erklären ihr, dass sie grundsätzlich alle Impfungen selbst bezahlen muss, da dies keine Kassenleistung ist. Jede Impfung muss in einem separaten Impfpass eingetragen werden, der in der Praxis verbleiben muss. Frau Draenor soll gegen Tetanus aktiv und passiv geimpft werden. Dies nennt man Simultanimpfung. Eine aktive Impfung schützt sie sofort, eine passive erst nach mehreren Wochen. Impfungen sollten bis zu ihrem Einsatz immer im Kühlschrank gelagert werden. Jede Impfung erzeugt eine lebenslange Immunität.

3. Frau Brünner kommt mit ihrer 6 Monate alten Tochter zur Sprechstunde. Stellen Sie anhand des aktuellen Impfkalenders fest, welche Impfungen das Mädchen bereits haben sollte und tragen Sie die entsprechende Anzahl in die rechte Spalte der Tabelle ein.

Den aktuellen Impfkalender finden Sie z. B. im Internet auf den Seiten des Robert-Koch-Instituts (www.rki.de).

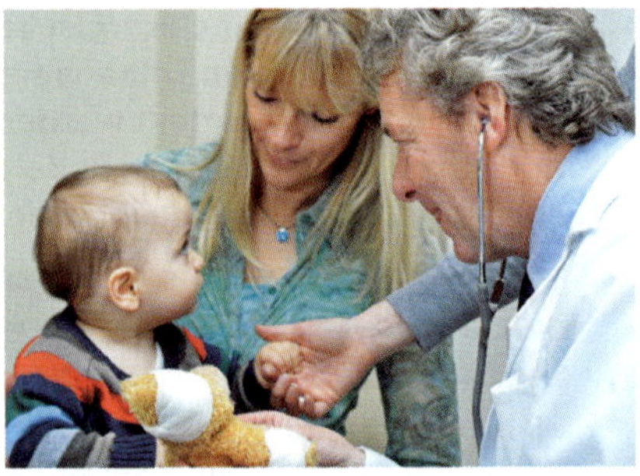

Anzahl der Impfungen, die ein 6 Monate altes Kind gegen die Erreger der folgenden Krankheiten haben sollte.

Impfung gegen ...	Anzahl Impfungen
Tetanus	
Diphtherie	
Pertussis	
Hämophilus influenzae Typ b (HIB)	
Hepatitis B	
Pneumokokken	

Impfung gegen ...	Anzahl Impfungen
Rotaviren	
Meningokokken der Gruppe C	
Masern, Röteln, Mumps	
Varizellen	
Poliomyelitis	
Humane Papillomviren	

4. Ordnen Sie die folgenden durcheinander gewürfelten Begriffe den unterschiedlichen Abwehrformen zu.

Granulozyten *Monozyten* *Zytokine* *Immunglobuline (Antikörper)*
T-Killerzellen *Lysozym* *CRP* *Komplementsystem* *T-Helferzellen*
T-Gedächtniszellen *T-Suppressorzellen*

Unspezifische Abwehr

Zelluläre Abwehr
- __________
- __________

Humorale Abwehr
- __________
- __________
- __________
- __________

Spezifische Abwehr

Zelluläre Abwehr
- __________
- __________
- __________
- __________

Humorale Abwehr
- __________

EUROPA LEHRMITTEL	Lernfeld 3: Praxishygiene und Schutz vor Infektionskrankheiten organisieren	
	4 Immunsystem	Datum:

5. Kerstin ist häufig erkältet. Sie überlegt, welche Faktoren dazu beitragen können, dass ihre Abwehr so geschwächt ist. Welche fallen Ihnen ein?

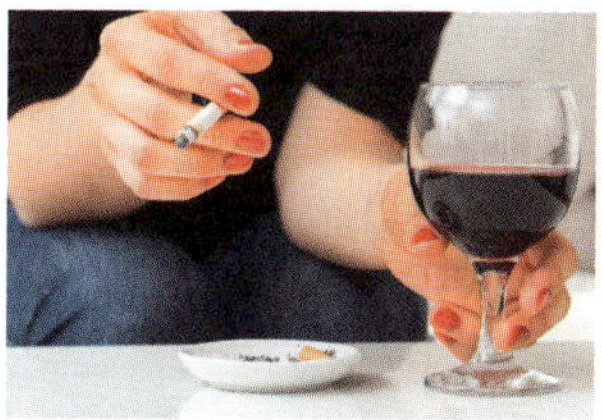

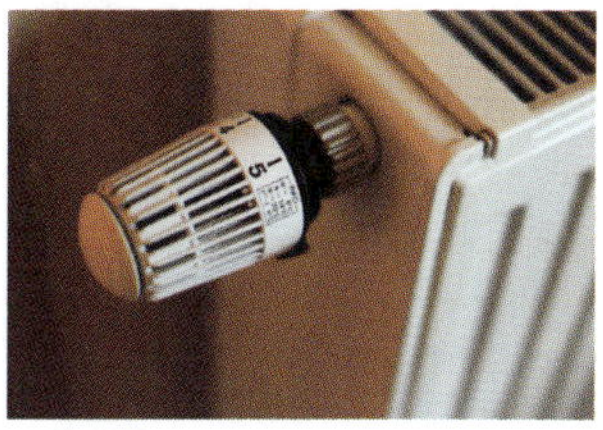

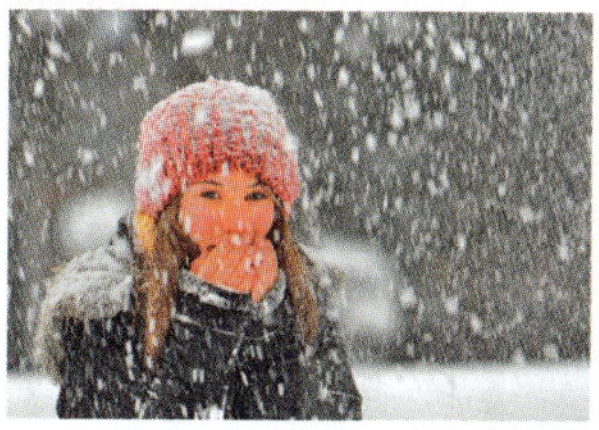

- ______________________________
- ______________________________
- ______________________________
- ______________________________
- ______________________________
- ______________________________

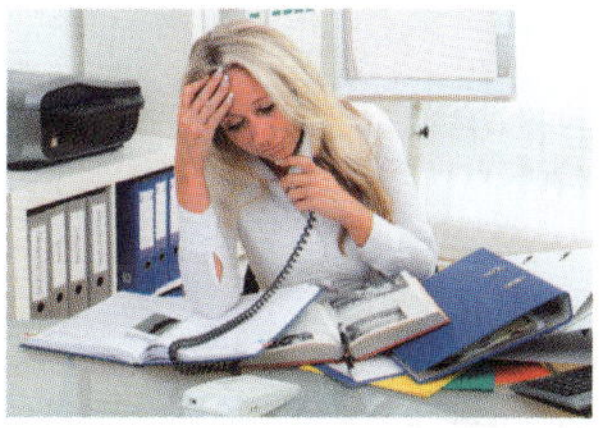

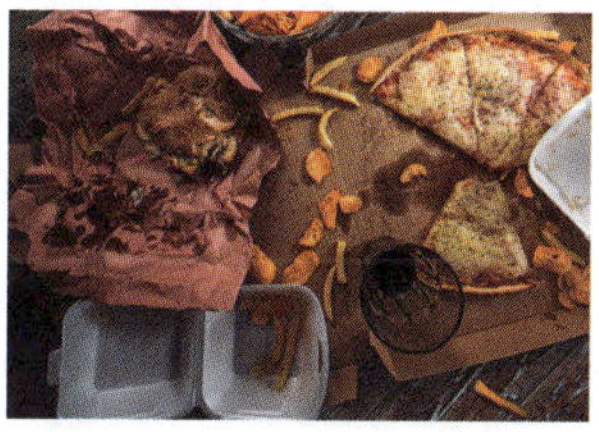

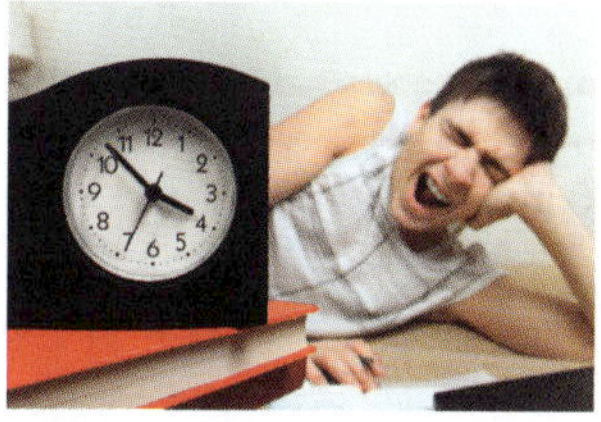

6. Vokabelliste: Erklären bzw. übersetzen Sie die nachfolgenden Fachbegriffe.

Fachbegriff	Übersetzung bzw. Erklärung
Antigen	
Antikörper	
Immunität	
Makrophagen	
Mikrophagen	
Phagozytose	
Prophylaxe	
spezifisch	
STIKO	

EUROPA LEHRMITTEL	Lernfeld 3: Praxishygiene und Schutz vor Infektionskrankheiten organisieren	
	5 Maßnahmen der Arbeits- und Praxishygiene	Datum:

1. Die Sterilgutassistentin Sabine Käfer wird beauftragt, verschiedene Medizinprodukte wiederaufzubereiten. Hierzu müssen diese einer Risikobewertung unterzogen werden, d. h. sie müssen den verschiedenen Risikogruppen zugeordnet werden. Führen Sie für die aufgeführten Medizinprodukte eine Risikobewertung durch und ordnen Sie diese den entsprechenden Risikogruppen zu.

OP-Schere – Stethoskop – EKG-Elektroden – OP-Pinzette – Skalpell – Spekulum – Blutdruckmessgerät – Trokar – Herzkatheter – Rektoskop – Gastroskop – Uroflow-Katheter – Mundspatel

Unkritische Medizinprodukte

- ______
- ______
- ______

Semikritische Medizinprodukte

Semikritisch A

- ______
- ______
- ______

Semikritisch B

- ______

Kritische Medizinprodukte

Kritisch A

- ______
- ______
- ______

Kritisch B

- ______

Kritisch C

- ______
- ______

2. Lesen Sie folgenden Text zur Klassifizierung der Medizinprodukte aus dem Medizinprodukte-Gesetz.

„(…) Zur Klasse IIb zählen Produkte, die länger als 30 Tage in einer Körperöffnung verbleiben, Implantate (ausgenommen Herz-, Nervensystem oder Gefäßimplantate) und aktive Medizinprodukte, die steuern und/oder radioaktive Strahlung abgeben. Zur Klasse III hingegen zählt man alle Produkte, mit denen am Herz, ZNS oder Kreislaufsystem gearbeitet wird sowie Implantate mit biologischer und pharmakologischer Wirkung."

Ordnen Sie die folgenden Produkte 1–8 der jeweils richtigen Klasse (A–C) zu, indem Sie Pfeile ziehen.

1 Intrauterinspirale mit Hormonabgabe
2 Gastroskop
3 Blutkonserve
4 Defibrillator (AED)
5 Einmalspritzen
6 Herzkatheter
7 Dialysegerät
8 Bestrahlungsgeräte zur Tumorbehandlung

A Klasse IIb
B Klasse III
C keine der beiden

3. Dr. König hat für seine Praxis ein neues Ultraschallgerät bestellt. Nach einem Vergleich mit verschiedenen anderen Geräten hat er sich für das „UltraXX10“ der Firma MeTe Medizintechnik entschieden. Die Firma Max Muster Elektro- und Medizintechnik hat ihm dieses für 2.800,00 Euro zzgl. 19 % Mehrwertsteuer am 11.03.2019 geliefert. Beide Firmen haben ihren Sitz in 54321 Musterstadt, in der Musterstraße 12. Max Muster gewährt sogar 3 Jahre Garantie, weist aber auch auf die sicherheits- und messtechnischen Kontrollen hin, die alle 2 Jahre fällig sind. Dr. König schließt deshalb am 11.03.2020 auch einen Wartungsvertrag für zunächst 4 Jahre ab. Die Rechnung mit der Rechnungsnummer RE-345667/2019 vom 11.03.19 gewährt Dr. König eine Zahlungsfrist bis zum 21.03.19. Nachdem das Gerät geliefert und im Untersuchungsraum 2 der Praxis angeschlossen wurde, beauftragt man Sie, die Gebrauchsanweisung abzuheften und dieses neue Gerät in das Medizinproduktebuch aufzunehmen.

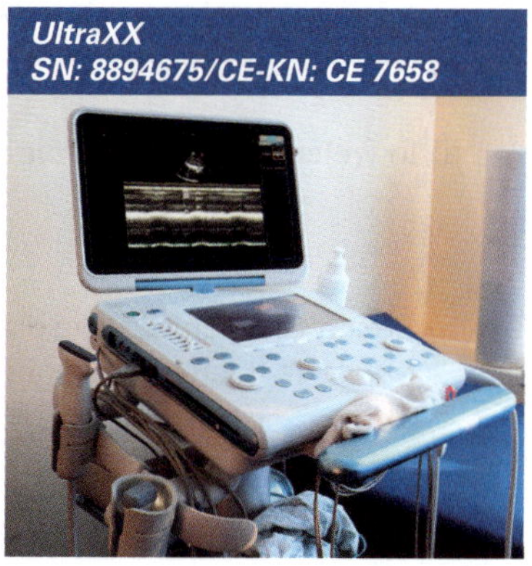

Tragen Sie im folgenden reduzierten Ausschnitt eines Medizinproduktebuchs alle Daten und Aussagen ein, die Sie aus den obigen Angaben entnehmen können.

Gerätebetreiber:			
Produkt-/Geräteart:		**Modell/Typ:**	
Standort:		**Anschaffungsjahr:**	
Seriennummer:		**CE-Kennnummer:**	
MP ☐	**STK/MTK-Pflicht** ☐	**Aktives MP** ☐	

Zuordnung zu den Anhängen der MPBetreibV (Zutreffendes bitte ankreuzen)

☐ Medizinprodukt gemäß Anlage 1 MPBetreibV

☐ Medizinprodukt gemäß Anlage 2 MPBetreibV

☐ Sicherheitstechnische Kontrolle (STK) und messtechnische Kontrolle (MTK) entsprechend Herstellerangaben oder Vorgaben nach § 6 MPBetreibV erforderlich!

Frist STK:		**Frist MTK:**	

☐ Notwendige Zulassungsbescheinigungen und Bedienungsanleitungen vorhanden.

	Hersteller	**Lieferant falls abweichend**
Name der Firma:		
Anschrift:		

Wartungsvertrag ☐	abgeschlossen am/bis:		
Anschaffungswert:		**Rechnungsnummer:**	
Anschaffungsdatum:		**Garantie bis:**	

EUROPA LEHRMITTEL	**Lernfeld 3: Praxishygiene und Schutz vor Infektionskrankheiten organisieren**	
	5 Maßnahmen der Arbeits- und Praxishygiene	Datum:

4. Herr Dr. König möchte heute alle meldepflichtigen Erkrankungen der letzten Woche dem örtlichen Gesundheitsamt melden. Dazu muss er einiges wissen.

a) In welchem Gesetz ist die Meldepflicht geregelt?

____

b) Sehen Sie sich das Gesetz einmal an (z. B. im Internet). In welchem Teil (welchen Paragraphen) finden Sie die Kataloge (Listen), in denen die meldepflichtigen Krankheiten bzw. Krankheitserreger aufgeführt sind?

____

____

c) Jedes Bundesland hat zusätzliche Verordnungen zur Meldepflicht. Wo können Sie sich hierzu informieren?

____

5. Suchen Sie (z. B. im Internet) die vollständigen aktuellen Listen der meldepflichtigen Krankheiten und der meldepflichtigen Krankheitserreger. Entscheiden Sie, auf Basis der Angaben in den beiden Listen, für die folgenden Fälle, ob diese namentlich beim Gesundheitsamt gemeldet werden müssen oder nicht meldepflichtig sind. Kreuzen Sie jeweils die richtige Spalte an.

Fallbeispiel	Namentlich zu melden	Nicht meldepflichtig
a) Bei Frau Gerda Klein, 42 Jahre alt, besteht aufgrund eines Hautausschlages der Verdacht auf Röteln.		
b) Bei Herr Cem Özmir, 25 Jahre alt, wurde eine akute Virushepatitis B durch das Labor nachgewiesen.		
c) Ben Kurio, 4 Jahre alt, wurde vor einer Woche von einem tollwütigen Hund gebissen.		
d) Frau Selma Krauskopf, 33 Jahre alt, ist seit einer Woche mit einem fieberhaften grippalen Infekt in Behandlung.		
e) Bei dem 4 Wochen alten Säugling Thomas wird eine Windeldermatitis diagnostiziert.		
f) Nach einer Impfung mit Masern-Mumps-Rötel-Viren traten bei der 5-jährigen Julia Fieber, Gelenkschmerzen und ein Hautauschlag auf.		
g) Herr Knut Groher war vor einer Woche geschäftlich in Afrika. Es besteht nun der Verdacht auf eine Diphtherie, obwohl er vor 15 Jahren aktiv gegen Diphtherie geimpft wurde.		
h) Bei dem 10-jährigen Manuel Weber wurden eine Woche nach dem Genuss von einem Softeis in einem Vergnügungspark Salmonellen im Stuhl nachgewiesen.		
i) Herr Vladimir Tschekow, 57 Jahre alt, wird seit drei Monaten in seiner Heimat mit Antituberkulostatika behandelt. Jetzt ist er für 4 Wochen zu Besuch bei einer Verwandten in Deutschland und möchte sich seine Medikamente verordnen lassen.		
j) Herr Sonnleitner erkrankt nach einem Aufenthalt auf Madagaskar an Malaria tropica und verstirbt kurze Zeit später an dieser Erkrankung.		
k) Die 4-jährige Sonja leidet seit einer Woche an Spulwürmern.		

6. Die persönliche Hygiene ist der erste Schritt zu einer wirksamen Hygiene am Arbeitsplatz. Beschreiben Sie in der Tabelle kurz mit eigenen Worten, wie diese auszusehen hat.

Fingernägel	
Nagellack	
Schmuck	
Haut	

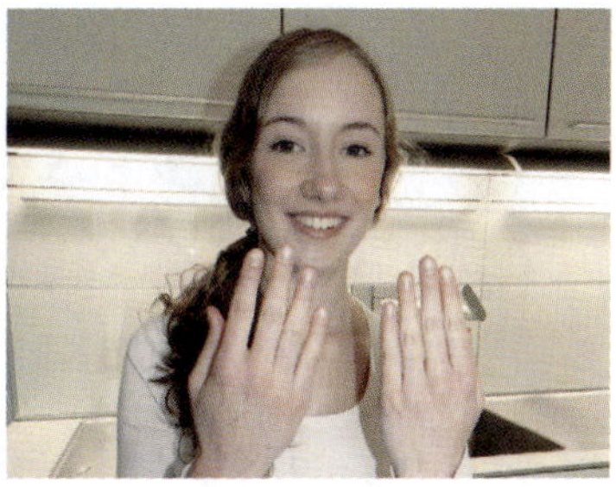

7. Sehen Sie sich die abgebildeten Arbeitskleidungen an und bearbeiten Sie die nachfolgende Aufgabe.

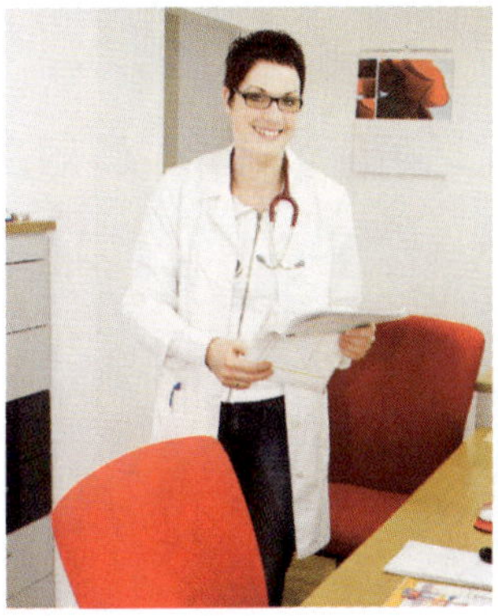

Bild 1

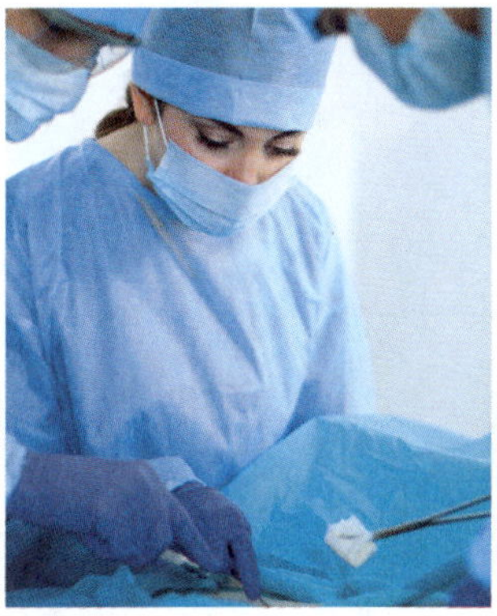

Bild 2

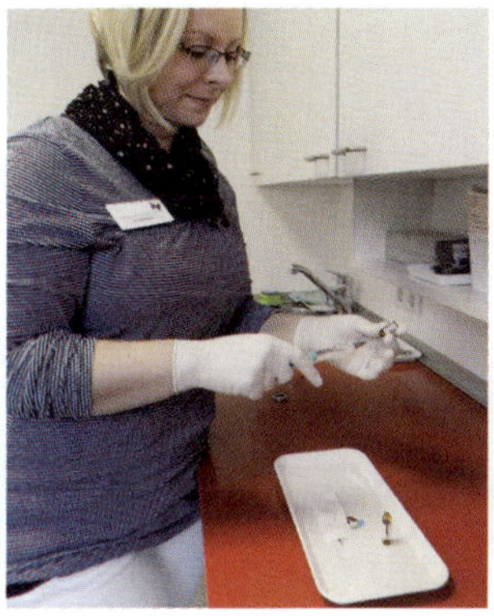

Bild 3

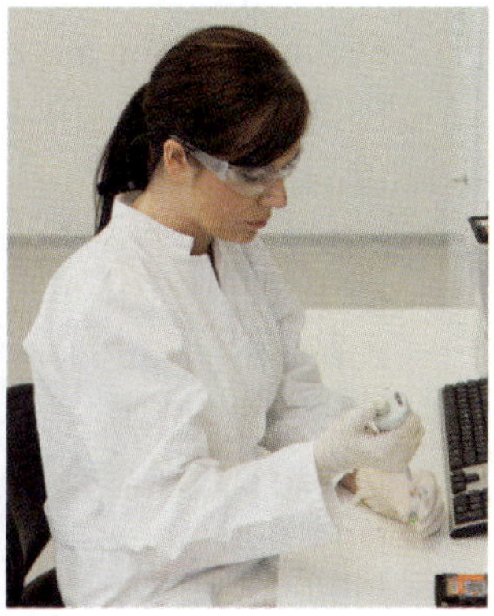

Bild 4

Um welche Art Arbeitskleidung handelt es sich auf den Bildern 1–4? Beschreiben Sie kurz die dargestellte Kleidung und beurteilen Sie, ob es sich um Arbeits-, Schutz- oder Bereichskleidung handelt.

- Bild 1: ______________________
- Bild 2: ______________________
- Bild 3: ______________________
- Bild 4: ______________________

8. Welche Schritte kommen für die hygienische Händedesinfektion infrage?

☐ Handfläche der rechten Hand über den Handrücken der linken Hand reiben und umgekehrt.

☐ Mit gespreizten und verschränkten Fingern Handfläche auf Handfläche reiben.

☐ Die geschlossenen Fingerkuppen der rechten Hand in der linken Handfläche kreisend reiben und umgekehrt.

☐ Mit verschränkten Fingern die Außenseite der Finger auf die gegenüberliegende Handfläche reiben.

☐ Ausreichend Desinfektionsmittel auf die Handflächen geben und verreiben.

☐ Den Daumen der rechten Hand in der geschlossenen Handfläche der linken Hand kreisend reiben und umgekehrt.

9. Entsorgung und Mülltrennung: Entsorgen Sie die verschiedenen Abfälle aus der Praxis in die unterschiedlichen Tonnen. Geben Sie mit Kreuzen an, welches Material wohin gehört.

Zu entsorgendes Material	Papiertonne (blau)	Wiederverwertung (gelb)	Restmüll (grau), direkt	Restmüll (grau), in dichtem Behältnis oder Beutel	Entsorgungsausweis/ Sondermüll
Papier der EKG-Liege					
Entsorgungsbehälter für Sharps					
Milchtüte aus dem Sozialraum (grüner Punkt)					
Einwegkleidung aus dem OP					
liegen gelassene Essensreste aus dem Wartezimmer					
Zeitschriften aus dem Wartezimmer					
Leere Plastikflasche eines Putzmittels (grüner Punkt)					
Tupfer mit Blut aus dem Behandlungsraum					
falsch ausgedruckte Rezepte, geschreddert					
Ampulle mit Zytostatikaresten					
defektes Blutdruckmessgerät					
5 Packungen Paracetamol Zäpfchen (abgelaufen)					
Transformationslösung zur Hämoglobinbestimmung					

10. Sie finden auf einer Lösungsmittelflasche ein Etikett mit Gefahrensymbolen sowie Hinweise in einer Kombination aus Buchstaben und Zahlen. Wie unterscheiden sich die Hinweise, die mit dem Buchstaben H abgekürzt werden von denen, die mit P abgekürzt werden?

H: ____________________

____

P: ____________________

____

200 L Gefahr

Methanol (Lösungsmittel)
(Index-Nr.: 603-001-00-X)

Flüssigkeit und Dampf leicht entzündbar.	H 225
Giftig bei Verschlucken.	H 301
Giftig bei Hautkontakt.	H 311
Giftig bei Einatmen.	H 331
Schädigt die Augen – Erblindungsgefahr.	H 370
Von Hitze/Funken/offener Flamme/heißen Oberflächen fernhalten. Nicht Rauchen.	H 210
An einem gut belüfteten Ort lagern. Behälter dicht verschlossen halten.	P 400/233
Schutzhandschuhe/Schutzkleidung tragen.	P 280
Bei Berührung mit der Haut: Mit reichlich Wasser und Seife waschen.	P 302/352
Bei Verschlucken: Sofort Giftinformationszentrum oder Arzt anrufen.	P 301/310
Unter Verschluss lagern.	P 405

Muster-Chemie AG • 11111 Musterstadt • Tel. 49(0)8888-99-3333

Lernfeld 3:
Praxishygiene und Schutz vor Infektionskrankheiten organisieren

5 Maßnahmen der Arbeits- und Praxishygiene

Datum:

11. **Ergänzen Sie unter den folgenden Abbildungen kurz die Bedeutung der Symbole bzw. beschreiben Sie, welche Gefahr hier für Sie droht.**

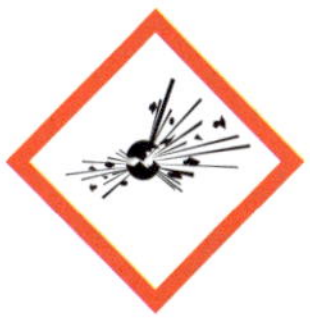

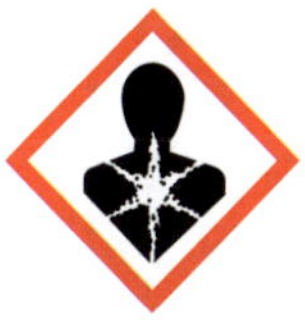

12. **Vokabelliste: Erklären bzw. übersetzen Sie die folgenden Fachbegriffe.**

Fachbegriff	Erklärung/Übersetzung
apathogen	
bakteriostatisch	
bakterizid	
Desinfektion	
pathogen	
Qualitätsstandard	
Sterilisation	
Thermoindikator	
Validierung	
Wiederaufbereitung	

EUROPA LEHRMITTEL	**Lernfeld 4: Bei Diagnostik und Therapie von Erkrankungen des Bewegungsapparates assistieren**	
	1 Allgemeine Anatomie	Datum:

1. **Herr Götze ist mit dem Fahrrad gestürzt und hat sich am linken Bein verletzt. Herr Dr. König überweist ihn zum Radiologen. Von der unteren Extremität wird eine Röntgenaufnahme in anterior-posterior und lateraler Projektion angefertigt. Sie erkundigen sich, welche Bedeutung diese und ähnliche Fachbegriffe haben.**

Geben Sie die deutschen Bezeichnungen folgender Lagebezeichnungen an.

dexter		sinister	
anterior		posterior	
ventral		dorsal	
superior		inferior	
cranial		caudal	
zentral		peripher	
superficial		profundus	
extern		intern	
medial		lateral	
distal		proximal	
radial		ulnar	
tibial		fibular	
palmar		plantar	

2. **Nennen Sie den Fachbegriff zur erläuterten anatomischen Ebene bzw. Achse und tragen Sie den entsprechenden Buchstaben in die Abbildung ein.**

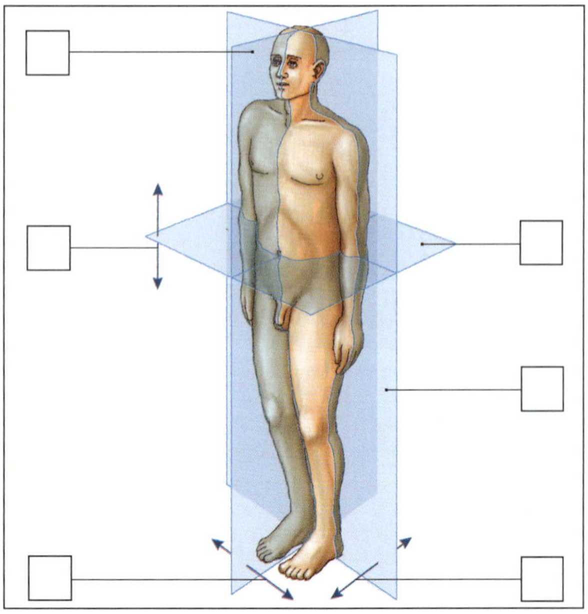

	Ebene/Achse	Erläuterung
	Sagittalebene	Ebene von vorn nach hinten
A		Ebene parallel zur Stirn
B		mittlere Sagittalebene
C		Ebene parallel zur Fußsohle
D		Achse senkrecht zur Transversalebene
E		Achse senkrecht zur Frontalebene
F		Achse senkrecht zur Sagittalebene

3. Ergänzen Sie in den folgenden Sätzen die Fachausdrücke für Lagebezeichnungen.

a) Die Bauchmuskeln liegen ______________ von der Wirbelsäule.

b) Die Halswirbel Atlas und Axis befinden sich an dem ______________ Abschnitt der Wirbelsäule.

c) Die Blutgefäße in den Fingerspitzen liegen im ______________ Abschnitt des Kreislaufs.

d) Der kleine Finger liegt an der ______________ Seite der Hand.

e) Das Sprunggelenk liegt ______________ zum Kniegelenk.

f) Das Schultergelenk liegt ______________ von der Wirbelsäule.

4. Der menschliche Körper gliedert sich in verschiedene Abschnitte. Beschriften Sie die Abbildung mit den richtigen Fachbegriffen (1 bis 7). Wenn möglich verwenden Sie deutsche Begriffe und Fachausdrücke.

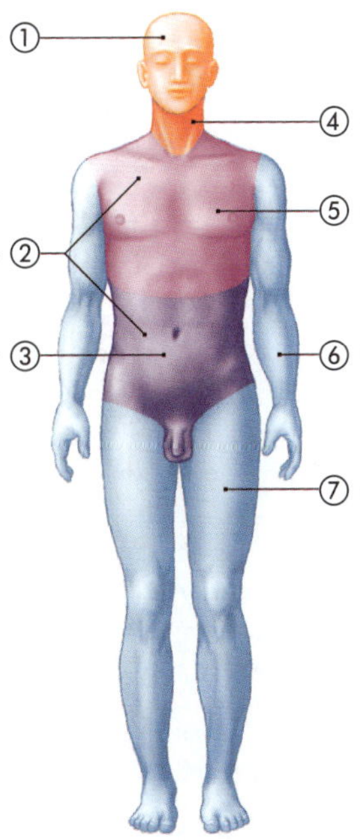

5. Ordnen Sie die folgenden Organe und Gewebe dem jeweils richtigen funktionellen System zu.

1	Atmungssystem	**A**	Nieren, Harnleiter, Harnblase, Harnröhre
2	Verdauungssystem	**B**	männliche und weibliche Geschlechtsorgane
3	Harnsystem	**C**	Mund, Rachen, Speiseröhre, Magen, Dünndarm, Dickdarm
4	Sinnesorgane	**D**	Mund, Nase, Rachen, Kehlkopf, Bronchien, Lunge
5	Fortpflanzungssystem	**E**	Augen, Ohr, Haut, Zunge, Nase

6. Ordnen Sie den abgebildeten funktionellen Systemen des Körpers die richtige Bezeichnung A bis F zu.

A) Herz-Kreislauf-System
B) Hormonsystem
C) Skelettsystem
D) Nervensystem
E) Muskelsystem
F) Lymphsystem

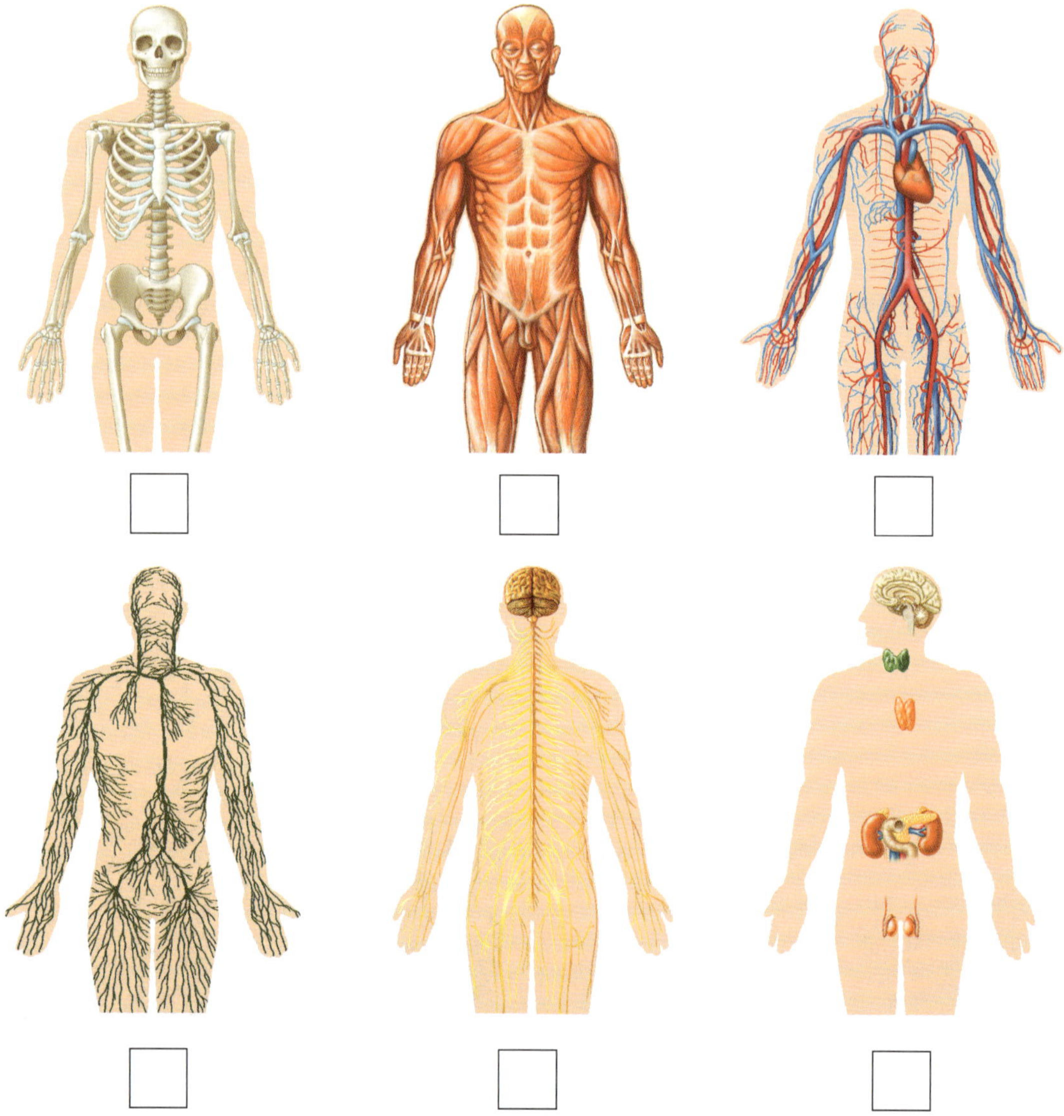

7. Vokabelliste: Übersetzen Sie folgende Fachausdrücke zur Gliederung des Körpers.

Fachbegriff	Übersetzung bzw. Erklärung
Thorax	
Abdomen	
obere Extremität	
untere Extremität	

EUROPA LEHRMITTEL	**Lernfeld 4:** **Bei Diagnostik und Therapie von Erkrankungen des Bewegungsapparates assistieren**	
	2 Gewebe	Datum:

1. **Herr Dr. König stellt bei Herrn Götze eine Verletzung am Beingewebe fest. Sie erkundigen sich, welche Gewebearten im menschlichen Körper vorkommen und in welchem Zusammenhang sie stehen.**

Vervollständigen Sie den nachfolgenden Lückentext.

Der kleinste Grundbaustein des Körpers mit allen Zeichen des Lebens ist die ____________. Stehen mehrere von ihnen in einem Verband mit gleichartiger Funktion zusammen spricht man von einem ________________. Es werden vier ______________________ unterschieden. Das ______________________ bildet eine schützende Hülle um den Körper. Die Bildung von Zwischenzellsubstanz und vielen verschiedenen Fasern ist das Kennzeichen des ___________________________________. Gewebe, das die Fähigkeit zur Kontraktion besitzt, wird als _______________________ bezeichnet. Die Aufgabe, Reize aufzunehmen und weiterzuleiten, übernimmt das ______________________. In einem ______________ arbeiten mehrere Gewebearten miteinander. Ein _____________________ bildet eine funktionelle Einheit von Organen mit einer gemeinsamen höheren Aufgabe. Alle Organsysteme zusammen werden als menschlicher ____________________ bezeichnet.

2. **Ordnen Sie den Organen in der unteren Tabelle das richtige Epithelgewebe A bis F zu.**

A) einschichtiges Plattenepithel
B) Zylinderepithel mit Mikrovilli
C) Zylinderepithel mit Flimmerhaaren
D) verhorntes mehrschichtiges Plattenepithel
E) unverhorntes mehrschichtiges Plattenepithel
F) Übergangsepithel

Eileiter		Endothel (Innenauskleidung) der Blutgefäße	
Harnblase		Luftröhre	
Alveolen (Lungenbläschen)		Mundschleimhaut	
äußere Körperhaut		Dünndarmschleimhaut	

3. **Ein langer Röhrenknochen besteht aus mehreren Schichten. Beschriften Sie den Längsschnitt des Oberschenkelknochens mit den richtigen Fachbegriffen (1 bis 9).**

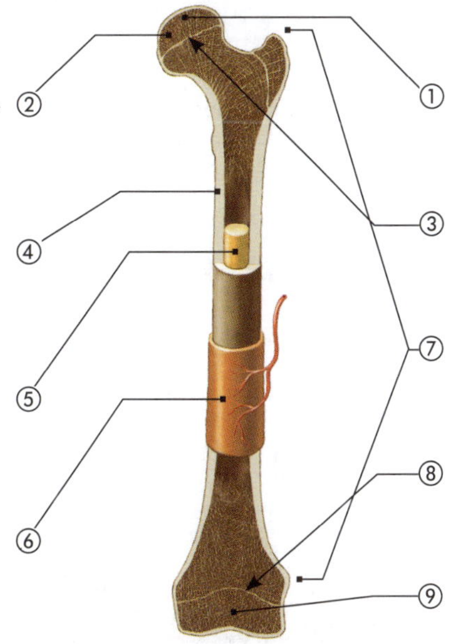

4. Ordnen Sie den Binde- und Stützgewebearten die richtige Aussage zu. Zeichnen Sie dazu Pfeile ein.

1	lockeres Bindegewebe	A	kommt in Sehnen und Bändern vor
2	straffes Bindegewebe	B	dient als Polster und Energiereserve
3	retikuläres Bindegewebe	C	ist druckelastisch an Körperstellen mit hoher mechanischer Belastung
4	Fettgewebe	D	ist nach dem Zahnschmelz die härteste Substanz im Körper
5	Knorpelgewebe	E	füllt die Räume zwischen den Organen aus
6	Knochengewebe	F	dient der Körperabwehr

5. Füllen Sie die Tabelle zum Muskelgewebe entsprechend den Vorgaben aus, die bereits eingetragen sind.

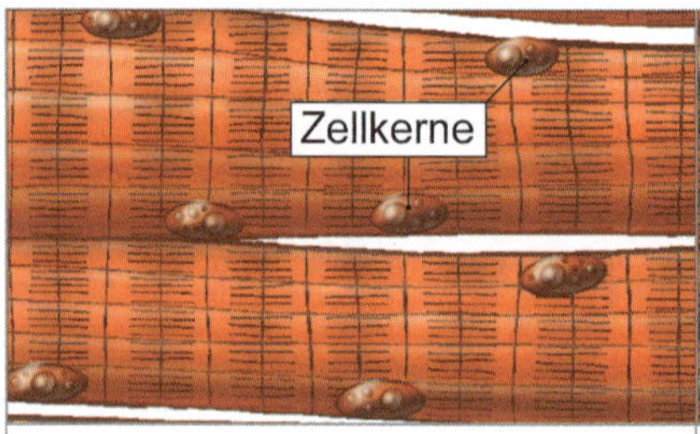	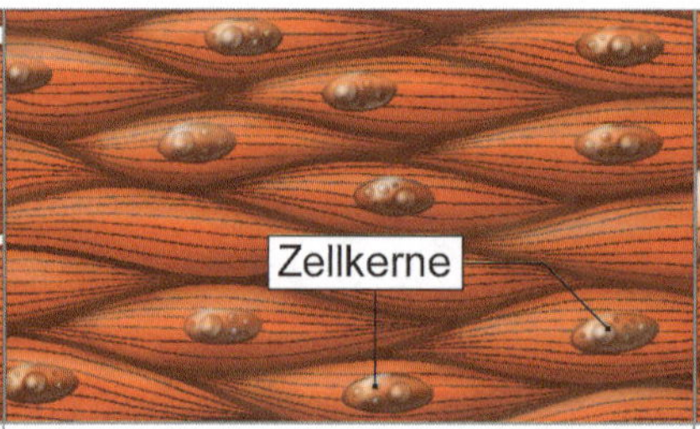	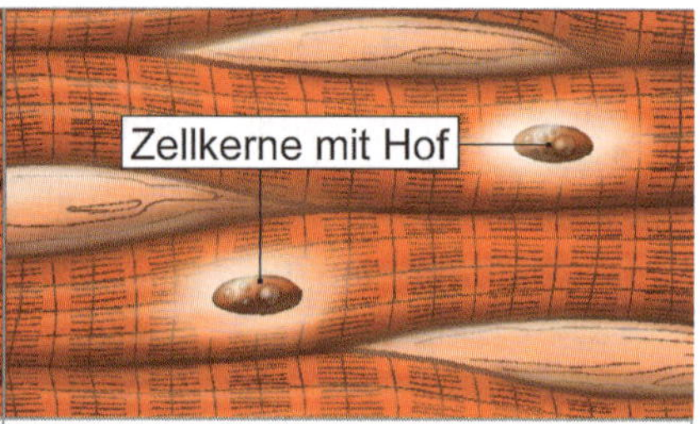
quergestreifte Skelettmuskulatur		
	Muskulatur der inneren Organe	
		unwillkürlich
arbeitet schnell		

6. Beschriften Sie die Abbildung einer Nervenzelle mit den richtigen Fachbegriffen von 1 bis 5.

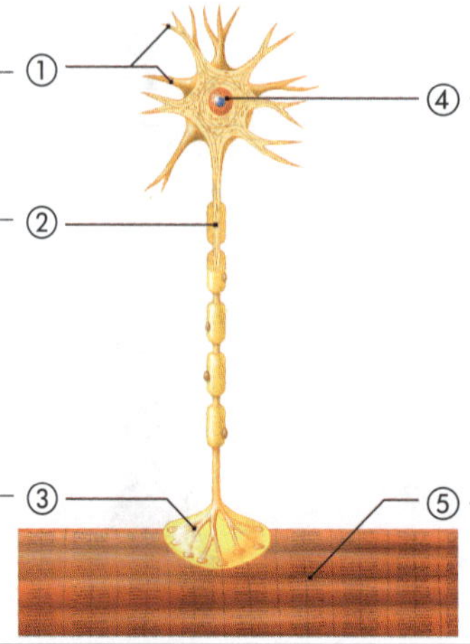

EUROPA LEHRMITTEL	Lernfeld 4: Bei Diagnostik und Therapie von Erkrankungen des Bewegungsapparates assistieren	
	3 Bewegungsapparat	Datum:

1. **Die Röntgenaufnahme Ihres Patienten Herrn Götze zeigt einen Knochenbruch der linken Fibula. Die neue Schulpraktikantin Katharina fragt Sie, welcher Knochen damit gemeint ist. Sie erläutern ihr die Knochen des Skeletts mithilfe einer Abbildung. Schauen Sie sich die Zeichnung an und füllen Sie die Tabelle entsprechend aus.**

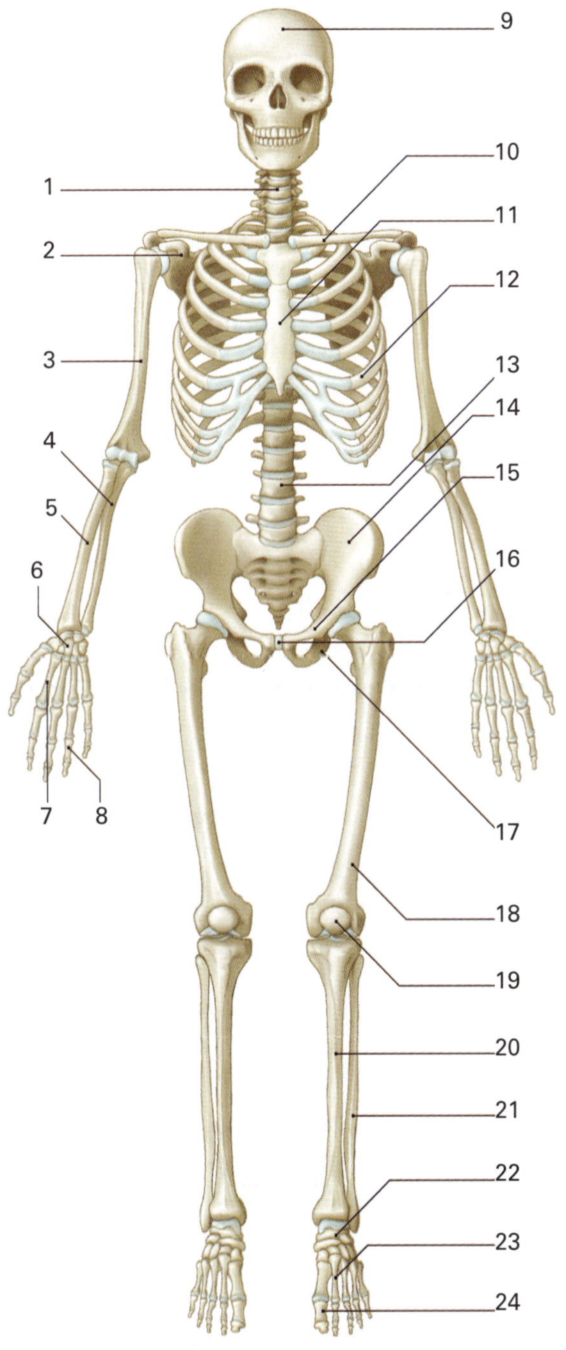

Nr.	Deutsche Bezeichnung	Fachbegriff
1		
2		
3		
4		
5		
6		
7		
8		
9		
10		
11		
12		
13		
14		
15		
16		
17		
18		
19		
20		
21		
22		
23		
24		

2. Kennzeichnen Sie die folgenden Aussagen mit einem r für richtig oder mit einem f für falsch. Korrigieren Sie die Falschaussagen mit einer Eintragung in die rechte Spalte.

Nr.	Aussage	r/f	ggf. Korrektur
1	Zum passiven Bewegungsapparat gehören alle Teile, die bewegt werden.		
2	Die Muskeln gehören zum passiven Bewegungsapparat.		
3	Die Gesamtheit aller Knochen wird als Skelett bezeichnet.		
4	Die Knochen bilden sich aus knorpeligen Vorstufen.		
5	Die Knochenlücken im Schädel werden als große und kleine Fontänen bezeichnet.		
6	Für die Knochenbildung ist vor allem der Mineralstoff Kalium wichtig.		
7	Das gelbe Knochenmark enthält blutbildende Zellen.		
8	Das Längenwachstum eines Knochens erfolgt in der knorpeligen Epiphysenfuge.		

3. Verbinden Sie die genannten Knochen des Schädels mit einem Pfeil entsprechend ihrer jeweiligen Zugehörigkeit zum Hirnschädel oder zum Gesichtsschädel.

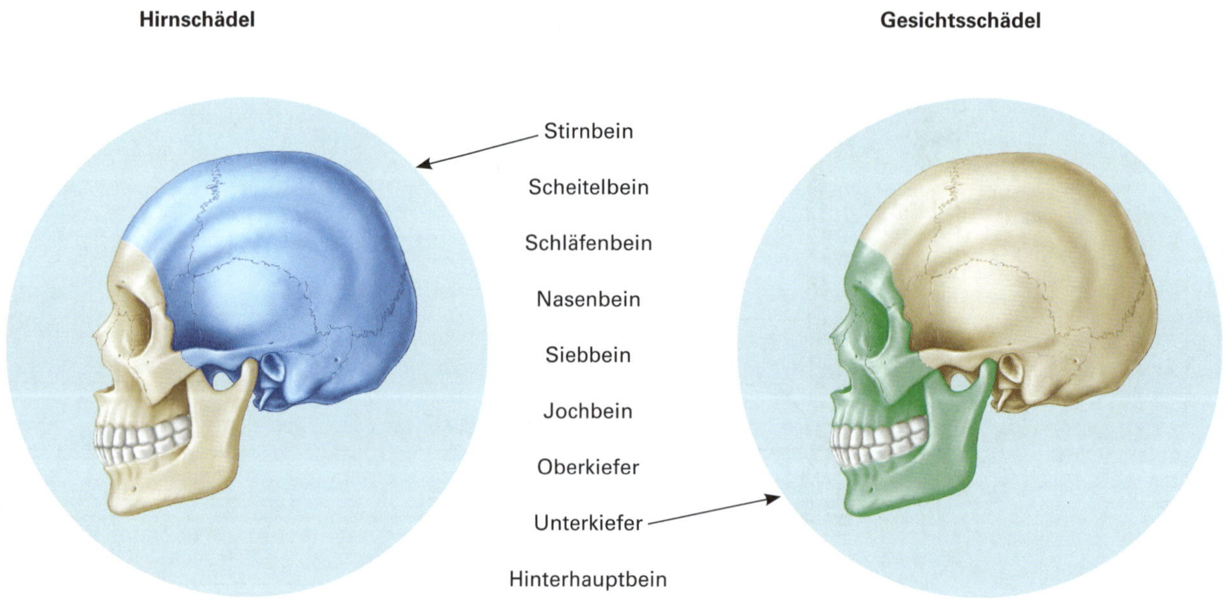

4. Malen Sie die genannten Teile mit unterschiedlichen Farben aus und kennzeichnen Sie die Farben auch in der Tabelle, sodass eine Zuordnung der Teile möglich wird.

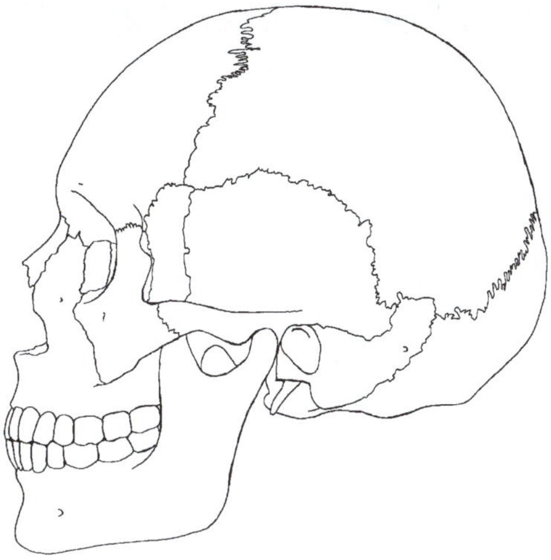

Schädelknochen	Farbe
Stirnbein	
Scheitelbein	
Nasenbein	
Jochbein	
Oberkiefer	
Unterkiefer	
Hinterhauptsbein	
Schläfenbein	

5. Benennen Sie die Bestandteile eines Wirbels (1 bis 6) in der folgenden Abbildung.

① ____________________

② ____________________

③ ____________________

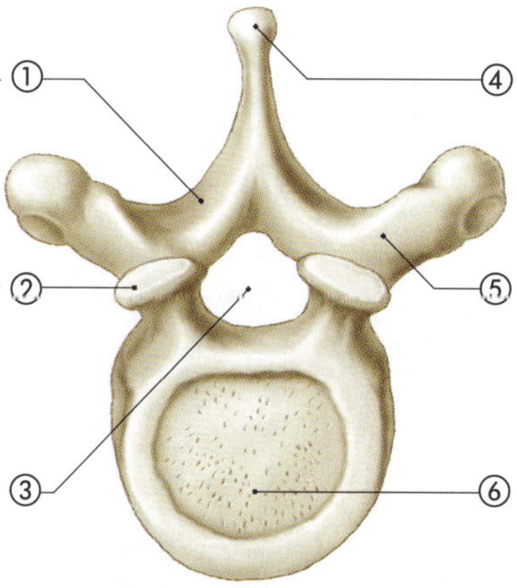

④ ____________________

⑤ ____________________

⑥ ____________________

6. Vervollständigen Sie den nachfolgenden Lückentext zur Wirbelsäule.

Die Wirbelsäule besteht aus __________ Wirbeln. Zwischen den Wirbelkörpern befinden sich die knorpeligen ____________________. Von der Seite aus gesehen, ist die Wirbelsäule in ____________________ gebogen. Die Krümmung nach vorne kommt im Bereich der ____________________ und der ____________________ vor und wird als ______________ bezeichnet. Die Krümmung nach hinten im Bereich der ____________________ heißt ______________. Grundsätzlich besteht ein Wirbel aus dem ____________________ und dem ____________________. Jeder Wirbel hat __________ Fortsätze: einen ____________________, zwei ____________________ und vier ____________________. Die ____________________ der einzelnen Wirbel bilden in ihrer Gesamtheit den Wirbelkanal, in dem das ____________________ verläuft. Eine Verletzung dessen kann zu einer ____________________ führen.

EUROPA LEHRMITTEL	**Lernfeld 4: Bei Diagnostik und Therapie von Erkrankungen des Bewegungsapparates assistieren**	
	3 Bewegungsapparat	Datum:

7. **Erstellen Sie eine Checkliste mit den wichtigsten Informationen zum Rumpf bzw. zur Wirbelsäule, in dem Sie die rechte Seite der Liste mit den passenden Ausführungen zum links aufgeführten Gesichtspunkt füllen.**

Checkliste: Rumpf	
Wirbelsäule	
Gliederung/ Bestandteile (Anzahl)	
Krümmungen (Hals, Brust, Lende)	
Wirbel	
Aufbau/Teile	
1. Halswirbel (Name, Besonderheit)	
2. Halswirbel (Name, Besonderheit)	
Gelenke	
Bewegung zwischen Hinterhauptbein und Atlas	
Bewegung zwischen Atlas und Axis	
Zwischenwirbelscheiben (Bandscheiben)	
Lage	
Eigenschaften (Gewebe)	
Thorax (knöcherner Aufbau)	
Gliederung/ Bestandteile (Anzahl)	
Rippen	
Gliederung/ Bestandteile (Anzahl)	

8. Tragen Sie die durcheinander gewürfelten Fachbegriffe für Knochen in die beiden unteren Tabellen richtig ein.

Patella *Os coxae* *Humerus* *Fibula* *Metatarsus* *Digiti manus* *Clavicula* *Radius* *Tibia* *Scapula* *Carpus* *Ulna* *Kreuzbein* *Metacarpus* *Femur* *Digiti pedis* *Tarsus*

	Obere Extremität
Schultergürtel	● ●
Oberarm	●
Unterarm	● ●
Hand	● ● ●

Untere Extremität	
● ●	Beckengürtel
● ●	Oberschenkel und Kniescheibe
● ●	Unterschenkel
● ● ●	Fuß

9. Malen Sie die Knochen der Hand in unterschiedlichen Farben aus. Kennzeichnen Sie die Farbe auch in der Tabelle, sodass eine Zuordnung möglich wird.

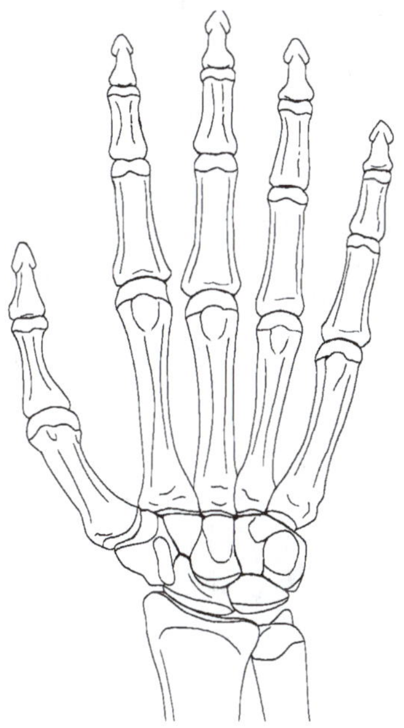

Knochen	Farbe
Fingerknochen	
Mittelhandknochen	
Handwurzelknochen	
Elle	
Speiche	

EUROPA LEHRMITTEL	**Lernfeld 4:** **Bei Diagnostik und Therapie von Erkrankungen des Bewegungsapparates assistieren**	
	3 Bewegungsapparat	Datum:

10. Tragen Sie die Begriffe auf deutsch und mit Fachbegriff für die nummerierten Bestandteile des Beckengürtels in die Tabelle ein.

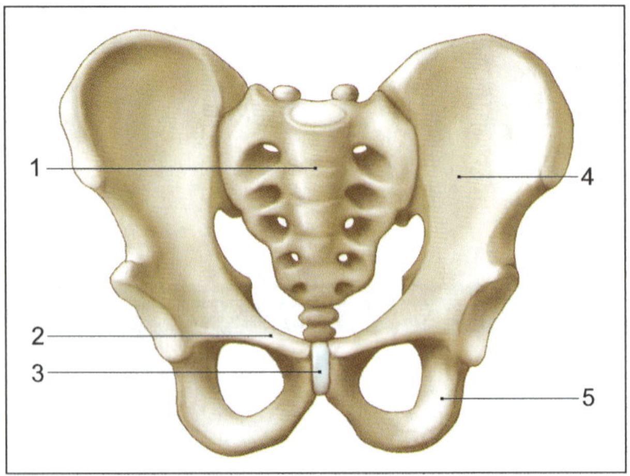

1	
2	
3	
4	
5	

11. Gelenke sind bewegliche Verbindungen zwischen zwei Knochen. Geben Sie an, welcher Bestandteil eines Gelenks in folgender Weise beschrieben werden kann.

Beschreibung	Gelenkteil
Bindegewebshülle des Gelenks	
Flüssigkeit, die von der Innenwand der Gelenkkapsel gebildet wird	
Überzug der Gelenkenden	
straffes Bindegewebe, das für die Stabilität eines Gelenk sorgt	
nach außen gewölbtes Gelenkende	
nach innen gewölbtes Gelenkende	
Raum zwischen den Gelenkenden, der mit Gelenkflüssigkeit gefüllt ist	
Innenseite der Gelenkkapsel	

12. Beschriften Sie die abgebildeten Gelenktypen A bis E in der Zeichnung.

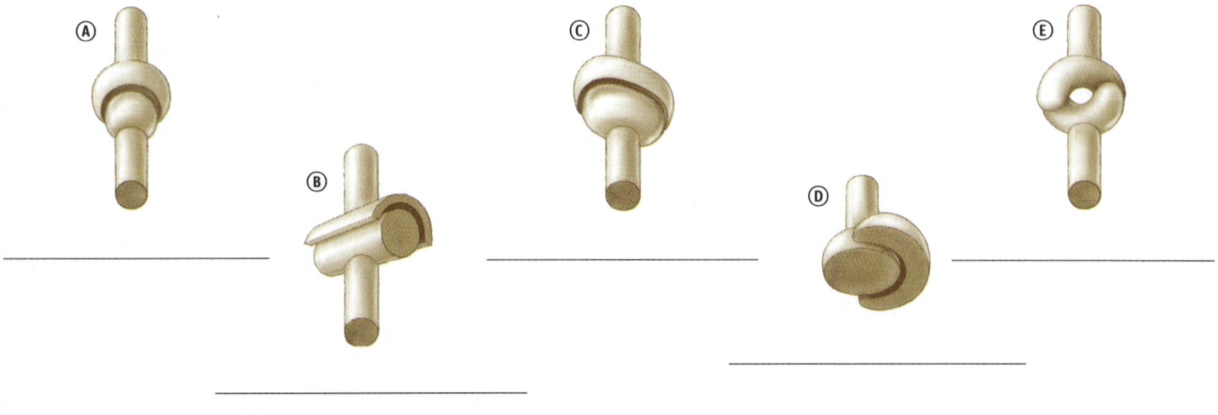

13. Ergänzen Sie in der folgenden Tabelle zu den wichtigsten Gelenken die fehlenden Informationen, so wie es beim Schultergelenk vorgegeben ist.

Gelenk	Gelenktyp	Beteiligte Knochen	Anzahl der Achsen
Schultergelenk	Kugelgelenk	Schulterblatt, Oberarm	3
Ellenbogengelenk		Oberarm, Elle	
Ellenbogengelenk		Speiche, Elle	
Handgelenk			
Gelenk zwischen 1. Mittelhandknochen und Handwurzelknochen			
Fingergrundgelenke			
Fingermittel- und -endgelenke			
Gelenk zwischen 1. und 2. Halswirbel		1. und 2. Halswirbel	
Hüftgelenk			
Kniegelenk			
oberes Sprunggelenk			
unteres Sprunggelenk	keinem Typ zuzuordnen		

14. Geben Sie die deutsche Bezeichnung und ein Beispiel für die genannte Bewegung an.

Bewegungsrichtung (Fachbegriff)	Bewegungsrichtung (deutsch)	Beispiel
Abduktion		
Adduktion		
Außenrotation		
Extension		
Flexion		
Innenrotation		
Pronation	----	
Supination	----	

EUROPA LEHRMITTEL	Lernfeld 4: Bei Diagnostik und Therapie von Erkrankungen des Bewegungsapparates assistieren	
	3 Bewegungsapparat	Datum:

15. Vervollständigen Sie den folgenden Lückentext.

Das größte Gelenk des Körpers ist das ____________________. Es ist großen Belastungen ausgesetzt und wird durch ________________ verstärkt: Außen sind das die ______________________, im Inneren des Kniegelenks sind es die ______________________________. An der Vorderseite des Gelenks liegt die Sehne des vierköpfigen _______________________________________, die zum _________________________ zieht. Die Kniescheibe, auch _______________ genannt, befindet sich als Knochen in dieser Sehne. Beim Schlag auf die Sehne unterhalb der Kniescheibe wird ein Reflex ausgelöst, bei dem das Bein __________________ wird. Die Gelenkfläche des Schienbeins wird durch zwei halbmondförmige Knorpelscheiben ergänzt, die __________________ genannt werden.

16. Geben Sie die deutsche Bezeichnung und die Funktion folgender Muskeln an.

Fachbezeichnung	Deutsche Bezeichnung	Funktion
Musculus glutaeus maximus		
Musculus quadriceps femoris		
Musculus deltoideus		
Musculus pectoralis major		
Musculus biceps brachii		
Musculus triceps brachii		

17. Die Abbildung zeigt die beiden großen Muskeln des Oberarms Bizeps und Trizeps. Malen Sie zunächst den Bizeps rot an und den Trizeps blau. Vervollständigen Sie anschließend die folgenden Sätze.

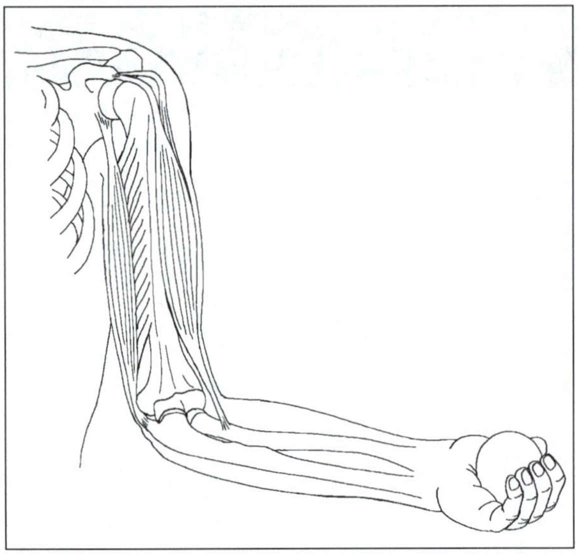

a) Das aktive Zusammenziehen von Muskeln nennt man

____.

b) Muskeln mit gleicher Bewegung in einem Gelenk heißen

____.

c) Bizeps und Trizeps haben gegensätzliche Bewegungen und heißen deshalb

____.

18. Vokabelliste: Übersetzen Sie folgende Fachausdrücke zum Bewegungsapparat.

Fachbegriff	Übersetzung
Atlas	
Axis	
Calcaneus	
Carpus	
Cellulae ethmoidales	
Clavicula	
Columna vertebralis	
Costae	
Dens axis	
Digitus	
Digitus pedis	
Discus vertebralis	
Femur	
Fibula	
Fontanelle	
Humerus	
Kyphose	
Lordose	
Meniskus	
Metacarpus	
Metatarsus	
Orbita	
Os coxae	

Fachbegriff	Übersetzung
Os frontale	
Os ilei, Ilium	
Os ischii, Ischium	
Os occipitale	
Os parietale	
Os pubis, Pubis	
Os temporale	
Patella	
Radius	
Scapula	
Sinus frontalis	
Sinus maxillaris	
Sinus sphenoidalis	
Spinalnerven	
Sternum	
Symphyse	
Synovia	
Talus	
Thorax	
Tibia	
Ulna	

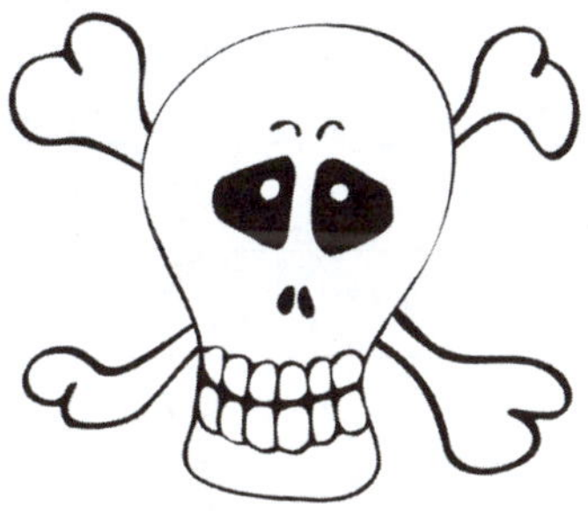

EUROPA LEHRMITTEL	Lernfeld 4: Bei Diagnostik und Therapie von Erkrankungen des Bewegungsapparates assistieren	
	4 Pathologie	Datum:

1. **Beim Patienten Herrn Götze wurde kürzlich eine Fraktur des linken Wadenbeins festgestellt. Herr Dr. König erläutert in einem ärztlichen Gespräch Herrn Götze dessen Erkrankung. Sie sind bei diesem Gespräch anwesend und versuchen, das Gehörte richtig einzuordnen.**

Sortieren Sie die folgenden Bezeichnungen den Gesprächsausschnitten von Herrn Dr. Kaiser zu.

Diagnose – Prognose – subjektive Symptome – Ursache – Therapie – objektive Symptome

Ärztliches Gespräch	Bezeichnung
„Herr Götze, wie Sie wissen, ist die Verletzung durch den Unfall entstanden."	
„Ihr linkes Bein ist geschwollen und blau verfärbt."	
„Sie haben sicherlich Schmerzen und fühlen sich unwohl."	
„Aufgrund des Röntgenbefundes handelt es sich bei Ihnen um eine Fraktur des Wadenbeins."	
„Da der Bruch nicht verschoben ist, wird das Bein mithilfe eines Gipsverbandes für 6 Wochen ruhiggestellt."	
„Wenn alles normal verläuft, können Sie anschießend wieder langsam mit Ihrem Sporttraining beginnen."	

2. **Herr Fischer hatte vor ein paar Wochen einen Schlaganfall. Aus seiner Krankenakte entnehmen Sie folgende Daten:**

Alter: 69 Jahre
BMI: 35
Letzter Blutdruck: 180/100 mm Hg
15 Zigaretten täglich
Mutter: mit 73 Jahren an Diabetes verstorben
Vater: mit 61 Jahren am Herzinfarkt verstorben

Tragen Sie in die Tabelle die inneren und äußeren Krankheitsursachen von Herrn Fischer ein.

Innere Krankheitsursachen	Äußere Krankheitsursachen
• ____________________	• ____________________
• Altersdisposition (Gefäßerkrankungen im Alter häufiger)	• ____________________
• ____________________	
• ____________________	

3. Geben Sie jeweils den Fachbegriff für die folgenden Bezeichnungen an.

Deutsche Bedeutung	Fachbegriff	Deutsche Bedeutung	Fachbegriff
Krankheitslehre		Leichenöffnung	
Untersuchung mit dem Auge		Untersuchung mithilfe des Mikroskops	
mikroskopische Gewebeuntersuchung		mikroskopische Untersuchung von Zellen	
Krankheitsanfälligkeit		Krankheitszeichen	
messbares, sichtbares Krankheitszeichen		nur vom Patienten wahrgenommenes Krankheitszeichen	
Krankheitszeichen, das typisch für eine bestimmte Krankheit ist		Krankheitszeichen, das bei vielen Krankheiten vorkommt	
mehrere Krankheitszeichen, die zusammen auftreten		Krankheitsbezeichnung	
Behandlung		Behandlung der Krankheitsursache	
Behandlung ohne Operation		Behandlung mit Operation	
Vorhersage des Krankheitsverlaufs		plötzlich einsetzende und heftig verlaufende Krankheit	
abgeschwächter akuter Krankheitsverlauf		langwieriger Krankheitsverlauf mit weniger Symptomen	
Atem- und Kreislaufstillstand		unwiderrufliches Versagen der Organe	
Wiederherstellung mit Einschränkungen		Wiederherstellung des Zustands vor der Erkrankung	
erneuter Ausbruch der Erkrankung		Genesungsphase	
Krankheit aufgrund einer Vorkrankheit		erloschene Hirnfunktion bei intaktem Kreislauf (nur beim beatmeten Patienten möglich)	

EUROPA LEHRMITTEL	Lernfeld 4: Bei Diagnostik und Therapie von Erkrankungen des Bewegungsapparates assistieren	
	4 Pathologie	Datum:

4. Sind die aufgeführten Symptome spezifisch oder unspezifisch bzw. objektiv oder subjektiv? Ordnen Sie die entsprechenden Buchstaben A oder B und C oder D zu.

Symptom	Spezifisch oder unspezifisch	Objektiv oder subjektiv
Himbeerzunge		
Kopfschmerzen		
Hautausschlag		
Fieber		
Leistungsschwäche		

A	unspezifisches Symptom
B	spezifisches Symptom
C	objektives Symptom
D	subjektives Symptom

5. Ordnen Sie die folgend genannten Symptome den lokalen oder allgemeinen Entzündungszeichen zu.

Wärme – Abgeschlagenheit – Schmerz – Fieber – Erhöhung der BSG – eingeschränkte Funktion – Erhöhung des CRP-Wertes – Rötung – Erhöhung des Leukozytenwertes – Schwellung

Lokale Entzündungszeichen	Allgemeine Entzündungszeichen
• ______	• ______
• ______	• ______
• ______	• ______
• ______	• ______
• ______	• ______

6. Vervollständigen Sie den Lückentext zum Thema Körpertemperatur.

Die Fiebermessung erfolgt am besten ______. Die normale Körpertemperatur liegt im Bereich von ______ °C. Von einer ______ spricht man in einem Bereich von 37,5–38,0 °C. Liegt die Temperatur zwischen ______ °C liegt mäßiges Fieber vor. Bei Temperaturen zwischen 39,1–39,9 °C hat man ______. Ab ______ °C ist das Fieber sehr hoch. Ein geeignetes Hausmittel gegen Fieber sind ______. Arzneimittel, die fiebersenkend wirken, nennt man ______. Beispiele sind ______, ______ und ______.

7. Vervollständigen Sie den nachfolgenden Lückentext zum Thema Tumoren.

Eine krankhafte Neubildung von ______________ nennt man Tumor. Gutartige Tumoren wachsen ______________ und sind vom Nachbargewebe ________________ . Bösartige Tumoren wachsen ____________ und ________________ und bilden über den Blut- und Lymphweg ____________________ . Ein Fibrom ist ein gutartiger Tumor des ________________________ , ein Adenom ein gutartiger Tumor des ________________________ . Bösartige Tumoren des Epithelgewebes nennt man ___________________ , bösartige Tumoren des Binde-, Stütz- und Muskelgewebes heißen _________________ . Durch ____ sollen Tumoren im Frühstadium erkannt werden, da die Heilungschancen dann besser sind.

8. Ordnen Sie die folgenden Begriffe den gutartigen oder bösartigen Tumoren zu. Achten Sie darauf, dass sich dabei die jeweils entsprechenden Begriffe in der Tabelle gegenüberstehen.

unreife Zellen – maligne – Fibrom – keine Metastasenbildung – reife Zellen – verdrängendes Wachstum – Adenom – Sarkom – Mestasenbildung – Karzinom – benigne – infiltrierendes Wachstum

Gutartige Tumoren	Bösartige Tumoren

9. Erklären bzw. übersetzen Sie die Fachausdrücke in der folgenden Vokabelliste.

Fachbegriff	Übersetzung bzw. Erklärung
Degeneration	
Infarkt	
Ischämie	
Leukämie	
Melanom	
Nekrose	
Malignom	
Neoplasie	
Präkanzerose	

EUROPA LEHRMITTEL	**Lernfeld 4: Bei Diagnostik und Therapie von Erkrankungen des Bewegungsapparates assistieren**	
	5 Krankheiten des Bewegungsapparates	Datum:

1. **Bei Herrn Götze, einem Patienten in Ihrer Praxis, wurde kürzlich eine Fraktur am linken Wadenbein diagnostiziert. Sie fragen sich, wie man eigentlich sicher feststellen kann, ob eine Fraktur vorliegt oder nicht und informieren sich daher über sichere und unsichere Frakturzeichen.**

Ordnen Sie die folgenden Symptome den sicheren oder unsicheren Frakturzeichen zu.

offener Bruch *Knochenfehlstellung* *Hämatom* *Schmerzen* *Knochenknirschen* *eingeschränkte Beweglichkeit* *abnorme Beweglichkeit* *Schwellung*

Sichere Frakturzeichen	Unsichere Frakturzeichen
• ______	• ______
• ______	• ______
• ______	• ______
• ______	• ______

2. **Lösen Sie das Kreuzworträtsel, indem Sie den jeweiligen Fachbegriff nennen. Das Lösungswort bezeichnet etwas, das für die Aktivierung von Vitamin D im Körper wichtig ist.**

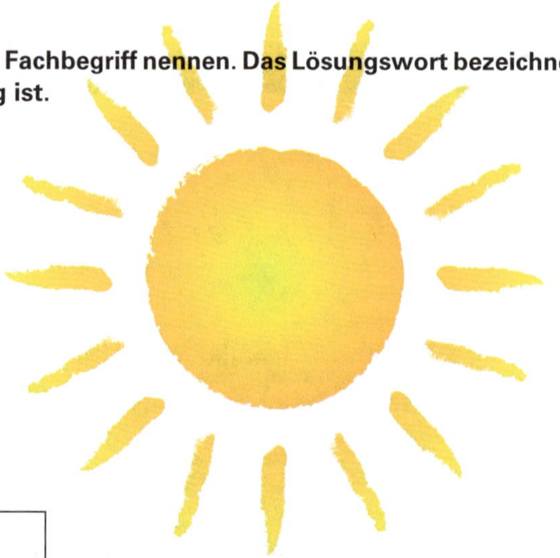

a) Gelenkverschleiß
b) Knochenmarkentzündung
c) Ausrenkung
d) Prellung
e) Knochenschwund
f) Verstauchung
g) seitliche Verbiegung der Wirbelsäule
h) Fehlbildung
i) Vitamin-D-Mangel-Krankheit bei Kindern
j) Gelenkentzündung
k) Knochenbruch

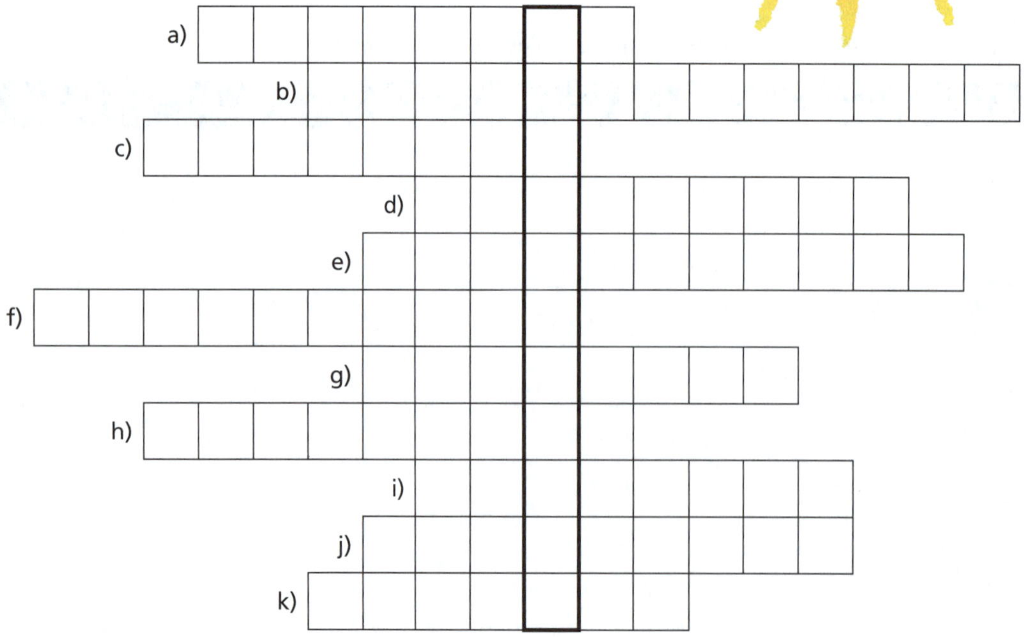

Lösungswort: ______________________

3. Fertigen Sie Steckbriefe für die nachfolgenden Erkrankungen an.

Steckbrief: Bandscheibenvorfall	
Ursache	
Symptome	
Komplikationen	

Steckbrief: Osteoporose		
Ursache		
Risikofaktoren	• • • •	• • • •
Komplikationen		

Steckbrief: Arthrose		
Ursache		
Risikofaktoren	• • •	• • •
Symptome		
Komplikationen		

Steckbrief: Rheumatoide Arthritis (chronische Polyarthritis)		
Ursache		
Risikofaktoren		
Symptome		
Komplikationen	• •	•

EUROPA LEHRMITTEL	**Lernfeld 4:** **Bei Diagnostik und Therapie von Erkrankungen des Bewegungsapparates assistieren**	
	5 Krankheiten des Bewegungsapparates	Datum:

4. Bei Sportverletzungen wird das PECH-Schema angewendet. Nennen Sie die Bedeutung der vier Buchstaben.

P	
E	
C	
H	

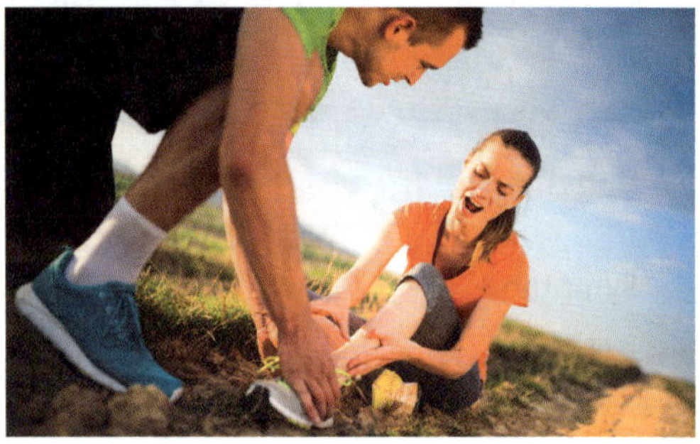

5. Erklären bzw. übersetzen Sie die Fachausdrücke in der folgenden Vokabelliste.

Fachbegriff	Übersetzung bzw. Erklärung
Arthrose	
Arthritis	
Coxarthrose	
Distorsion	
Fraktur	
Gonarthrose	
Hüftdysplasie	
Ischialgie	
Kontusion	
Lumbalgie	
Luxation	
Osteomyelitis	
Osteoporose	
Polyarthritis	
Rachitis	
Skoliose	
Tendovaginitis	
Zervikalsyndrom	

1. Die Röntgenaufnahme bei Herrn Götze wurde nicht in der Praxis von Dr. König durchgeführt sondern in einer radiologischen Praxis. Herr Dr. König erklärt Ihnen, dass Röntgenstrahlen verschiedene Eigenschaften haben, die zum Teil schädlich für den Menschen sind.

a) Vervollständigen Sie den Lückentext zu den Eigenschaften von Röntgenstrahlen.

Röntgenstrahlen sind ____________ Strahlen, die Atome in elektrisch geladene ____________ verwandeln können. Sie sind ____________ und breiten sich ____________ aus. Sie ____________ den menschlichen Körper und können einen Röntgenfilm ____________. Im Körper des Menschen ____________ sie die Zellvermehrung, sie können das ____________ verändern und ____________ auslösen.

b) Nach den Erklärungen von Dr. König berichten Sie in der Berufsschule über die Maßnahmen, die dem Schutz der MFA vor Röntgenstrahlen dienen. Dazu gehören:

- ____________
- ____________
- ____________
- ____________
- ____________

2. Ordnen Sie den Begriffen bzw. Aussagen die Buchstaben A oder B richtig zu.

A: gilt für harte Röntgenstrahlen **B:** gilt für weiche Röntgenstrahlen

Mammographie	
Thoraxröntgen	
hohe Spannung	
niedrige Spannung	
durchdringen das Gewebe schnell	
werden vom Gewebe absorbiert	
hohe Strahlenbelastung für den Patienten	
niedrige Strahlenbelastung für den Patienten	

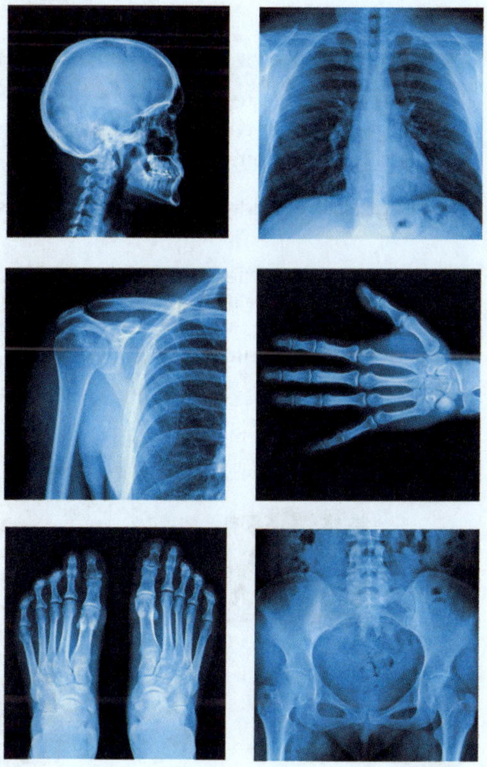

3. Kreuzen Sie an, welche beiden Blutuntersuchungen vor einer Computertomographie (CT) mit Kontrastmittel durchgeführt werden müssen.

kleines Blutbild	
INR-Wert	
Kreatinin-Wert	
TSH-Wert	
Troponin-Wert	
Gamma-GT-Wert	

4. Vervollständigen Sie die folgenden Sätze zu Röntgenaufnahmen.

a) Die übliche Röntgenaufnahme ist ein ______________________________-Bild.

b) Verschattungen sehen __________________________ aus.

c) Beispiele für Verschattungen auf Röntgenbildern sind ______________________________________.

d) Aufhellungen sehen ____________________________ aus.

e) Beispiele für Aufhellungen sind ____.

5. Geben Sie an, welches Organ bei der jeweiligen Röntgendarstellung untersucht wird.

Untersuchung	Untersuchtes Organ
Phlebographie	
Koronarangiographie	
Urographie	
Mammographie	

6. Ordnen Sie die folgenden bildgebenden Verfahren der richtigen Beschreibung zu. Kreuzen Sie an, wenn der Patient durch das Verfahren einer Strahlenbelastung ausgesetzt ist.

Szintigraphie *Kernspintomographie (MRT)* *Sonographie* *Computertomographie (CT)*

Beschreibung	Bildgebendes Verfahren	Strahlenbelastung
Erzeugung einer Schichtaufnahme mithilfe von Röntgenstrahlen und einem Computer		
Erzeugung von Bildern mithilfe von Ultraschallwellen		
Erzeugung von Bildern mithilfe einer injizierten radioaktiven Substanz, die sich in einem Gewebe anlagert		
Erzeugung von Schichtaufnahmen mithilfe von Magnetfeldern		

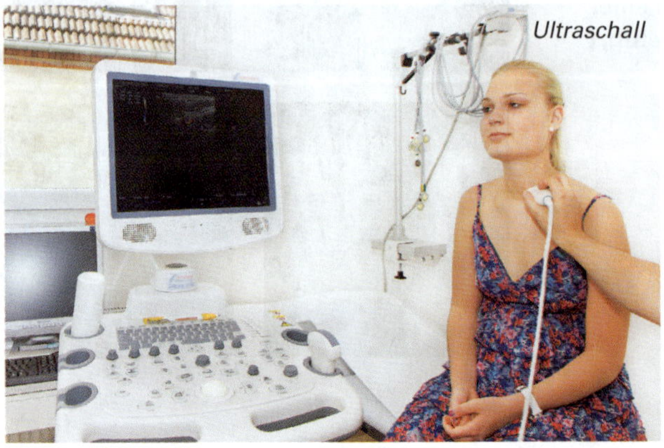
Ultraschall

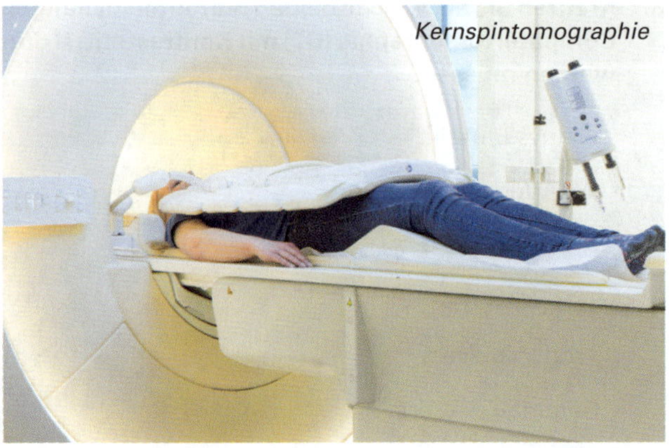
Kernspintomographie

7 Physikalische Therapie

Datum:

1. **Ihr Patient Herr Götze macht sich Sorgen. Wird sein Bein nach der Ruhigstellung wieder so sein wie früher oder muss er vielleicht chronische Schmerzen fürchten? Sie erläutern ihm, dass durch Maßnahmen der Physiotherapie und physikalischen Therapie der Heilungsprozess gefördert werden kann.**

Unterscheiden Sie Physiotherapie und physikalische Therapie.

Physiotherapie bedeutet: ______________________________

____

Physikalische Therapie bedeutet: ______________________________

____

2. **Ordnen Sie den hier genannten Wärmetherapien das erwärmte Gebiet A oder B richtig zu.**

A: Haut und Unterhautfettgewebe
B: Muskelgewebe

Hochfrequenzstromtherapie Spulenfeld	
Umschläge, Heizkissen	
Ultrahochfrequenzstromtherapie	
Hochfrequenzstromtherapie Kondensorfeld	
Ultraschall	

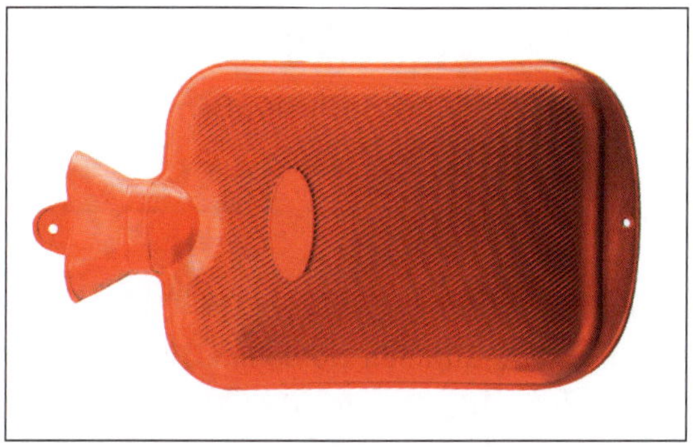

3. **Kreuzen Sie die richtigen Aussagen zur Wärmetherapie an.**

- [ ] Die Wärmetherapie wird bei akuten Entzündungen, z. B. bei einer Blinddarmentzündung angewendet.
- [ ] Hörgeräte müssen vor der Wärmetherapie entfernt werden.
- [ ] Die Haut des Patienten muss vor der Wärmetherapie angefeuchtet werden.
- [ ] Die Elektroden müssen direkt auf der Haut des Patienten befestigt werden.
- [ ] Die Wärmetherapie wird bei Schmerzen, z. B. durch eine chronische Arthritis, angewendet.
- [ ] Die Anwendung der Wärmetherapie in der Frühschwangerschaft verbessert die kindliche Entwicklung.
- [ ] Die Wärmetherapie darf bei Patienten mit Metallimplantaten nicht angewendet werden.
- [ ] Patienten mit Herzschrittmachern dürfen keine Hochfrequenzstromtherapie erhalten.
- [ ] Zur besseren Wirkung der Wärmetherapie sollte möglichst eine Metallliege benutzt werden.

4. Ergänzen Sie die beschriebene Form der physikalischen Therapie in der Tabelle.

Beschreibung, Erklärung	Form der physikalischen Therapie
Einleitung von Gleichstrom in den Körper zur Durchblutungsförderung, Schmerzstillung und Steigerung der Muskelerregbarkeit	
Einbringen von Medikamenten in den Körper mithilfe von Gleichstrom	
Maßnahme zur elektrischen Reizung von Muskeln und Nerven	

5. Vervollständigen Sie die folgenden Sätze zur Kältetherapie.

Die Anwendung von Kälte bewirkt, dass Blutgefäße sich ____________________. Durch den Kältereiz werden sensible Nerven ____________________. Eine Vereisung sorgt aber nicht nur für eine Lokalanästhesie sondern ____________ auch eine Blutung. Bei Verletzungen verhindert eine ____________________ das Anschwellen von Gewebe. Damit bei dieser Anwendung keine Gewebeschäden auftreten, darf das Eis nicht ______________________________.

6. Beantworten Sie folgende Fragen zur UV-Strahlung.

a) Die UV-Strahlen werden in UVA-, UVB- und UVC-Strahlen unterteilt. Welche sind die gefährlichsten?

____

b) Warum gelangen die gefährlichen UV-Strahlen nicht auf die Erdoberfläche?

____

c) Welche wünschenswerten Wirkungen haben UV-Strahlen?

____

d) Welche unerwünschten Wirkungen können UV-Strahlen haben?

____

e) Bei welchen Krankheiten wird UV-Licht zu therapeutischen Zwecken eingesetzt?

____

7. Nennen Sie medizinische Einsatzmöglichkeiten für Laserstrahlen.

- ____
- ____
- ____
- ____
- ____

1. Zur Ruhigstellung seines Beins erhält Herr Götze einen Gipsverband. Dabei sollen Sie assistieren. Nummerieren Sie die Schritte beim Anlegen eines Gipsverbands in der richtigen Reihenfolge.

☐ nasse Gipsbinden durch den Arzt wickeln und modellieren lassen

☐ Haut des betroffenen Körperteils eincremen

☐ Gipsbinden aus dem Wasser herausnehmen und leicht ausdrücken

☐ Gipsbinden in 20 °C warmes Wasser tauchen bis keine Luftblasen mehr aufsteigen

☐ Trikotschlauch faltenfrei über das betroffene Körperteil ziehen

☐ vorspringende Knochen polstern (z. B. Wadenbeinköpfchen, Knöchel, Ferse)

2. Beim Anlegen eines Gipsverbands müssen bestimmte Maßnahmen beachtet werden. Nennen Sie Gründe für die Notwendigkeit der folgend beschriebenen Schritte.

Maßnahme	Begründung
Polsterung vorspringender Knochen	
Den Gipsverband über mindestens ein Gelenk hinweg anlegen	
Extremität ruhig halten, bis der Gipsverband getrocknet ist	
Aussparung von Fingern und Zehen	
Anlegen des Gipsverbandes in Funktionsstellung des betroffenen Gelenks	

3. Die Gipskontrolle am Folgetag erfolgt nach dem DMS-Schema. Nennen Sie die Bedeutung der drei Buchstaben.

D steht für ____________ – **M** steht für ____________ – **S** steht für ____________

4. Ordnen Sie den Gründen 1–7 die richtige Verbandtechnik A–G zu. Ziehen Sie dazu Linien oder Pfeile.

1	Schlüsselbeinfraktur	A	Schildkrötenverband
2	chronisches Venenleiden	B	Tapeverband
3	Prellung am Ellenbogen	C	Rucksackverband
4	Verletzung an der Hand	D	Druckverband
5	vorbeugende Entlastung von Gelenken	E	Kompressionsverband
6	stark blutende Wunde	F	Kornährenverband
7	Alternative zum Gipsverband	G	Castverband

EUROPA LEHRMITTEL	**Lernfeld 4: Bei Diagnostik und Therapie von Erkrankungen des Bewegungsapparates assistieren**	
	9 Arzneimittel	Datum:

1. Dr. König verordnet Herrn Götze das Medikament Diclofenac®. In der Roten Liste finden Sie folgende Informationen zum Medikament Diclofenac®:

„Diclofenac darf bei Magen-Darm-Geschwüren nicht eingenommen werden, es kann zu schweren Hautreaktionen führen, es ist bei Reizzuständen im Rahmen einer Arthrose angezeigt und es verstärkt die Wirkung von Antihypertonika."

Ordnen Sie die Informationen aus dem Text den folgenden Fachbegriffen zu.

Fachbegriff	Informationen aus der Roten Liste
Indikation	
Kontraindikation	
Nebenwirkung	
Wechselwirkung	

2. Arzneimittel kommen in verschiedenen Formen vor. Nennen Sie die jeweils beschriebene Arzneiform.

a) gepresstes Pulver = ______________________

b) Tablette mit feiner Kunststoffschicht = ______________________

c) Tablette mit zuckerhaltiger Umhüllung = ______________________

d) langsam zerfallende Tablette mit einer verzögerten Freisetzung des Wirkstoffs = ______________________

e) Pulver oder Granulat in schützender Hülle = ______________________

f) klebende Auflage zur langsamen Abgabe eines Arzneistoffs durch die Haut = ______________________

g) Arzneimittel zum Einführen in den Enddarm oder die Scheide = ______________________

h) Wirkstoff in Wasser oder Alkohol = ______________________

i) nicht lösliches Pulver in Wasser = ______________________

j) flüssige Mischung von Fett und Wasser = ______________________

k) Arzneimittel in streichfähiger fetthaltiger Grundmasse = ______________________

l) Arzneimittel in einer streichfähigen Emulsion = ______________________

m) Arzneimittel in einer streichfähigen fettfreien Grundmasse = ______________________

n) stark pulverhaltige Salbe = ______________________

o) feste oder flüssige Schwebstoffe in Luft = ______________________

3. **Arzneimittel können auf unterschiedlichen Wegen in den Körper gelangen. Ergänzen Sie in folgender Abbildung die Fachbegriffe.**

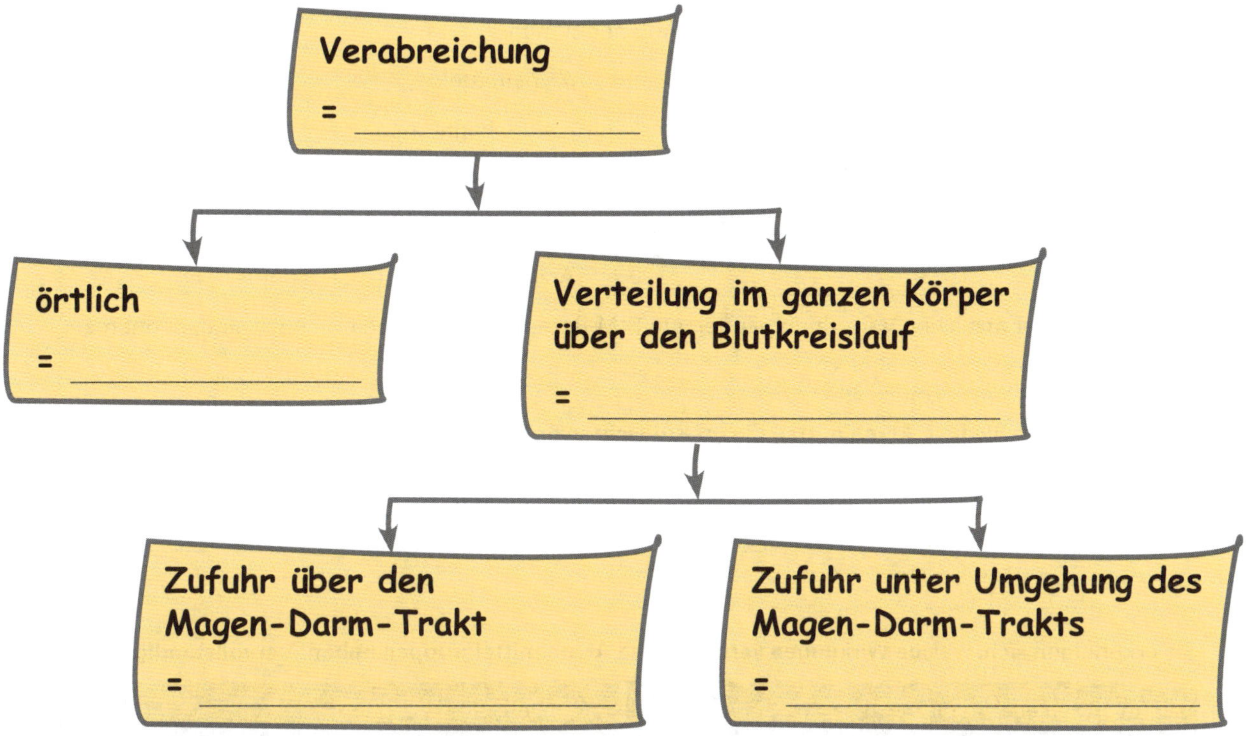

4. **Nennen Sie den Fachbegriff für folgende Applikationen und geben Sie an, ob es sich um eine lokale, um eine systemisch-enterale oder um eine systemisch-parenterale Applikationsform handelt.**

Beschreibung	Fachbegriff	Applikationsform
eine Tablette wird über den Mund eingenommen	oral	
ein Spray wird unter die Zunge gesprüht		
eine Lösung wird in die Vene gespritzt		
ein Zäpfchen wird in die Scheide eingeführt		lokal
ein Pflaster mit einem Schmerzmittel wird auf die Haut geklebt		
ein Spray wird bei Schnupfen in die Nase gesprüht		
Augentropfen werden in den Bindehautsack des Auges gegeben		
ein Arzneimittel wird in den Muskel gespritzt		
ein Zäpfchen wird in den Mastdarm eingeführt	rektal	systemisch-enteral
ein Medikament wird unter die Haut gespritzt		
ein Medikament wird eingeatmet		

EUROPA LEHRMITTEL

Lernfeld 4:
Bei Diagnostik und Therapie von Erkrankungen des Bewegungsapparates assistieren

9 Arzneimittel

Datum:

5. Die Abgabe von Arzneimitteln ist gesetzlich geregelt. Wie werden die folgenden Arzneimittel genannt? Vervollständigen Sie die Sätze. Arzneimittel, die ...

... in Drogerien oder Supermärkten erhältlich sind, nennt man

_______________________________ Arzneimittel.

... ohne ärztliche Verordnung nur in Apotheken erhältlich sind, nennt man

_______________________________ Arzneimittel.

... nur mit einer ärztlichen Verordnung in Apotheken erhältlich sind, nennt man

_______________________________ Arzneimittel.

... nur mit einer ärztlichen Verordnung auf einem BtM-Rezept in Apotheken erhältlich sind, nennt man

_______________________.

6. Nennen Sie verschiedene Arzneimittel, die im Kühlschrank gelagert werden müssen.

- ______________________________
- ______________________________
- ______________________________
- ______________________________
- ______________________________

7. Sie erkundigen sich, welche Wirkungen verschiedene Arzneimittelgruppen haben. Vervollständigen Sie die Liste.

Arzneimittelgruppe	Wirkung
Analgetika	
Antiallergika	
Antiasthmatika	
Antiemetika	
Antihypertonika/Antihypertensiva	
Antimykotika	
Antipyretika	
Betablocker	
Corticoide	
Hypnotika	
Laxantien	
Muskelrelaxantia	
Sedativa	
Zytostatika	

Arzneimittelgruppe	Wirkung
Antazida	
Antiarrhythmika	
Antibiotika	
Antihistaminika	
Antikoagulanzien	
Antiphlogistika	
Antitussiva	
Broncholytika	
Diuretika	
Kontrazeptiva	
Lokalanästhetika	
Mukolytika	
Spasmolytika	

Lernfeld 4:
Bei Diagnostik und Therapie von Erkrankungen des Bewegungsapparates assistieren

10 Injektionen

Datum:

1. Dr. König erklärt seinem Patienten Herrn Götze, dass dieser sich täglich Heparin® subcutan spritzen muss. Der Arzt bittet Sie, Herrn Götze das Vorgehen bei einer subcutanen Injektion genau zu erläutern. Vervollständigen Sie den Lückentext.

Bei einer subcutanen Injektion gelangt das Medikament in das ______________________. Geeignete Injektionsstellen am Körper sind der ____________, der ______________ und der ________________.

Zunächst muss die Einstichstelle ____________________ werden. Vor dem Einstich wird die Haut in einer ____________ abgehoben, dann wird die Heparin®-Fertigspritze ______________ eingestochen und injiziert.

Nach dem Herausziehen wird der Injektionsort mit einem ____________ komprimiert.

2. Ordnen Sie die drei Injektionsarten, subcutan, intravenös und intramuskulär, absteigend nach der Geschwindigkeit des Wirkungseintritts in den Pfeil ein.

langsam wirksam

schnell wirksam

3. Beschriften Sie die Abbildungen von Spritze und Kanüle mit den richtigen Begriffen.

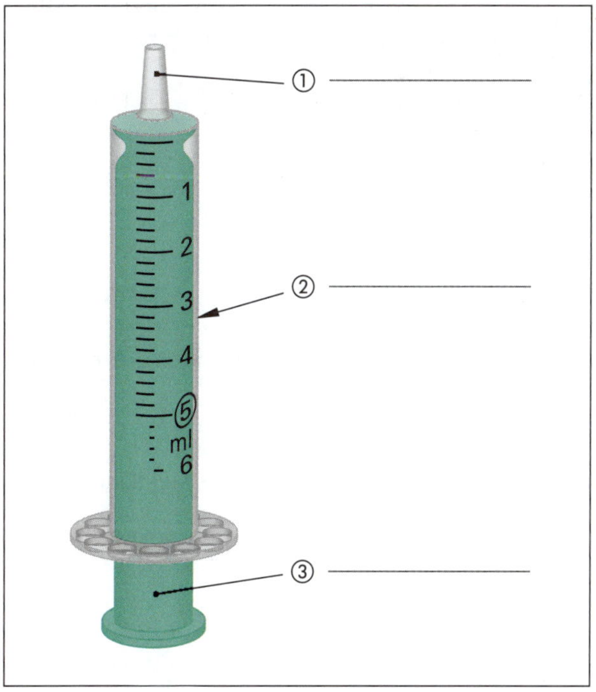

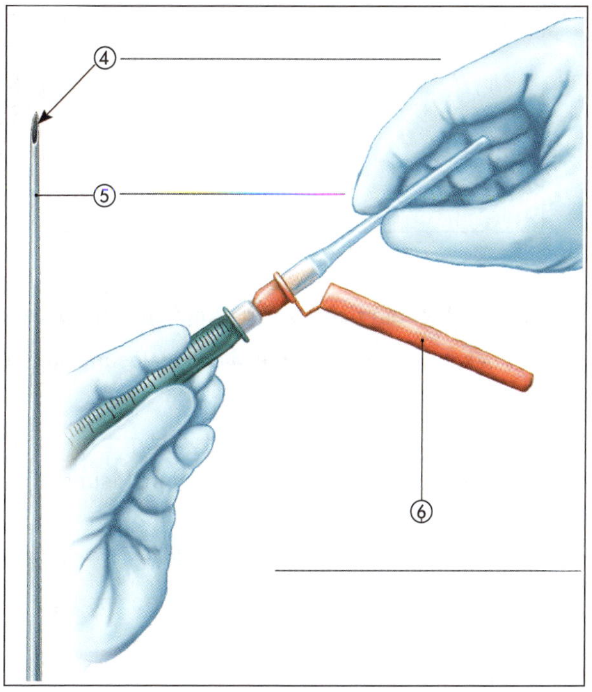

EUROPA LEHRMITTEL	Lernfeld 4: Bei Diagnostik und Therapie von Erkrankungen des Bewegungsapparates assistieren	
	10 Injektionen	Datum:

4. Bringen Sie die Schritte zum Aufziehen einer Ampulle in die richtige Reihenfolge.

☐ Aufziehkanüle entfernen und sofort in einem Abwurfbehälter entsorgen

☐ Ampullenkopf mit einem Tupfer fassen und Ampulle aufbrechen

☐ leere Ampulle neben die aufgezogene Spritze auf ein Tablett legen

☐ gesamte Luft aus der Spitze herausdrücken, dabei darauf achten, dass keine Flüssigkeit entleert wird

☐ Ampulle schräg halten und Kanülenspitze bis zum untersten Teil des Ampullenbodens bringen

☐ Spritze senkrecht (mit dem Kolben nach unten) halten und evtl. vorhandene Luftblasen durch Klopfen nach oben entweichen lassen

☐ Kanüle zum Aufziehen auf eine Spritze setzen und evtl. vorhandene Flüssigkeit aus dem Ampullenkopf herausklopfen

☐ Flüssigkeit vollständig aufziehen

☐ Ampullenkopf sofort in einem Abwurfbehälter entsorgen

☐ zweite Kanüle (Injektionskanüle) auf den Konus fest aufsetzen

5. Beschriften Sie an der Abbildung die verschiedenen dargestellten Injektionsarten (intracutan, subcutan, intramuskulär und intravenös) von 1 bis 5.

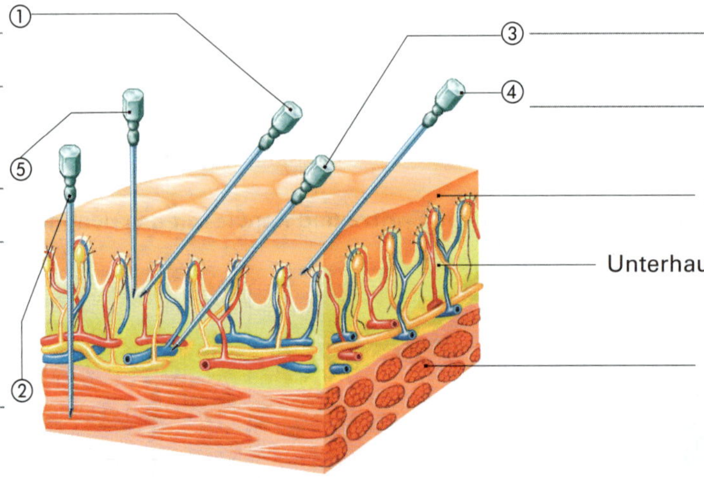

6. Wählen Sie den richtigen Injektionsort für folgende intramuskuläre Injektionen.

a) Injektion von bis zu 2 mL Injektionslösung, insbesondere von Impfstoffen, außer bei Säuglingen und Kleinkindern:

____

b) Injektion von bis zu 5 mL Injektionslösung, Injektion von Impfstoffen bei Säuglingen und Kleinkindern:

____

c) Injektion von bis zu 10 mL Injektionslösung, außer bei Säuglingen und Kleinkindern:

____

7. Stellen Sie sich vor, Sie wollen den richtigen Punkt für eine intramuskuläre Injektion bestimmen. Zeichnen Sie dazu in den folgenden drei Zeichnungen Ihre Hand bzw. Hände zum Aufsuchen des Injektionsortes ein und kennzeichnen Sie zudem mit einem Punkt den Ort der Injektion.

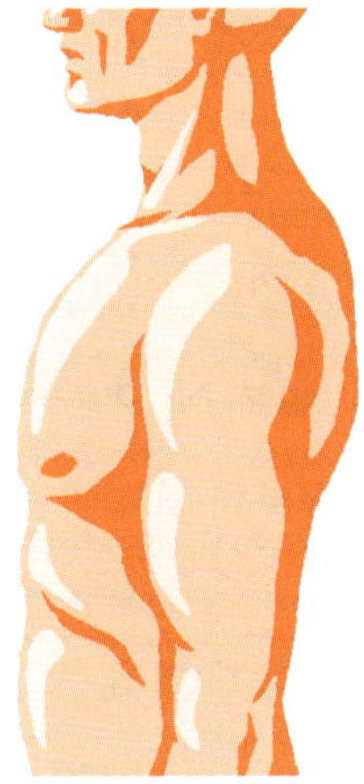

Injektion in den Deltamuskel

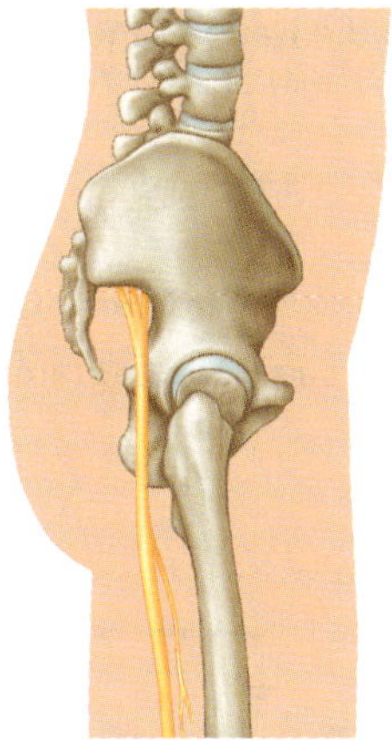

Injektion in den Gesäßmuskel (nach von Hochstetter)

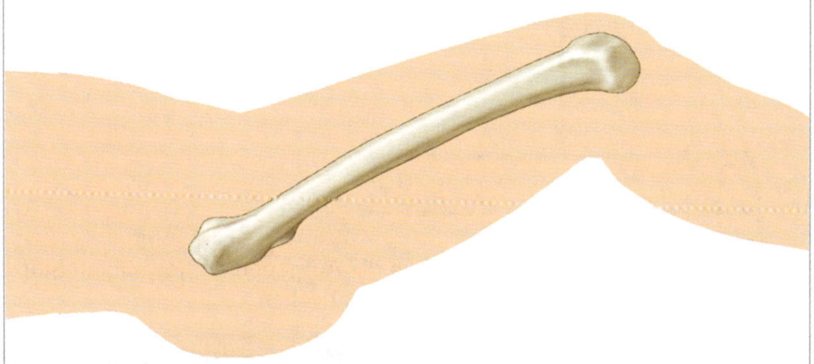

Injektion in den Oberschenkel

8. Bei einer intramuskulären Injektion kann es zu Komplikationen kommen. Nennen Sie jeweils eine mögliche Ursache für folgende Komplikationen.

Komplikation	Ursache
starker Schmerz beim Einstich	
Hämatom	
Thrombose	
Spritzenabszess	
Lähmung des Ischiasnerven	
Fettgewebsnekrose	

EUROPA LEHRMITTEL

Lernfeld 5:
Zwischenfällen vorbeugen und in Notfallsituationen Hilfe leisten

1 Blut

Datum:

1. In der internistischen Praxis Dr. Strauch arbeiten die Medizinische Fachangestellte Theresa Schmitt und die Auszubildende Maria Beyer. Frau Schmitt bereitet an diesem Morgen alles für die täglichen Blutentnahmen vor und wird dabei von der Auszubildenden unterstützt. Maria interessiert sich dafür, welche Funktion das Blut hat und wie es sich überhaupt zusammensetzt. Helfen Sie ihr bei ihren Fragen.

a) Nennen Sie die Hauptaufgaben des Blutes.

- ______________________
- ______________________
- ______________________
- ______________________

b) Ergänzen Sie das Flussdiagramm zur Zusammensetzung des Blutes. Tragen Sie die fehlenden Begriffe ein.

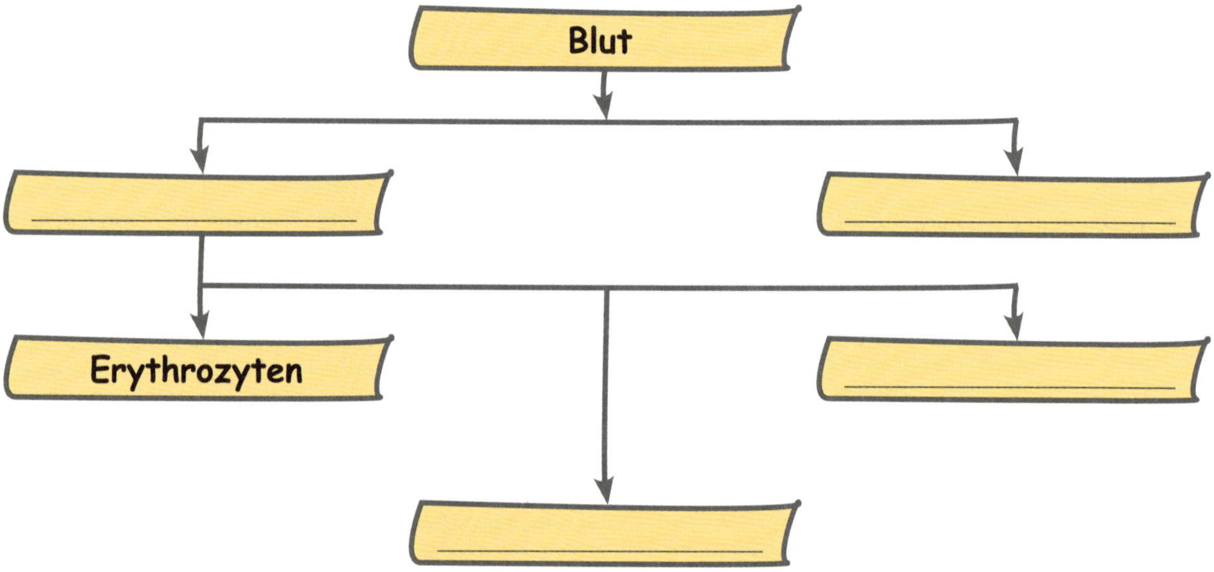

c) Alle Blutzellen haben ihre eigene Funktion. Ergänzen Sie in der Tabelle die Aufgaben der jeweiligen Blutzellen und nennen Sie zudem die Fachbegriffe für die verschiedenen Arten von Blutzellen.

Blutzellen	Fachwort	Aufgabe/Funktion
rote Blutkörperchen		
weiße Blutkörperchen		
Blutplättchen		

2. Maria richtet die Unterlagen für die anstehenden Blutentnahmen und sucht dazu auch alle Karteikarten der Patienten heraus, die an diesem Morgen kommen. Dabei schneidet sie sich an einem Papierrand in den Finger. Sofort beginnt die kleine Wunde zu bluten, hört aber auch nach wenigen Sekunden schon wieder auf. Maria versorgt den Schnitt mit einem Pflaster. Trotzdem wundert sie sich, dass sich die kleine Wunde offenbar von selbst so schnell geschlossen hat.

Frau Schmitt erklärt der Auszubildenden den Vorgang der Blutstillung im Körper. Führen Sie die Erklärung der MFA stichpunktartig fort. „Nach einer Verletzung setzt die Blutstillung ein. Diese erfolgt in drei Schritten: ...“

- ______________________
- ______________________
- ______________________

3. Ergänzen Sie das Schema zur Abfolge der Blutgerinnung, indem Sie die fehlenden Begriffe einsetzen.

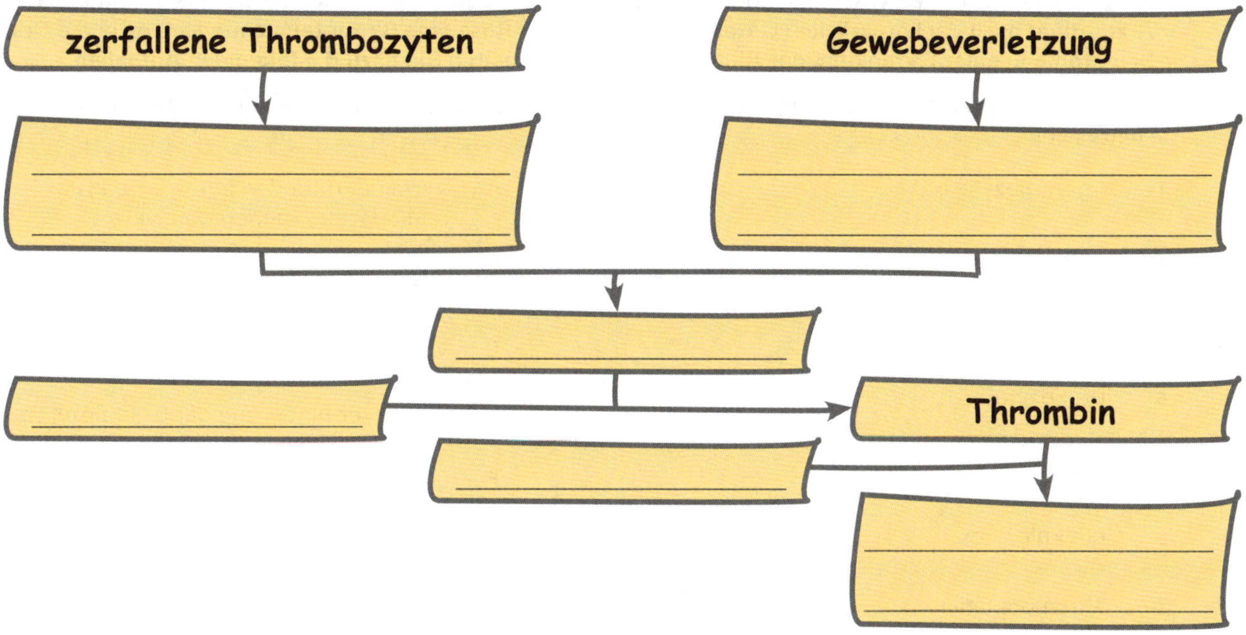

4. Maria hat im Berufskolleg von den einzelnen Blutgruppen gehört. Sie weiß durch eine Blutspende, dass sie die Blutgruppe A positiv hat. Nun möchte sie wissen, was dies genau bedeutet.

a) Welche beiden Blutgruppen-Systeme werden unterschieden?

____

b) Im Blutserum finden sich Antikörper gegen die Antigene fremder Blutgruppen, niemals gegen Antigene der eigenen Blutgruppe. Ergänzen Sie mit diesem Wissen die nebenstehende Abbildung um die jeweils fehlende Information.

c) Erklären Sie, was passiert, wenn ein Patient mit der Blutgruppe A eine Bluttransfusion eines Spenders mit der Blutgruppe B erhält.

____

____

____

____

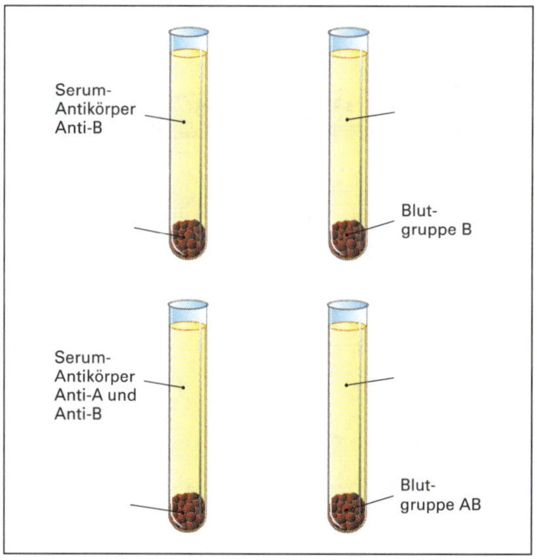

5. Neben dem AB0-System hat auch der Rhesusfaktor eines Menschen in der Medizin eine wichtige Bedeutung. Ergänzen Sie den folgenden Lückentext, indem Sie die aufgeführten Worte an den richtigen Stellen einsetzen.

Blutbahn – Agglutination – Schwangerschaft – zweiten – Anti-Rh-Antikörper – Schädigung – Erythrozyten

Am Ende einer ersten ______________ einer Rhesus-negativen Mutter mit einem Rhesus-positiven Kind bildet die Mutter ______________, die in ihren Kreislauf gelangen. Bei einer ______________ Schwangerschaft mit einem Rhesus-positiven Kind würden die Antikörper durch die Plazenta in die ______________ des Kindes übertragen werden. Es käme zu einer ______________ der Antikörper mit den ______________ des Kindes und damit zu einer Zerstörung der kindlichen roten Blutkörperchen. Eine schwere ______________ oder sogar der Tod des Kindes wären die Folge.

6. Frau Rose, eine junge Patientin, die über Müdigkeit, Schwindel und vermehrten Haarausfall klagt, kommt in die Praxis von Dr. Strauch. Der Auszubildenden Maria fällt auch die auffallend blasse Hautfarbe der jungen Frau auf. Der Arzt ordnet nach der körperlichen Untersuchung von Frau Rose eine Blutuntersuchung an, da er die Ursache der Symptome in einer Erkrankung des Blutes vermutet. Bearbeiten Sie dazu die folgenden Aufgaben.

a) Verbinden Sie die Fachausdrücke der Laborbefunde 1–8 mit der jeweils richtigen Erklärung A–H, indem Sie Pfeile einzeichnen.

1	Agranulozytose	**A**	Verminderung der Erythrozytenzahl- und/oder des Hämoglobinwertes
2	Anämie	**B**	Erhöhung der Erythrozytenzahl
3	Leukopenie	**C**	Verminderung der Leukozytenzahl
4	Leukozytose	**D**	starke Verminderung der Granulozytenzahl
5	Polyglobulie	**E**	Erhöhung der Thrombozytenzahl
6	Retikulozytose	**F**	Verminderung der Thrombozytenzahl
7	Thrombopenie	**G**	Erhöhung der Leukozytenzahl
8	Thrombozytose	**H**	Erhöhung der Retikulozytenzahl

b) Anämie ist eine der häufigsten Erkrankungen des Blutes. Sie kommt aus unterschiedlichen Gründen vor. Ergänzen Sie in den Tabellen die häufigsten Gründe für eine Anämie und die Symptome, die bei einer Anämie auftreten können.

Ursachen/Formen
•
•
•
•

Allgemeine Symptome
•
•
•
•
•
•

7. Eine bösartige Erkrankung des Blutes, die auch schon im Kindesalter auftreten kann, ist die Leukämie. Bei der Leukämie werden verschiedene Formen unterschieden. Ergänzen Sie zu den folgend aufgeführten Formen von Leukämie die jeweils gebräuchliche Abkürzung.

- akute lymphatische Leukämie: ____________
- akute myeloische Leukämie: ____________
- chronisch lymphatische Leukämie: ____________
- chronisch myeloische Leukämie: ____________

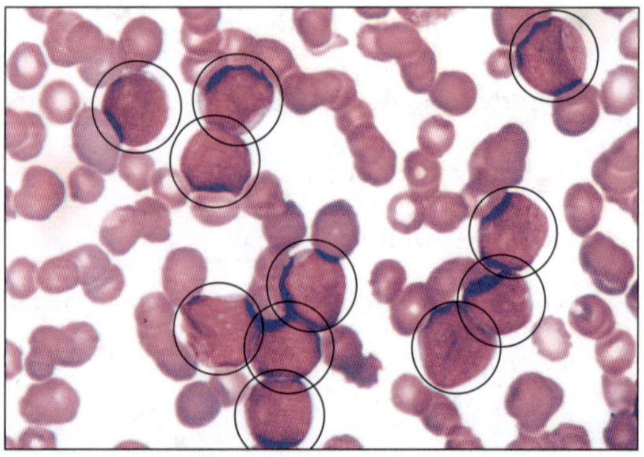

Bei Leukämie sind im Blutausstrich vermehrt stark veränderte Leukozyten zu erkennen.

8. Ergänzen Sie bei folgenden Fragen zur Leukämie jeweils die passende Antwort.

A	Welcher Hinweis auf eine Leukämie kann dem Blutbild entnommen werden?	
B	Nennen Sie zwei Symptome für eine Leukämie.	
C	Wie erfolgt die weitere Diagnostik einer Leukämie?	
D	Welche Form der Leukämie tritt vor allem im Kindesalter auf?	

?! **9. Bei einer Anämie ist es von entscheidender Bedeutung, herauszufinden, welche Ursache sie hat bzw. welche Form der Anämie beim Patienten vorliegt. Dazu ist eine erweiterte Blutdiagnostik erforderlich.**

a) Die Feststellung welcher drei Blutwerte ist hierfür erforderlich?

____

b) Ergänzen Sie in der Tabelle die Abkürzungen der Erythrozytenindizes und den jeweiligen Referenzwert.

Indizes	Abkürzung	Referenzwert
mittleres corpusculäres Hämoglobin		
mittleres corpusculäres Volumen		
mittlere corpusculäre Hämoglobin-Konzentration		

c) Ergänzen Sie, was man bei der Bestimmung der Erythrozytenindizes unter folgenden Befunden versteht.

- hypochrom: ____
- hyperchrom: ____
- mikrozytär: ____
- makrozytär: ____

10. Viele Patienten in der internistischen Praxis erhalten zur Thromboseprophylaxe, z. B. nach Herzinfarkt, Apoplex oder Embolie, eine Therapie mit Gerinnungshemmern (z. B. Marcumar®). Diese Therapie muss durch eine regelmäßige Blutuntersuchung überwacht werden.

Welche beiden Werte werden zur Überwachung der Therapie mit Gerinnungshemmern ermittelt? Geben Sie an, worüber diese Werte Auskunft geben und nennen Sie jeweils den therapeutischen Bereich und den Referenzwert.

Der ________________ -Wert und der ________________ -Wert geben Auskunft über die

____.

- ____
- ____

11. Lösen Sie das Kreuzworträtsel zum Thema Blut.

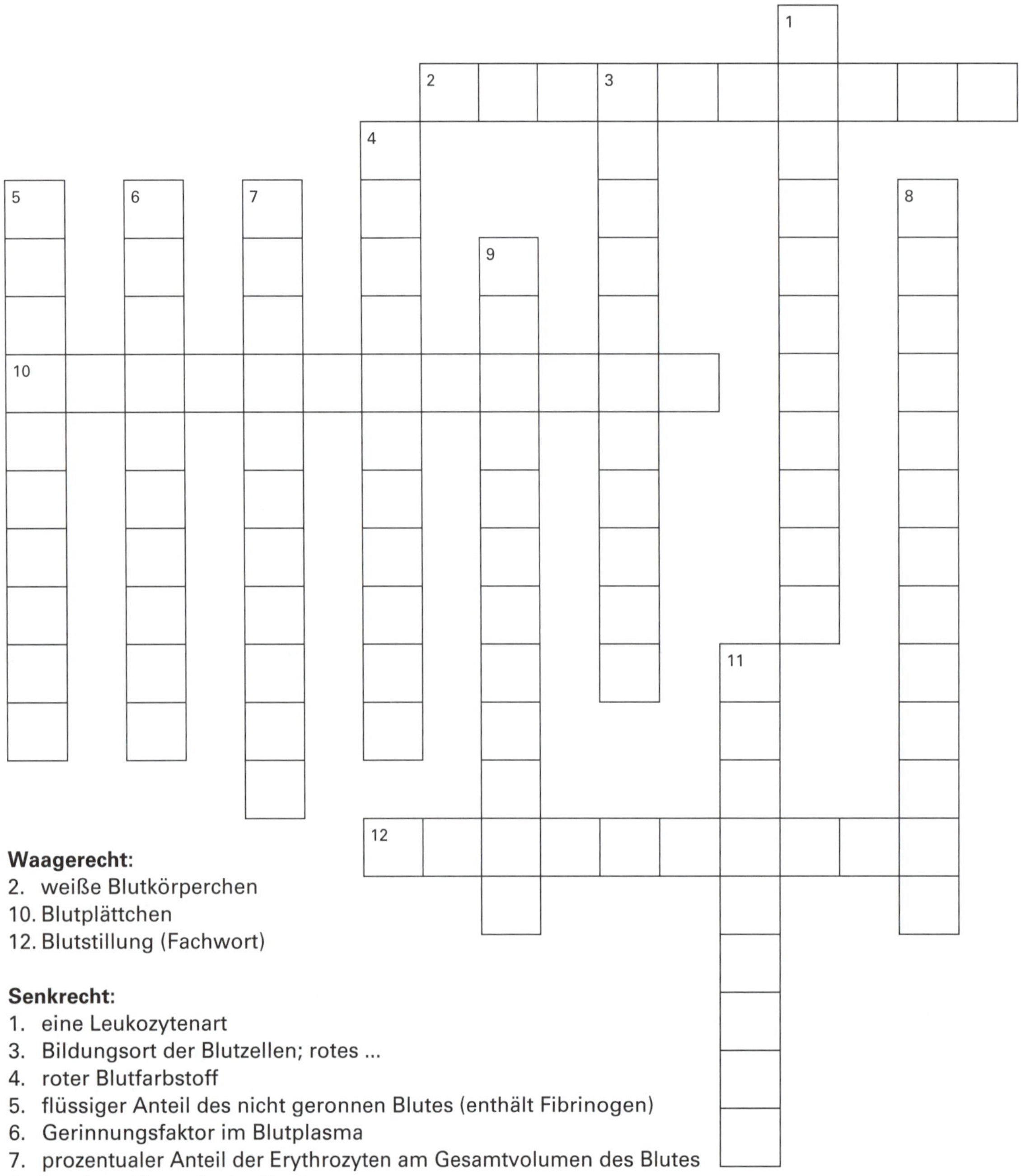

Waagerecht:
2. weiße Blutkörperchen
10. Blutplättchen
12. Blutstillung (Fachwort)

Senkrecht:
1. eine Leukozytenart
3. Bildungsort der Blutzellen; rotes ...
4. roter Blutfarbstoff
5. flüssiger Anteil des nicht geronnen Blutes (enthält Fibrinogen)
6. Gerinnungsfaktor im Blutplasma
7. prozentualer Anteil der Erythrozyten am Gesamtvolumen des Blutes
8. kernlose Vorstufe der Erythrozyten
9. rote Blutkörperchen
11. flüssiger Anteil des geronnenen Blutes (ohne Fibrinogen)

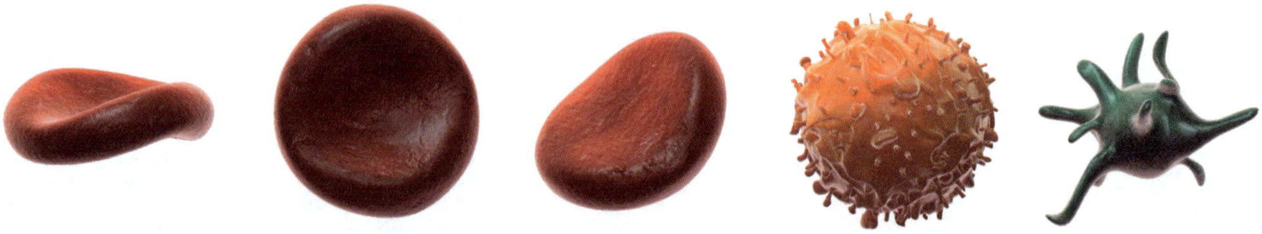

1. In Ihrer Praxis wird Schülerinnen aus anderen Arztpraxen, die kein Labor haben, die Möglichkeit geboten, die in der Schule behandelten Laboruntersuchungen zu üben. Sie sind für die Betreuung der angehenden Kolleginnen zuständig. Heute ist Anja, die ihre Ausbildung in einer Augenarztpraxis absolviert, zum ersten Mal bei Ihnen. Sie legt Ihnen die nebenstehende Liste mit Laboruntersuchungen vor.

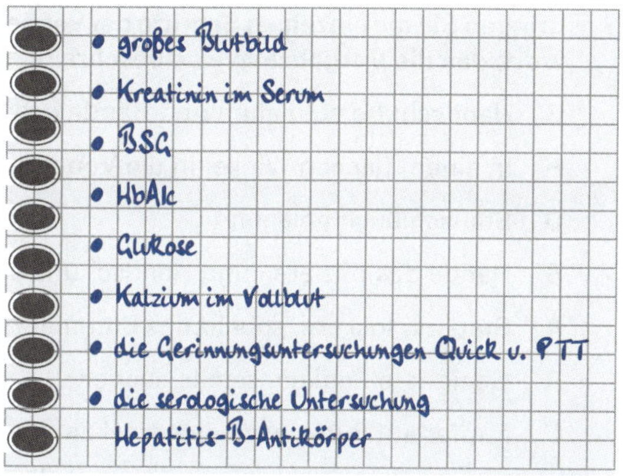

Anja möchte wissen, welches Probengefäß für welche Untersuchung benötigt wird und welche Zusätze in den Röhrchen sind.

a) Sie fertigen eine Tabelle mit den beiden Röhrchensystemen an (① Vacutainer, ② Monovetten), die Sie im Labor verwenden. Dann erarbeiten Sie zusammen mit Anja, welche Zusätze (a) sich in den Röhrchen befinden.

b) Anschließend ordnen Sie die Untersuchungen (b) von Anjas Liste (siehe oben) den Röhrchen zu.

c) Nun möchte Anja noch wissen, in welcher Reihenfolge die Röhrchen abgenommen werden sollten.

Vacutainer:

____

____

Monovetten:

____

____

Probengefäß			Beispiele für Untersuchungen (b)
①	②	Zusatz (a)	
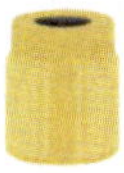	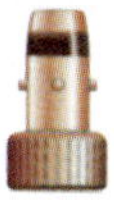		
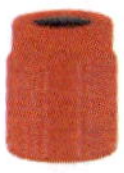	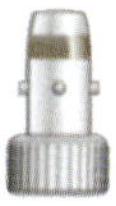		
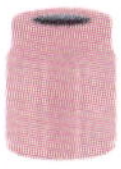	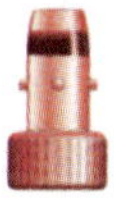		
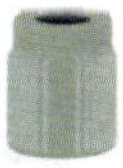	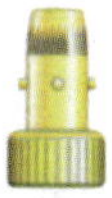		
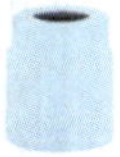	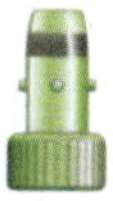		
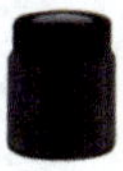	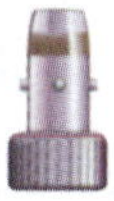		
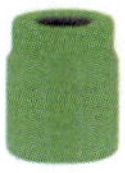	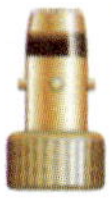		

2. Anja ist erstaunt, dass Sie in der Praxis zwei verschiedene Röhrchensysteme verwenden und fragt Sie, …

a) … wovon es abhängt, welches Röhrchen Sie verwenden. Ihre Antwort lautet:

____

____

____

____

b) Außerdem erklären Sie Anja, wodurch sich die beiden Systeme in ihrer Anwendung unterscheiden.

Unterschied: ______________________________

Vacutainer: ______________________________

____

Monovetten: ______________________________

____

EUROPA LEHRMITTEL	**Lernfeld 5: Zwischenfällen vorbeugen und in Notfallsituationen Hilfe leisten**	
	2 Blutgewinnung und -weiterverarbeitung sowie Blutuntersuchungen	Datum:

3. Bringen Sie die einzelnen Schritte der venösen Blutentnahme in die richtige Reihenfolge. Sie erhalten ein Lösungswort, das die Vorgehensweise beschreibt, in der Sie die Blutentnahme durchführen sollten.

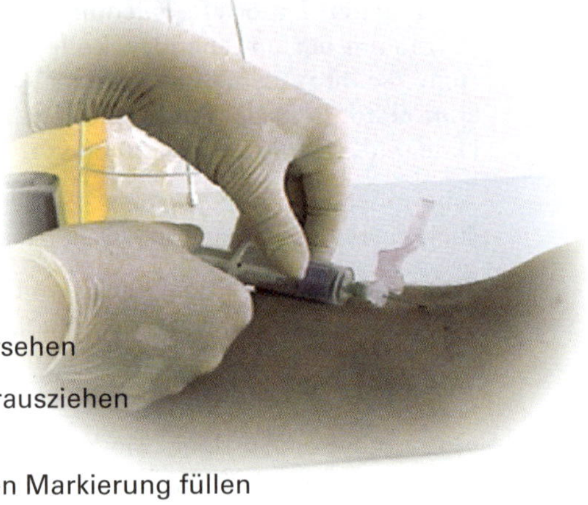

G Handschuhe ausziehen und Hände desinfizieren

F In einem flachen Winkel in die Vene stechen

O Stauschlauch anlegen

S Hände desinfizieren und Handschuhe anziehen

A Stauung lockern, sobald das Blut fließt

R Geeignete Punktionsstelle suchen

I Tupfer auf Punktionsstelle drücken, Punktionsstelle mit Pflaster versehen

T Röhrchen in der richtigen Reihenfolge abnehmen, dann Kanüle herausziehen und das ganze System in die Abwurfbox entsorgen

E Röhrchen, die Antikoagulanzien enthalten, bis zur vorgeschriebenen Markierung füllen

L Jedes Röhrchen sofort nach Entfernen von der Kanüle mindestens viermal schwenken

G Einstichstelle desinfizieren, Einwirkzeit abwarten und desinfizierte Stelle nicht mehr berühren

Lösungswort: ______________________________

4. Sie nehmen für gewöhnlich um 8:00 Uhr morgens Blut ab.

a) Wann müssen Sie die BSG-Untersuchung spätestens durchführen?

____

____

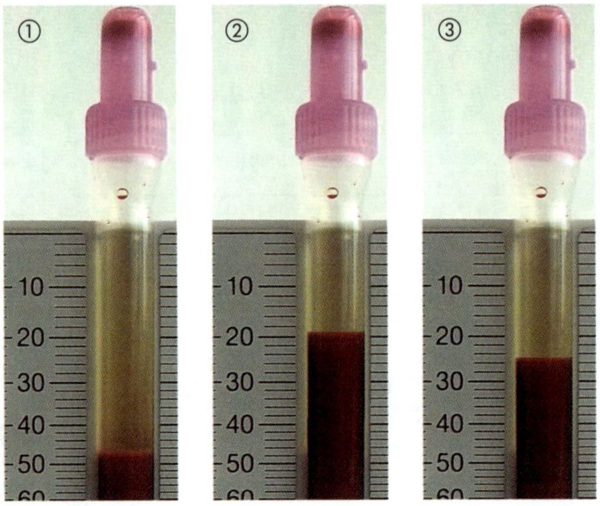

b) Lesen Sie aus dem nebenstehenden Bild den 1-Std.-Wert BSG der Patienten ab und beurteilen Sie die Werte.

① Frau Alber (geb. 1985): ______________________________

② Herr Berg (geb. 1970): ______________________________

③ Frau Celik (geb. 1963): ______________________________

c) Sie stellen fest, dass das Plasma der Blutsenkungen von drei weiteren Patienten auffällig ist. Nennen Sie die Fachbegriffe und die Ursachen der genannten Veränderungen.

Frau Müllers Plasma ist rötlich. Fachbegriff: ______________________________

Ursache: ______________________________

Herrn Kaisers Plasma ist dunkelgelb. Fachbegriff: ______________________________

Ursache: ______________________________

Frau Tangs Plasma sieht milchig trüb aus. Fachbegriff: ______________________________

Ursache: ______________________________

5. Bei einer Patientin soll zusätzlich zur BSG der CRP-Wert bestimmt werden. Ihre Kollegin findet das völlig unnötig, da ja beide Untersuchungen auf eine Entzündung hinweisen. Sie erklären ihr, warum beide Untersuchungen ihre Berechtigung haben und lassen sie in den folgenden Aussagen ergänzen, ob es sich um BSG oder CRP handelt.

- ________ reagiert sehr langsam auf Veränderungen in der Plasmazusammensetzung und bleibt jedoch noch pathologisch, wenn ________ nur noch leicht erhöht oder schon wieder normal ist.
- ________ ist deshalb ein besserer Indikator für den Verlauf chronisch-entzündlicher Erkrankungen als ________.
- ________ wiederum sagt mehr über den Schweregrad eines akuten Geschehens aus.

6. Nachdem Sie den CRP-Test durchgeführt haben, erhalten Sie ein Ergebnis wie im nebenstehenden Bild.

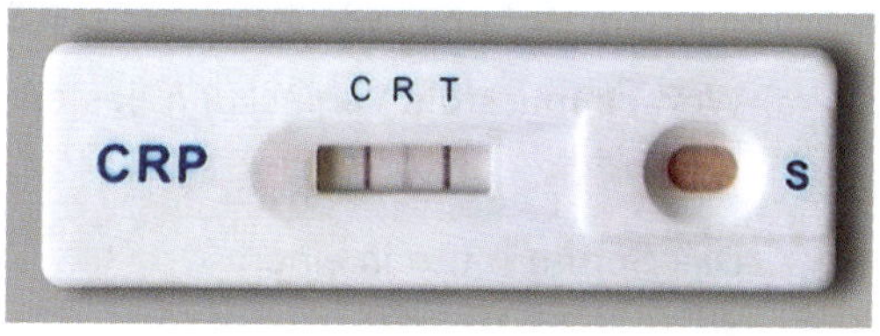

a) Wie hoch ist die CRP-Konzentration?

____

b) Erklären Sie, was die einzelnen Linien aussagen.

C: ______________________________

____

R: ______________________________

____

T: ______________________________

____

7. Der Laborfahrer kommt erst am nächsten Morgen, um die an diesem Tag abgenommenen Röhrchen abzuholen. Entscheiden Sie bzgl. der Aufbereitung und Aufbewahrung der Röhrchen, welche der folgenden Aussagen richtig bzw. falsch sind und kreisen Sie die Buchstaben in den Spalten „Richtig" und „Falsch" entsprechend ein. Die richtigen Buchstaben ergeben von oben nach unten gelesen ein Lösungswort.

Richtig	Falsch	Aufbereitung und Aufbewahrung
A	F	Serumröhrchen sofort nach der Blutentnahme 10 Minuten bei 2000 *g* zentrifugieren.
I	L	Serumröhrchen nach dem Zentrifugieren in den Kühlschrank stellen.
B	L	Serumröhrchen 30 Minuten nach der Blutentnahme 10 Minuten bei 2000 *g* zentrifugieren.
E	R	Serumröhrchen sofort in den Kühlschrank stellen.
F	I	Serumröhrchen bei Raumtemperatur aufbewahren.
N	A	EDTA-Blut bei Raumtemperatur aufbewahren.
L	O	EDTA sofort 10 Minuten bei 2000 *g* zentrifugieren und den Überstand in ein Extraröhrchen abpipettieren.
G	S	Aus dem EDTA-Blut innerhalb von 3 Stunden nach der Blutentnahme einen Blutausstrich anfertigen.
C	E	EDTA-Blut in den Kühlschrank stellen.
H	N	Serumröhrchen 30 Minuten nach der Blutentnahme 5 Minuten bei 2000 *g* zentrifugieren.

Lösungswort: ______________________________

8. Bei einer Patientin wurde das Blut zur Bestimmung des Eisenspiegels bei der Erstuntersuchung nachmittags abgenommen. Nach der Blutentnahme fragt die Patientin Sie, ob sie zu einer eventuell erforderlichen Nachuntersuchung morgens zum Blutabnehmen kommen kann, wenn ihre Kinder in der Kita sind. Erklären Sie ihr, warum dies in diesem Fall nicht möglich ist.

____

____

____

9. Von einem HIV-positiven Patienten soll Serum in ein Speziallabor per Post versandt werden.

a) Woraus muss die Verpackung bestehen? Ergänzen Sie die fehlenden Begriffe.

Das Serum muss in einem ______________________ abgenommen werden.

Die Transportbox muss ______________________ Material enthalten.

Sie muss ______________ und ______________ sein.

Zusätzlich sollte eine ______________________ verwendet werden.

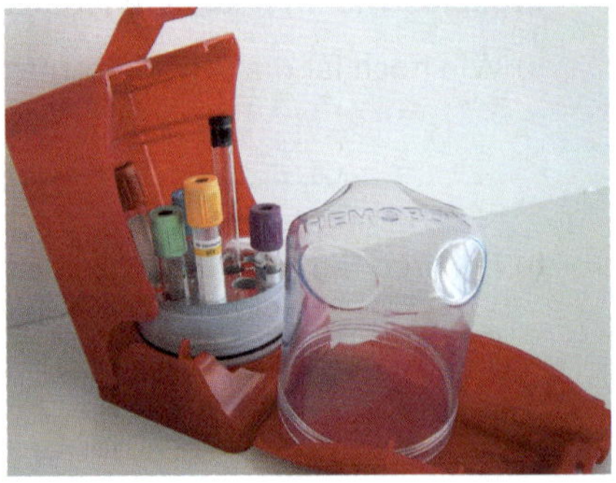

b) Kreuzen Sie in den kleinen Kreisen die vorschriftsmäßige Beschriftung für den Postversand dieses Probenmaterials an.

Freigestellte medizinische Probe ◯

Abs.:
Praxis
Dres. R. und C. König
Herderstr. 45
0271 2351206 ◯

Abs.:
Praxis
Dres. R. und C. König
Herderstr. 45
57072 Siegen

Verantwortliche Person:
Margarete Meyer
Tel: 0271 2351206 ◯

BIOLOGISCHER STOFF KATEGORIE B
BIOLOGICAL SUBSTANCE CATEGORY B ◯

UN 3373 ◯

Empfänger Adresse des Labors ◯

10. Anja ist der Meinung, in einem Blutröhrchen sei Serum oben und Plasma unten. Sie kennen sich aus und ordnen die Aussagen richtig zu, indem Sie von jeder Aussage einen Pfeil zu Serum (links) oder zu Plasma (rechts) ziehen.

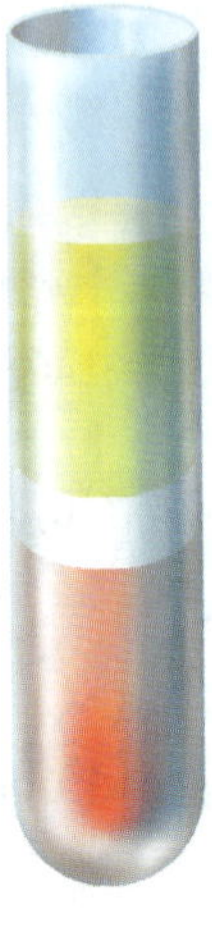

SERUM

(A) ... ist die Blutflüssigkeit nach Abschluss der Gerinnung

(B) ... ist die Flüssigkeit, die nach der Zentrifugation des mit Antikoagulanzien versetzten Vollblutes abpipettiert werden muss

(C) ... ist der flüssige Anteil des Blutes

(D) ... enthält keine Gerinnungsfaktoren mehr

(E) ... ist die Flüssigkeit oberhalb des Blutkuchens

(F) ... enthält noch alle Gerinnungsfaktoren

(G) ... kann mit den festen Blutbestandteilen wieder vermischt werden

(H) ... kann mit den festen Blutbestandteilen nicht mehr vermischt werden

PLASMA

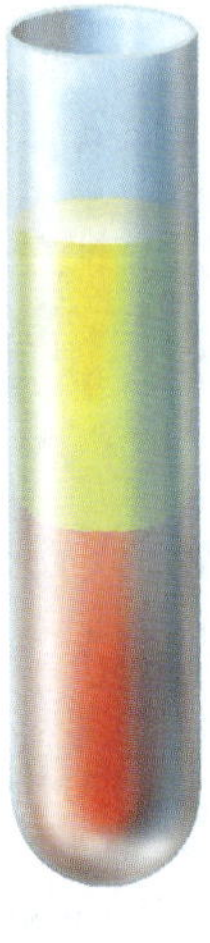

11. Für die Blutzuckerbestimmung nehmen Sie Kapillarblut ab.

a) Ergänzen Sie die fehlenden Begriffe in der Beschreibung der kapillaren Blutentnahme.

- ______________________ desinfizieren
- die ______________________ des Desinfektionsmittels abwarten
- ______________ mit der Stechhilfe in die Fingerbeere einstechen (Bild 1)
- die ______________________ (Bild 2) mit einem Tupfer abwischen (Bild 3)
- den ______________________ vom Teststreifen aufsaugen lassen (Bild 4, hier mit Einmalkapillare)

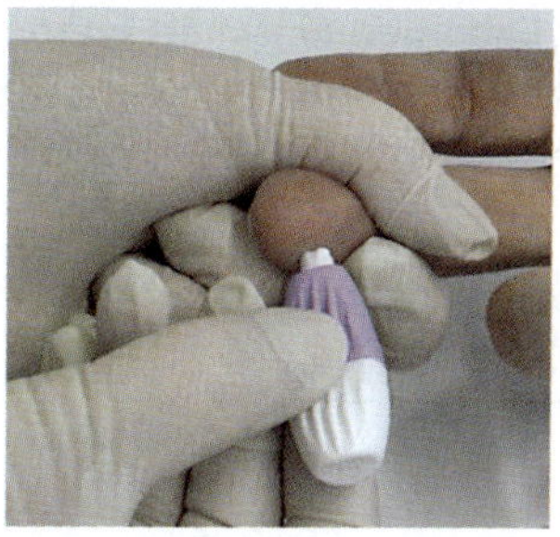

Bild 1

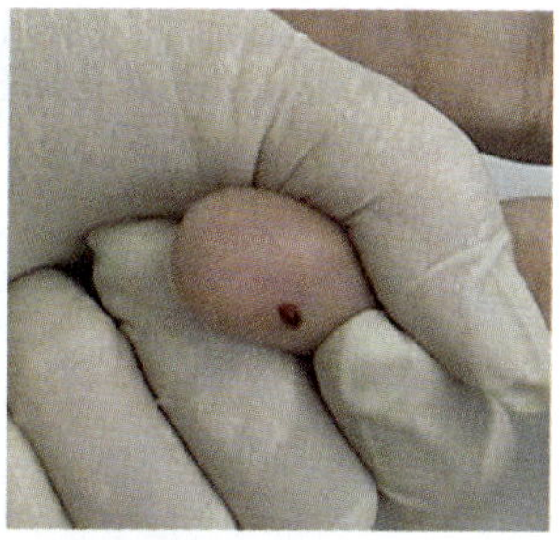

Bild 2

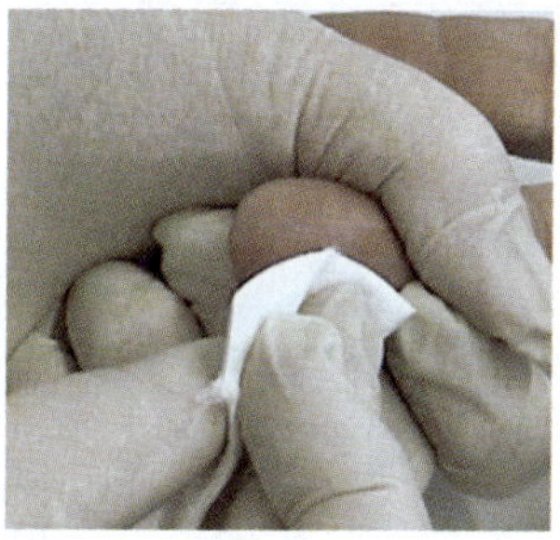

Bild 3

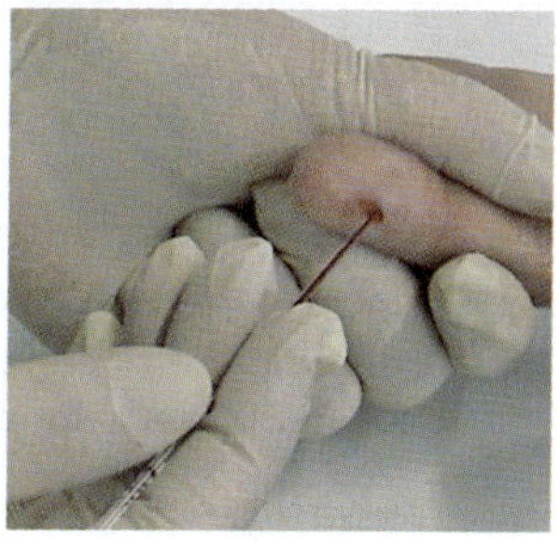

Bild 4

- ______________ mit einem ______________ abwischen und mit einem ______________ versorgen
- ______________ in die ______________ und den ______________ in den ______________ entsorgen

b) Anjas Mutter ist Diabetikerin und bestimmt ihren Blutzucker an dem gleichen Gerät, das Sie in der Praxis verwenden. Anja ist über Ihre Vorgehensweise irritiert, denn ihre Mutter wäscht lediglich ihre Hände, punktiert ihren Finger und saugt dann den ersten austretenden Blutstropfen mit dem ins Gerät gesteckten Teststreifen auf. Erklären Sie ihr, warum in der Praxis anders vorgegangen werden muss.

____

____

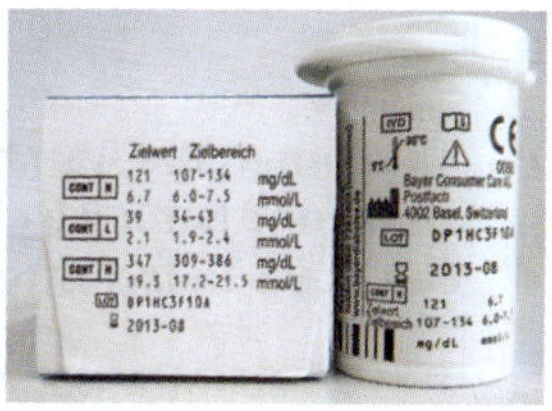

12. Anschließend bestimmen Sie die Blutzuckerkonzentration einer Kontrolllösung CONT N (siehe Bild rechts). Sie beträgt 123 mg/dL. In der Schule hat Anja die Qualitätssicherung in der Praxis bei der Blutzuckerbestimmung noch nicht behandelt, kennt sie jedoch von einem Praktikum in einer Laborgemeinschaft.

a) Setzen Sie die folgenden Worte in den Lückentext ein.

Zielwerten – einmal – normalen – abwechselnd – Abweichung – Teststreifendose – abnormalen – dokumentiert

Die Blutzuckerkonzentration von Kontrolllösungen muss __________ in der Woche, in der Patientenproben untersucht werden, ______________ im ______________ und ______________ Bereich bestimmt und ______________ werden. Die ______________ der erhaltenen Werte darf von den auf der ______________ angegebenen ______________ nicht mehr als 11 Prozent betragen.

b) Sie berechnen die relative Abweichung der 123 mg/dL vom Zielwert 121 mg/dL (siehe Angabe auf der Packung) und beurteilen, ob sie den Vorgaben der Rili-BÄK entspricht.

Berechnung:

Beurteilung: ____

13. Anja wundert sich. In der Laborgemeinschaft wurde zweimal am Tag eine Kontrolllösung bei den Blutzuckerbestimmungen analysiert und nicht nur einmal in der Woche. Sie erklären ihr, dass für die Praxis unter folgenden drei Bedingungen eine Ausnahmeregel der Rili-BÄK angewandt werden darf.

- ______________________________
- ______________________________
- ______________________________

14. Tragen Sie die richtigen Begriffe in das Kreuzworträtsel ein. Das Lösungswort beschreibt einen Fehler bei der venösen Blutentnahme.

a) rotes Blutkörperchen (Fachbegriff)
b) gerinnungshemmender Zusatz (Fachbegriff)
c) Ursache für milchig trübes Plasma
d) Glykolysehemmer
e) Bestandteil des Plasmas, das der Gerinnung dient
f) blutzuckersenkendes Hormon
g) weißes Blutkörperchen
h) flüssiger Blutbestandteil nach der Gerinnung
i) Röhrchenzusatz für hämatologische Untersuchungen

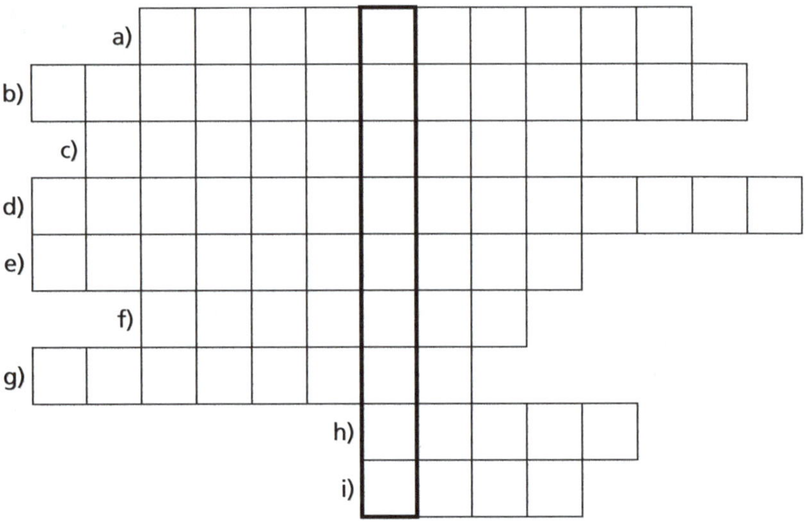

Lösungswort: ______________

15. Anja bringt die Abschnitte des diagnostischen Prozesses Präanalytik, Analytik und Postanalytik immer durcheinander und kann die einzelnen Teilschritte durch Pfeile nicht den Abschnitten zuordnen. Verbinden Sie die folgenden neun Teilschritte durch Pfeile mit dem jeweils richtigen Abschnitt A, B oder C.

1 Probentransport/-versand

2 Probenaufbewahrung

3 Probengewinnung

4 Vorbereitung des Patienten

5 Übermittlung der Laborergebnisse

6 Laboranlayse

7 Qualitätssicherung

8 Ausfüllen der Begleitpapiere

9 Laborspezifische Beurteilung der Laborergebnisse

A Präanalytik

B Analytik

C Postanalytik

16. Erstellen Sie eine Checkliste für das QM-Handbuch für die drei in der Tabelle genannten Laboruntersuchungen, die für den Mutterpass durchgeführt werden müssen.

	Blutgruppenbestimmung Antikörpersuchtest	Serologie: Lues, Röteln, Hepatitis B, HIV	Chlamydia trachomatis DNA
Probenmaterial			
Probengefäß			
Proben-gewinnung			
Aufbereitung			
Aufbewahrung			
Besonderheiten			

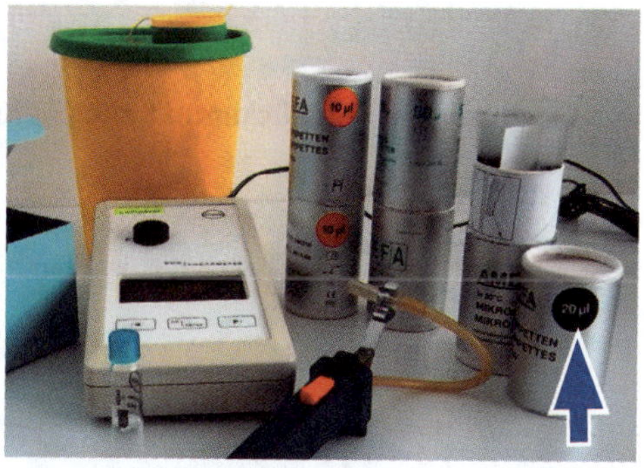

17. Ihre Kollegin bestimmt die Hämoglobinkonzentration bei einer anämischen Patientin und einer Hämoglobinkontrolllösung. Sie erhält bei der Patientin einen Hämoglobinwert von 16,2 g/dL und ist erstaunt, denn beim letzten Mal betrug der Wert 8,0 g/dL. Die Kontrolle hätte eigentlich 14,2 g/dL sein sollen. Das Gerät zeigte jedoch nur eine Fehlermeldung an.

Ihre Kollegin fragt Sie, was sie denn falsch gemacht hätte. Sie schauen sich den Arbeitsplatz Ihrer Kollegin und den Beipackzettel zur Hämoglobinbestimmung an. Erkennen Sie, wie es zu diesen Hämoglobinwerten gekommen ist? Ein Tipp: Es hat etwas damit zu tun, worauf der Pfeil im Bild zeigt.

____

____

____

____

Hämoglobin **HB 342**

antitativen in-vitro-Bestimmung von Hämoglobin im Blut nach der SLS-Methode

Arbeitsanleitung

In Einzeltestküvetten pipettieren:	
	Analyse
Blut	10 µL
Kapillare mit Reagenzlösung ausspülen. Gut mischen. Nach 30 Sekunden messen.	

Messbereich: 1,0–25,0 g/dL

A. Duo, Duo plus, Vario Photometer
- Test <**HB-SLS**> anwählen,
- Unbearbeitete Küvette in das Photometer einsetzen (Nullpunkteinstellung)
- Nach dem Signalton Küvette entfernen
- Küvette mit Probe in das Photometer einsetzen.
- Meßergebnis in g/dL ablesen.

EUROPA LEHRMITTEL	**Lernfeld 5: Zwischenfällen vorbeugen und in Notfallsituationen Hilfe leisten**	
	3 Aufbau und Funktion des Herzens	Datum:

1. Sie arbeiten im 2. Ausbildungsjahr in einer internistischen Arztpraxis. Heute kommt der Ihnen bekannte Patient Wilhelm Krüger, 68 Jahre alt, ohne Termin in die Praxis. Er hat leichte Schmerzen in der Brust und macht sich Sorgen wegen seines Herzens. Sie bitten ihn in ein freies Behandlungszimmer und benachrichtigen den Arzt. In der Schule haben Sie bereits das Herz und das Kreislaufsystem kennengelernt und können die Fragen der neuen Auszubildenden Sabine zum Herzen beantworten.

a) Beschriften Sie die Abbildung mit den deutschen Bezeichnungen für die einzelnen Bestandteile des Herzens.

1 ____________________

2 ____________________

3 ____________________

4 ____________________

5 ____________________

6 ____________________

7 ____________________

8 ____________________

9 ____________________

10 ____________________

11 ____________________

12 ____________________

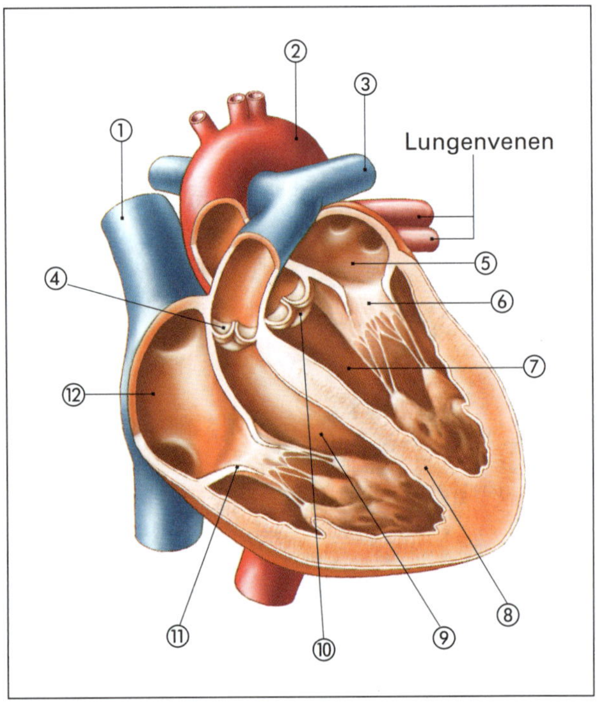

b) Benennen Sie den Weg des Blutes durch die vier verschiedenen Hohlräume des Herzens in der richtigen Reihenfolge (deutscher Ausdruck und Fachbegriff):

1. ____________________
2. ____________________
3. ____________________
4. ____________________

2. Ergänzen Sie den Lückentext zum Aufbau des Herzens sinnvoll, indem Sie die richtigen Begriffe einsetzen.

Das Herz ist ein __________, der aus vier __________ besteht. Durch die Herzscheidewand = __________ wird das Herz in eine __________ und __________ Hälfte aufgeteilt. Das Herz hat die Funktion einer __________, um das __________ durch den Körper zu treiben. Die __________ (Adern) und das darin fließende Blut dienen als __________. Herz und Blutgefäße werden als Herz-Kreislauf-System zusammengefasst.

3. Ordnen Sie den vier Schichten des Herzens die Erklärungen A–D richtig zu, indem Sie Pfeile ziehen. Bringen Sie sie anschließend durch eine Nummerierung von 1 bis 4 in die richtige Reihenfolge von innen nach außen.

☐ Epikard	**A** inneres Blatt des Herzbeutels
☐ Perikard	**B** Herzinnenhaut
☐ Endokard	**C** Herzmuskelschicht
☐ Myokard	**D** äußeres Blatt des Herzbeutels

4. Ergänzen Sie den Lückentext zum Thema Herzklappen sinnvoll, indem Sie die richtigen Begriffe einsetzen.

Zwischen den Vorhöfen und Kammern befinden sich die ____________. Die ____________ zwischen rechtem Vorhof und rechter ____________ ist ____________ und heißt ____________, die Klappe zwischen linkem ____________ und linker Kammer ist ____________ und heißt ____________. Die ____________ befinden sich zwischen den Kammern und den ____________, die vom Herzen wegführen. Die Klappe zwischen rechter Kammer und ____________ heißt ____________, die Klappe zwischen ____________ und Aorta heißt ____________.

5. Beschreiben Sie den Weg des Blutes durch Herz und Lungen, indem Sie die Abschnitte in die richtige Reihenfolge bringen. Listen Sie die Zahlen und Buchstaben (mit Nennung des Abschnitts) nacheinander auf. Der erste Abschnitt ist zur Orientierung bereits vorgegeben. Führen Sie die Abfolge fort.

A: linker Vorhof, B: Lunge, C: Lungenarterie, D: rechte Kammer, E: Aorta, F: rechter Vorhof, G: obere und untere Hohlvene, H: Lungenvenen, I: linke Kammer, J: Mitralklappe, K: Trikuspidalklappe, L: Aortenklappe, M: Pulmonalklappe

1G (obere und untere Hohlvene), ____________

____

____

6. Ergänzen Sie die Fachbegriffe zur Herzmechanik (Systole oder Diastole) hinter den Beschreibungen. Bringen Sie danach die Buchstaben gemäß dem zeitlichen Ablauf in die richtige Reihenfolge und tragen Sie das entstehende Wort unten in die Lösung ein.

K) Kontraktion des Herzens: ____________	O) Entspannungsphase: ____________
I) Erschlaffung des Herzens: ____________	N) Füllungsphase: ____________
A) Anspannungsphase: ____________	T) Austreibungsphase: ____________

Lösung: Der gesamte Ablauf von Diastole und Systole heißt Herz ____________.

7. Ordnen Sie die folgenden Aussagen A–H richtig zur Systole oder Diastole zu, indem Sie Pfeile ziehen.

Systole

Diastole

A Aortenklappe geöffnet
B Mitralklappe geschlossen
C Trikuspidalklappe geschlossen
D Pulmonalklappe geschlossen
E Pulmonalklappe geöffnet
F Mitralklappe geöffnet
G Aortenklappe geschlossen
H Trikuspidalklappe geöffnet

EUROPA LEHRMITTEL	**Lernfeld 5: Zwischenfällen vorbeugen und in Notfallsituationen Hilfe leisten**	
	3 Aufbau und Funktion des Herzens	Datum:

8. Bringen Sie die verschiedenen Stationen der Erregungsbildung und Erregungsleitung am Herzen in die richtige Reihenfolge. Verwenden Sie dabei die nachfolgenden Teilbegriffe und setzen Sie sie korrekt zusammen. Tragen Sie anschließend die Nummern für die entsprechenden Begriffe in die Abbildung ein.

Purkinje – Schenkel – Tawara – Fasern – His – Knoten – Sinus – Bündel – Knoten – AV – linker – rechter

1. ______________________
2. ______________________
3. ______________________
4. ______________________
5. ______________________
6. ______________________

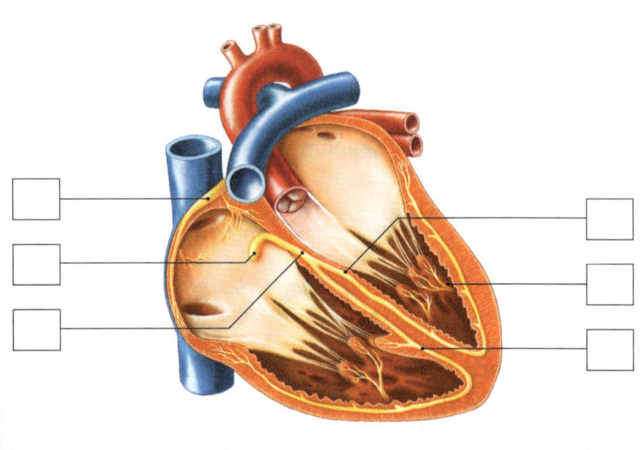

9. Erklären bzw. übersetzen Sie die Fachausdrücke in der folgenden Vokabelliste.

Fachbegriff	Übersetzung bzw. Erklärung
Aorta	
Atrium	
Diastole	
Endokard	
Epikard	
Myokard	
Perikard	
Pulmonalarterie	
Pulmonalvenen	
Mediastinum	
Segelklappen	
Septum	
Sinusknoten	
Systole	
Ventrikel	

4 Blutgefäße und Blutkreislauf

Datum:

1. Auf Anordnung des Arztes messen Sie beim Patienten Herrn Krüger den Blutdruck und führen die venöse Blutentnahme für erforderliche Laboruntersuchungen durch. Die neue Auszubildende Sabine schaut Ihnen dabei zu. Sie erklären ihr, dass es verschiedene Arten von Gefäßen gibt und dass diese in Form eines Kreislaufs miteinander verbunden sind.

a) Nennen Sie die Fachbegriffe für die drei verschiedenen Gefäßarten, wenn möglich auch mit ihren deutschen Bezeichnungen.

____

b) Ergänzen Sie den folgenden Lückentext zu den Blutgefäßen sinnvoll, indem Sie die fehlenden Begriffe einsetzen.

Die Blutgefäße im Körper bilden ein __________-System für das __________. Dabei heißen alle Gefäße, die das Blut __________ Herzen __________, Arterien. Alle Gefäße, die es __________ Herzen __________, heißen Venen. Sie sind verbunden über das feine Netz der __________.

Alle Blutgefäße bilden zusammen mit dem __________ das __________-System.

2. Ordnen Sie die folgenden durcheinander gewürfelten Begriffe zum Wandaufbau der Gefäße den drei Gefäßarten richtig zu.

Außenschicht – dünnere Muskelschicht – einschichtig – Innenschicht – sehr dünne Gefäßwand – Endothel – Bindegewebe – kleinerer Durchmesser – dickere Muskelschicht – Klappen – größerer Durchmesser

Arterien

- Endothel = __________
- __________
- __________ = Außenschicht
- __________

Kapillaren

- __________ __________
- __________

Venen

- __________ = Innenschicht
- mit __________
- __________
- Bindegewebe = __________
- __________

3. Ordnen Sie den Gefäßen auf der linken Seite die Aussagen A–H zu, indem Sie Pfeile ziehen. Bringen Sie die Begriffe anschließend durch eine Nummerierung von 1 bis 7 in die richtige Reihenfolge, beginnend mit dem Gefäß, das das Herz verlässt.

☐ Arterien	**A** **Stoffaustausch und Gasaustausch**
☐ Aorta	**B** **Messung des Blutdrucks**
☐ Venen	**C** **Pulsmessung**
☐ Kapillarnetze	**D** **größte Arterie des Körpers**
☐ Venolen	**E** **schließen an das Kapillarnetz an**
☐ Arteriolen	**F** **sammeln das Blut aus den Venolen**
☐ obere und untere Hohlvene	**G** **kleinere Verzweigungen der Arterien**
	H **führen das Blut zum rechten Herzvorhof**

EUROPA LEHRMITTEL	Lernfeld 5: Zwischenfällen vorbeugen und in Notfallsituationen Hilfe leisten	
	4 Blutgefäße und Blutkreislauf	Datum:

4. Ergänzen Sie die folgende Tabelle, indem Sie die vier Mechanismen, die den Rückfluss des Blutes zum Herzen aus den unteren Extremitäten entgegen der Schwerkraft ermöglichen, nennen bzw. deren Funktionsweise erklären.

Mechanismen	Funktionsweise
	Die Ausdehnung der Arterien durch die Pulswelle drückt auf die benachbarten Venen, das Blut wird zum Herzen weitertransportiert.
	Verursacht durch die Erweiterung der Vorhöfe bei der Systole und durch einen Unterdruck bei der Einatmung entsteht eine Sogwirkung in Richtung Herz.
Venenklappen	
Muskelpumpe	

5. Tragen Sie die vorgegebenen Beschriftungen sinnvoll in die folgende Abbildung ein. Zwei Beschriftungen müssen dabei mehrfach verwendet werden.

Arterien des Körperkreislaufs (3x) – Venen des Körperkreislaufs (2x) – Venen des Pfortaderkreislaufs – Lungenarterien – Lungenvenen

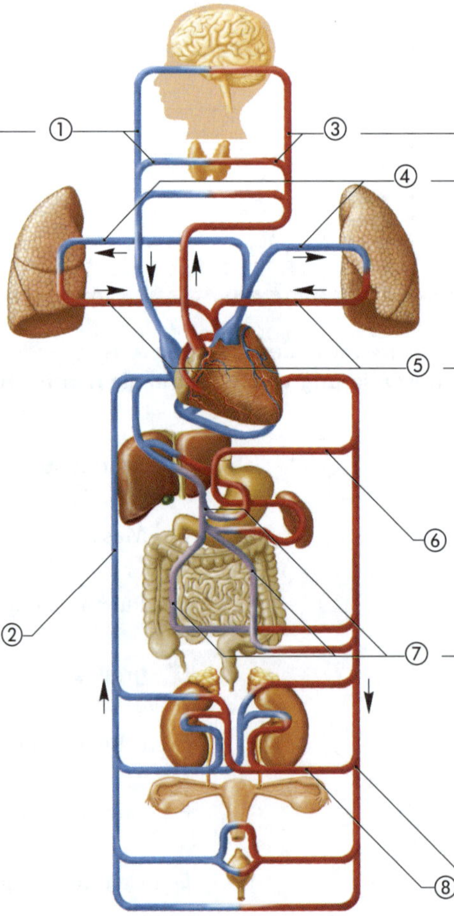

6. Nennen Sie fünf Hauptaufgaben des Herz-Kreislauf-Systems.

- ______________________
- ______________________
- ______________________
- ______________________
- ______________________

7. Setzen Sie aus den vorgegebenen Begriffen die Stationen des Körper- und Lungenkreislaufs zusammen. Die dazugehörigen Buchstaben ergeben bei richtiger Reihenfolge das Lösungswort.

K: linker Ventrikel, N: Pulmonalarterie, R: rechter Ventrikel, A: rechtes Atrium, L: Venen, E: Lungenkapillaren, Z: linkes Atrium, T: Pulmonalvenen, I: Organkapillaren, A: Aorta, P: Arterien, L: obere und untere Hohlvene

Körperkreislauf (= großer Kreislauf): K: linker Ventrikel → ______ → ______
→ ______ → ______ → ______
→ ______

Lungenkreislauf (= kleiner Kreislauf): R: rechter Ventrikel → ______
→ ______ → ______ → ______

Lösungswort: ______

8. Ergänzen Sie in der Tabelle die fehlenden Gefäße bzw. deren Aufgaben. Tragen Sie mit einem X in der betreffenden Spalte ein, ob das Gefäß sauerstoffreiches (O_2) oder kohlendioxidreiches (CO_2) Blut führt.

Gefäß	Aufgabe	O_2	CO_2
Arterien des Körperkreislaufs	______		
Arterien des Lungenkreislaufs	______		
______	leiten sauerstoffreiches Blut von der Lunge zum ______		
______	leitet Blut aus der Niere zur ______		
______	leitet das Blut von den ______ zur Leber		
Lebervene	______		
Leberarterie	leitet Blut aus der Aorta zur Versorgung der Leber		
______	versorgen den Herzmuskel mit Blut		
______	leiten das Blut vom Ungeborenen zur Mutter		
Nabelvene	______		

	Lernfeld 5: Zwischenfällen vorbeugen und in Notfallsituationen Hilfe leisten	
EUROPA LEHRMITTEL	5 Krankheiten des Herz-Kreislauf-Systems und der Blutgefäße	Datum:

1. Frau Warnke kommt zum vereinbarten Termin in Ihre Praxis. Die Patientin nimmt am Disease Management Programm (DMP) koronare Herzkrankheit (KHK) teil. Sie berichtet der neuen Auszubildenden Isabelle: „In der letzten Woche ging es mir gar nicht gut. Ich hatte zweimal einen Anfall und musste das Spray anwenden." Isabelle fragt sich, wovon die Patientin spricht. Helfen Sie ihr, indem Sie die folgenden Fragen beantworten.

a) Welche Veränderung am Herzen führt zu dem Krankheitsbild der koronaren Herzkrankheit?

____

b) Welche Beschwerden könnten im Einzelnen bei Frau Warnke aufgetreten sein?

____

____

c) Welche beiden Diagnosen gehören unter den Oberbegriff „koronare Herzkrankheit"?

- ______________
- ______________

d) Wie heißt das Spray, das Frau Warnke benutzte, und wie wird es angewendet?

____

2. Herr Förster hat seit vielen Jahren einen Hypertonus. Er möchte seine Blutdrucktabletten nicht mehr nehmen, weil er meint, dass er auch ohne Tabletten auskommt. Herr Dr. König erklärt ihm, dass der Hypertonus behandelt werden muss, weil sonst Folgeschäden an unterschiedlichen Organen auftreten können. Tragen Sie die möglichen Folgeschäden in die Tabelle ein.

Organ	Folgekrankheit
Herz	
Gehirn	
Arterien	
Auge	
Bein	
Niere	

3. Ein typisches Symptom einer Herz-Kreislauf-Erkrankung ist die Dyspnoe. Ergänzen Sie den Lückentext zu diesem Thema, indem Sie die folgenden Worte an den richtigen Stellen einsetzen.

Angina pectoris – Atemnot – Herzinsuffizienz – Lungenentzündung – Sauerstoff – erhöhtem Oberkörper – COPD – Herzinfarkt – flach

Dyspnoe heißt auf Deutsch ______________. Eine Dyspnoe entsteht, wenn nicht genügend ______________ zur Verfügung steht. Ursache dafür können Erkrankungen der Lunge sein, wie zum Beispiel eine ______________ oder ______________ oder Erkrankungen des Herzens, wie ______________, ______________ oder ______________. Wenn ein Patient schlecht Luft bekommt, sollte er niemals ______________ gelagert werden, sondern mit ______________.

4. Ordnen Sie den Kurzbeschreibungen 1–7 die jeweils richtige Diagnose A–G zu. Ziehen Sie dazu Pfeile.

1	Mitralklappe zu eng	**A**	Bradykardie
2	zusätzlicher Herzschlag	**B**	Thrombose
3	Entzündung oberflächlicher Venen	**C**	Mitralstenose
4	Aortenklappe schließt unvollständig	**D**	Extrasystole
5	zu langsamer Herzschlag	**E**	Embolie
6	Verschleppen eines Thrombus	**F**	Aorteninsuffizienz
7	Blutgerinnung in einem Gefäß	**G**	Thrombophlebitis

5. Lesen Sie den Text zur Pille aufmerksam durch und beantworten Sie die nachfolgenden Fragen.

Ist die Pille gefährlich?
Junge Frauen mögen sie – die Pille als ein einfaches Verhütungsmittel ohne Nebenwirkungen. Kann man die Pille also bedenkenlos einnehmen? „Jedenfalls nicht, wenn man raucht", so die Meinung der Gynäkologin Yolanda Wehr. Das Medikament enthält Geschlechtshormone und greift in viele Vorgänge des Organismus ein. Hormonelle Antikonzeptiva wie die Pille erhöhen das Risiko für Thrombosen, dieses Risiko wird durch Rauchen zusätzlich gesteigert. Die Gynäkologin rät daher: „Wer die Pille nimmt, sollte keine Risiken eingehen. Also – nicht rauchen und auch sonstige Thromboserisiken meiden".

a) Welches Arzneimittel kann in Kombination mit Rauchen eine Thrombose hervorrufen?

____

b) Was ist eine Thrombose?

____

c) Zu welcher gefährlichen Komplikation kann eine Beinvenenthrombose führen?

____

d) Welche sonstigen Ursachen für eine Thrombose kennen Sie?

____

____

6. In einem Arztbericht lesen Sie, dass Ihr Patient nach einem Unfall wegen eines Schocks behandelt wurde. Iman, die Praktikantin in Ihrer Praxis, meint: „Kein Wunder, da bekommt man ja auch einen großen Schrecken". Sie erklären Iman, dass ein Schock ein körperlicher Vorgang ist und nennen ihr mindestens drei mögliche Ursachen.

____

____

____

EUROPA LEHRMITTEL	**Lernfeld 5: Zwischenfällen vorbeugen und in Notfallsituationen Hilfe leisten**	
	5 Krankheiten des Herz-Kreislauf-Systems und der Blutgefäße	Datum:

7. Herr Meier ist übergewichtig, seit 8 Jahren ist sein Diabetes mellitus Typ 2 bekannt, seit 2 Jahren hat er zusätzlich erhöhte Blutdruckwerte. Vor zwei Tagen ist ihm zur Kontrolle Blut abgenommen worden. Herr Dr. König bespricht die Befunde mit ihm. Er sagt zu Herrn Meier: „Was Sie haben, bezeichnet man als Wohlstandssyndrom." Sie überlegen, wie das Fachwort dafür heißt und zählen die Befunde auf, die zu diesem Syndrom gehören.

Fachwort für das Wohlstandssyndrom: ______________________

- ______________________
- ______________________
- ______________________
- ______________________
- ______________________

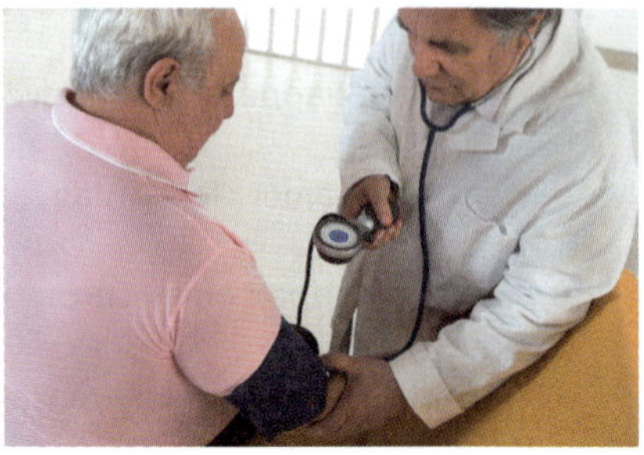

8. Geben Sie bei den folgenden Aussagen zu Krampfadern (Varizen) an, ob diese richtig (r) oder falsch (f) sind. Berichtigen Sie die falschen Aussagen, indem Sie die Korrektur in die rechte Spalte schreiben.

	Aussage	r/f	ggf. Korrektur
1	Varizen kommen typischerweise an den Beinvenen vor.		
2	Die Ursache für Varizen sind defekte Venenklappen.		
3	Die Venenklappen verhindern den Rückfluss des Blutes zum Herzen.		
4	Varizen bessern sich oft in der Schwangerschaft.		
5	Varizen führen zu geschwollenen Beinen.		
6	Das Krankheitsbild, bei denen mehrere Varizen auftreten, heißt Varikosis.		
7	Die Ursache für Ösophagusvarizen sind defekte Venenklappen am Ösophagus.		

9. Ergänzen Sie den Lückentext, indem Sie die aufgeführten Worte an der richtigen Stelle einsetzen.

blaurote – Hämoglobin – Zyanose – Sauerstoff – hellrot – Pulsoximeters – Sauerstoff

Bläuliche Lippen und bläuliche Fingerspitzen weisen darauf hin, dass das Blut nicht ausreichend mit __________ gesättigt ist. Das bezeichnet man als __________. Normalerweise hat das __________ Sauerstoff gebunden, dann ist es __________. Wenn kein __________ gebunden ist, hat Hämoglobin eine __________ Farbe. Die Sauerstoffsättigung kann mithilfe des __________ überprüft werden.

10. Ihnen ist aufgefallen, dass sich die Begriffe „Thrombose" und „Thrombophlebitis" ähnlich anhören, aber nicht dasselbe bedeuten. Sortieren Sie die folgenden Befunde den beiden Diagnosen zu.

Bein warm *Vene schmerzhaft* *Emboliegefahr* *Vene oberflächlich verdickt* *Wadendruckschmerz* *keine Emboliegefahr* *Bein bläulich*

Beinvenenthrombose

- ____
- ____
- ____
- ____

Thrombophlebitis

- ____
- ____
- ____

11. Füllen Sie die Checkliste zur peripheren arteriellen Verschlusskrankheit (pAVK) aus.

Checkliste: periphere arterielle Verschlusskrankheit (pAVK)	
umgangssprachlich	• ____
Ursachen	• ____ • ____ • ____
Symptome	• ____ • ____
Befunde	• ____ • ____
Therapie	• ____ • ____ • ____ • ____ • ____
Komplikationen	• ____ • ____

12. Lösen Sie das Kreuzworträtsel und finden Sie das gesuchte Lösungswort.

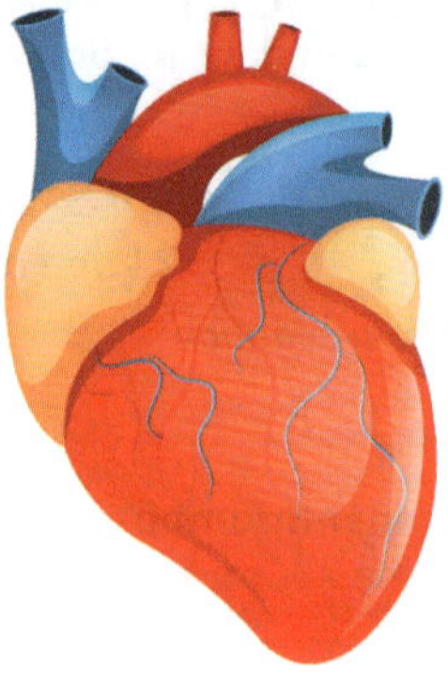

a) Therapie bei pAVK
b) Entzündung des Herzmuskels
c) „Loch“ in der Herzscheidewand
d) Wassereinlagerung in den Beinen
e) Gerät, das bei der Reanimation eingesetzt wird
f) mangelnde Schlussfähigkeit der Aortenklappe
g) Auflösung eines Blutgerinnsels
h) Entzündung der Herzinnenhaut
i) Krampfadern in der Speiseröhre
j) Blaufärbung von Lippen und Fingerspitzen

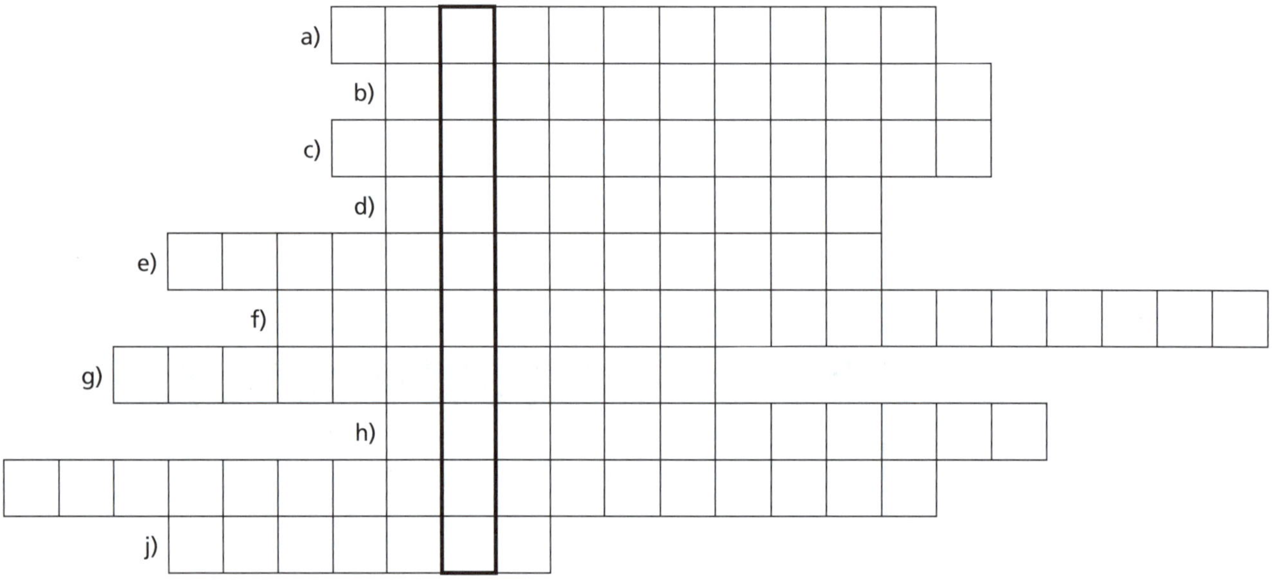

Lösungswort: ______________________

13. Erklären bzw. übersetzen Sie Fachausdrücke in der folgenden Vokabelliste.

Fachwort	Übersetzung bzw. Erklärung
Antikoagulation	
Bradykardie	
Dyspnoe	
Fibrinolyse	
Infarkt	
Insuffizienz	
Linksherzinsuffizienz	
Ödem	
Rechtsherzinsuffizienz	
Stenose	

EUROPA LEHRMITTEL	Lernfeld 5: Zwischenfällen vorbeugen und in Notfallsituationen Hilfe leisten	
	6 Diagnostik von Herz-Kreislauf-Erkrankungen	Datum:

1. Herr Özem hat heute einen Termin zum Check-up. Als er die Praxis betritt, bemerken Sie, dass er heftig atmet. „Ich musste schnell laufen, sonst wäre ich zu spät gekommen", meint er.

a) Sie haben vor, bei Herrn Özem den Blutdruck zu messen. Wie reagieren Sie auf seinen Zustand?

____

b) Wie reagieren Puls und Blutdruck auf körperliche Anstrengung?

____

2. Sie beginnen mit der Blutdruckmessung. Ordnen Sie die folgenden Schritte in der richtigen Reihenfolge.

A: Manschette aufpumpen bis Radialispuls nicht mehr tastbar ist – B: Manschette anlegen – C: Radialispuls tasten – D: zusätzlich 20–30 mm Hg aufpumpen – E: Manschette entlüften – F: beim Aufhören des Klopfens diastolischen Wert ablesen – G: Luft langsam ablassen – H: beim Beginn des Klopfens systolischen Wert ablesen

Richtige Reihenfolge (Buchstaben): ______________________________

3. Im Laufe des Tages messen Sie bei mehreren Patienten unterschiedliche Blutdruckwerte. Tragen Sie in die Liste ein, ob es sich um einen normalen Wert, einen Hypotonus oder einen Hypertonus handelt.

Blutdruckwert	Bewertung
130/95 mm Hg	
120/85 mm Hg	
175/90 mm Hg	
105/59 mm Hg	
140/90 mm Hg	
125/80 mm Hg	

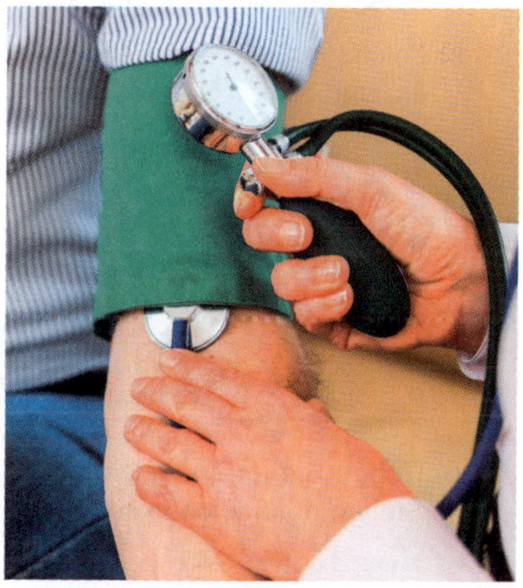

4. Ergänzen Sie den Lückentext, indem Sie die folgenden Worte an den richtigen Stellen einsetzen.

Verletzung – höher – nicht gemessen – diastolischen – in Herzhöhe – beiden Armen – Shunt – systolischen – 20–30 mm Hg – Lymphödem – langsam

Kommt ein Patient zum ersten Mal zu einer Blutdruckmessung, so misst man zunächst an ______________. Anschließend wird notiert, an welchem Arm das Messergebnis ______________ war. An diesem Arm wird in Zukunft weiter gemessen. Der Messpunkt am Arm sollte sich immer ______________ befinden. Beim Aufpumpen achtet man darauf, wann der Radialispuls nicht mehr tastbar ist und pumpt darüber hinaus noch ______________ auf. Anschließend wird die Luft ______________ abgelassen. Der Beginn des Klopfens zeigt den ______________ Wert an, das Ende des Klopfens den ______________ Wert. Wenn ein Patient am Arm eine ______________ oder einen ______________ hat, so darf an diesem Arm ______________ werden. Patientinnen können nach einer Brustoperation ein ______________ haben. Auch dann darf an dem betroffenen Arm nicht gemessen werden.

EUROPA LEHRMITTEL	Lernfeld 5: Zwischenfällen vorbeugen und in Notfallsituationen Hilfe leisten	
	6 Diagnostik von Herz-Kreislauf-Erkrankungen	Datum:

5. Sie tasten Sie den Radialispuls des Patienten. Bitte zeichnen Sie ein, an welcher Stelle am Arm des Patienten Sie den Puls tasten (A) und welche Finger Ihrer linken bzw. rechten Hand Sie zum Pulstasten benutzen (B).

A: Arm des Patienten

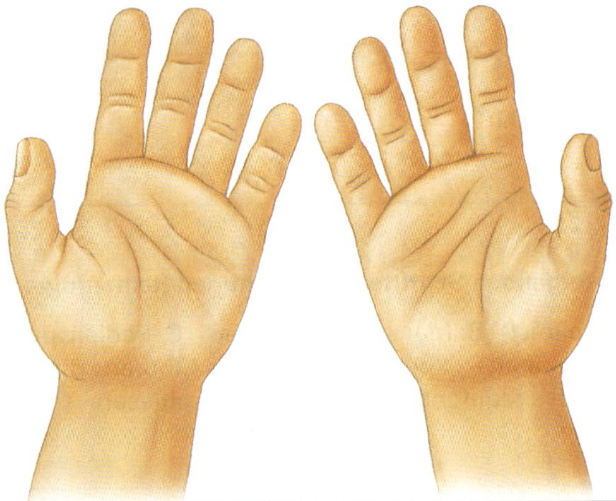

B: Ihre eigene Hand

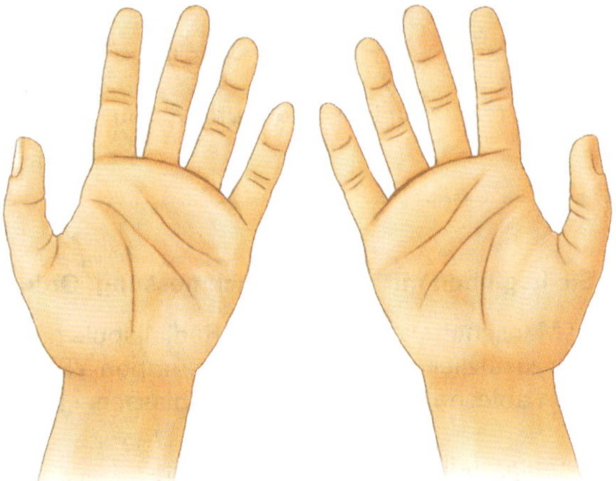

6. Es gibt noch weitere Stellen am Körper, an denen man den Puls tasten kann.

a) Zeichnen Sie diese Stellen in die Abbildung rechts ein und zählen Sie wenigstens vier davon auf.

- ______________________
- ______________________
- ______________________
- ______________________

b) Geben Sie an, in welchem Zusammenhang diese Stellen noch wichtig sein können.

____

____

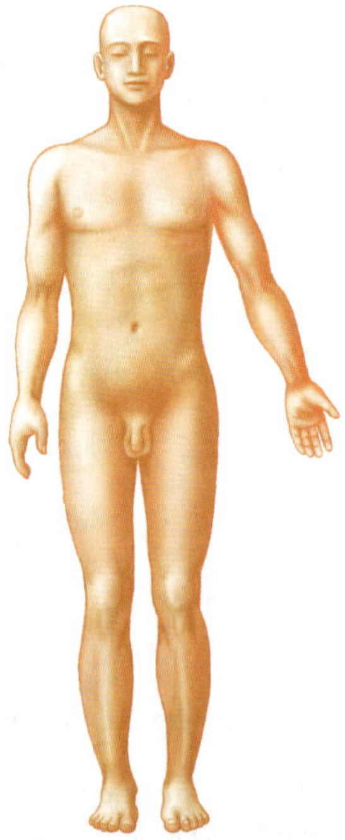

7. Sie überlegen, welche anderen Untersuchungsmethoden für Herz-Kreislauf-Patienten Sie noch kennen. Ordnen Sie den Beschreibungen 1–5 den richtigen Begriff A–E zu, indem Sie Pfeile ziehen.

1	EKG-Ableitung über 24 Stunden	A	Koronarangiographie
2	Ultraschalluntersuchung des Herzens	B	Troponintest
3	Röntgenuntersuchung der Koronargefäße	C	Langzeit-Blutdruckmessung
4	Blutdruckmessung über 24 Stunden	D	Langzeit-EKG
5	Bestimmung eines chemischen Bestandteils des Herzmuskels	E	Echokardiographie

8. Sie haben bei Ihren Patienten verschiedene Ruhe-Pulswerte ermittelt. Notieren Sie hinter dem Namen des Patienten, ob es sich um eine Tachykardie, eine Bradykardie oder eine normale Pulsfrequenz handelt.

Name des Patienten	Pulsfrequenz in Ruhe	Bewertung
Sarah Günther (32 Jahre alt)	84/min.	
Herbert Scholz (67 Jahre alt)	64/min.	
Werner Vogt (70 Jahre alt)	112/min.	
Lea Arenz (5 Jahre alt)	108/min.	
Gerda Klenke (41 Jahre alt)	56/min.	
Alex Nowotny (49 Jahre alt)	120/min.	

9. Die Praktikantin Sabine misst bei den Patienten den Puls, dabei zählt sie immer eine Minute lang. Sie erklären ihr, wie man bei der Pulsmessung normalerweise vorgehen sollte und in welchem Fall eine Minute gezählt wird.

____

____

10. Sabine hat nun bei mehreren Patienten 15 Sekunden lang die Pulsschläge gemessen und das Ergebnis notiert. Berechnen Sie die Pulsfrequenz pro Minute.

Gezählte Schläge in 15 Sekunden	Ergebnis
17	
24	
28	

Gezählte Schläge in 15 Sekunden	Ergebnis
14	
20	
31	

11. In Ihrer Praxis werden auch EKGs abgeleitet. Ordnen Sie die Schritte bei der Vorbereitung eines Patienten zum EKG in die richtige Reihenfolge.

(A) Sie legen die Brustwandelektroden an.

(B) Sie erklären dem Patienten den Ablauf der Untersuchung.

(C) Sie bitten den Patienten, Arme, Beine sowie den Oberkörper freizumachen und sich auf die Liege zu legen.

(D) Wenn nötig, rasieren Sie nun die Brusthaare des Patienten.

(E) Sie leiten das EKG ab.

(F) Sie legen die Extremitätenableitungen an.

Richtige Reihenfolge (Buchstaben): ______________________

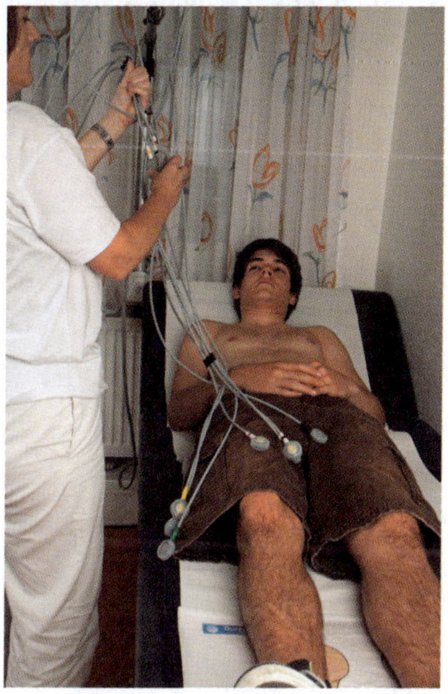

12. Ergänzen Sie in der Checkliste zum Thema EKG die fehlenden Inhalte.

Checkliste: EKG	
Fachbegriff. EKG bedeutet …	______________________
Methode	Ableitung der Herzströme von der Körperoberfläche
Anzahl der Elektroden	Extremitätenelektroden: ______________ Brustwandelektroden: ______________ Anzahl der Ableitungen insgesamt: ______________
Papiergeschwindigkeiten	• ______________ • ______________
Störungen der Ableitung durch	• ______________ • ______________ • ______________
Zur Diagnostik von	• ______________ • ______________ • ______________
Besonderheit	verändertes EKG bei Patienten mit einem Herzschrittmacher

13. Sie überlegen beim Anlegen der Elektroden auf der Brustwand, wo die einzelnen Elektroden platziert werden sollen. Ordnen Sie die Brustwandelektroden V1–V6 der richtigen Lokalisation A–F zu, indem Sie Pfeile ziehen.

V1	**A**	5. ICR mittlere Axillarlinie links
V2	**B**	5. ICR medioclavicular links
V3	**C**	4. ICR parasternal rechts
V4	**D**	5. ICR vordere Axillarlinie links
V5	**E**	zwischen V2 und V4, auf der 5. Rippe
V6	**F**	4. ICR parasternal links

14. Schreiben Sie auf, an welcher Stelle Sie die farbig markierten Extremitätenelektroden anlegen und malen Sie die Elektroden in der Abbildung mit den entsprechenden Farben aus.

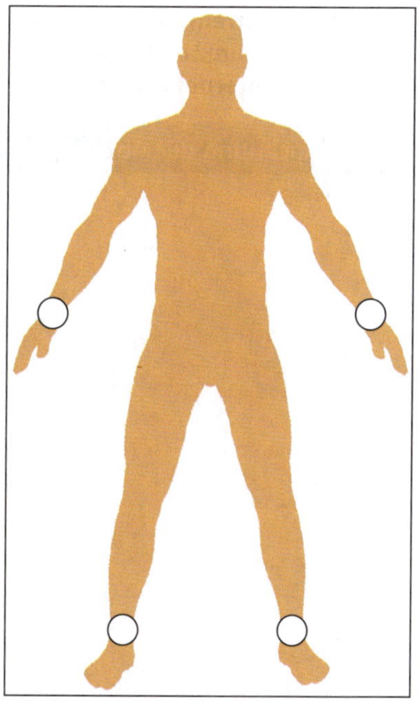

rot: ______________________

gelb: ______________________

grün: ______________________

schwarz: ______________________

15. Ergänzen Sie diesen kurzen Lückentext zu den Extremitätenableitungen, indem Sie die folgenden Begriffe an den richtigen Stellen einsetzen.

augmented voltage – erhöhte Spannung – Einthoven-Ableitungen – Goldberger-Ableitungen

Die Ableitungen I bis III heißen ______________________, die Ableitungen aVR, aVL, aVF heißen ______________________. aV ist die englische Abkürzung für ______________________ (deutsch: ______________________).

16. Bei der Ableitung des EKG merken Sie, dass die Kurven fehlerhaft sind. Sie suchen nach einer Lösung. Nachfolgend sind mögliche Maßnahmen aufgezählt. Schreiben Sie die jeweils richtigen Maßnahmen unter die beiden EKG-Kurven.

Patienten fragen, ob sein Handy eingeschaltet ist – Patienten bitten, nicht zu sprechen – Patienten fragen, ob er friert; evtl. zudecken – elektrische Geräte in der Umgebung abschalten

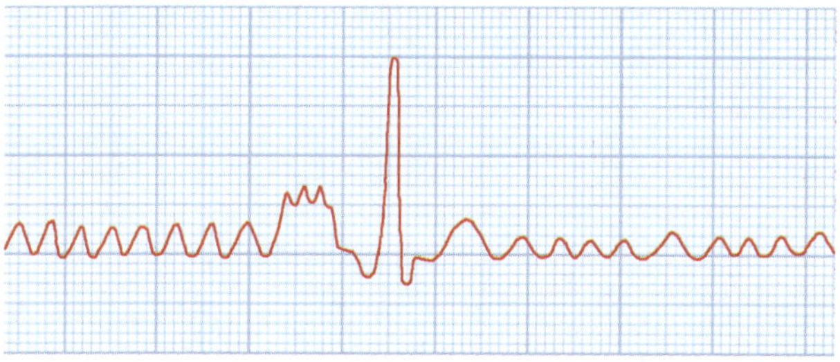

Regelmäßige Verzitterung

- ______________________
- ______________________

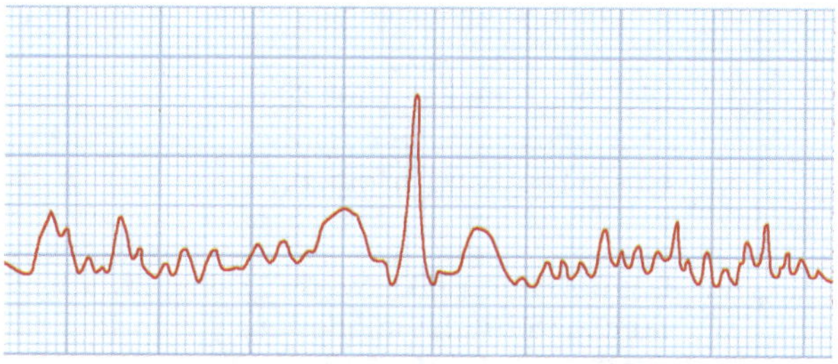

Unregelmäßige Verzitterung

- ______________________
- ______________________

17. Bei den Extremitätenableitungen erhalten Sie insgesamt 6 Kurven. Tragen Sie in die folgende Liste ein, zwischen welchen Punkten (Arme und Beine) diese Kurven abgeleitet werden. Schauen Sie sich dazu in Ihrem Lehrbuch oder im Internet Abbildungen der Ableitungen nach Einthoven und Goldberger an.

Bezeichnung der Ableitung	Abgeleitet zwischen …	und …
I	rechtem Arm	______
II	______	______
III	______	______
aVR	______	zusammengeschaltete Elektroden von linkem Arm und linkem Fuß
aVL	______	zusammengeschaltete Elektroden von ______
aVF	______	zusammengeschaltete Elektroden von ______

18. Die Patientin Frau Fiedler ist zu einem Belastungs-EKG einbestellt. Sie überlegen, was Sie bei einem Belastungs-EKG beachten müssen. Geben Sie an, ob die Aussagen in der Tabelle richtig (r) oder falsch (f) sind und berichtigen Sie die falschen Aussagen.

	Aussage	r/f	ggf. Korrektur
1	Eine ausgebildete MFA kann das Belastungs-EKG selbstständig durchführen.		
2	Vor der Belastung wird ein Ruhe-EKG geschrieben.		
3	Die Belastung kann auf dem Fahrrad-Ergometer oder auf einem Laufband erfolgen.		
4	Das Belastungs-EKG wird durchgeführt, bis mindestens ein Blutdruck von 200 mm Hg erreicht ist.		
5	Die Extremitätenelektroden werden an der Schulter, bzw. am Rücken befestigt.		
6	Leichte Schmerzen in der Brust sind bei dieser Untersuchung normal.		

EUROPA LEHRMITTEL	Lernfeld 5: Zwischenfällen vorbeugen und in Notfallsituationen Hilfe leisten	
	7 Lymphsystem, lymphatische Organe und Erkrankungen	Datum:

1. Im Behandlungszimmer berichtet Herr Krüger, dass er vor einer Woche starke Halsschmerzen hatte und seine Lymphknoten am Hals seitdem noch immer geschwollen sind. Sie überlegen, welche Funktionen die Lymphknoten eigentlich haben.

a) Nennen Sie die drei Hauptaufgaben des Lymphsystems.

- ____________________
- ____________________
- ____________________

b) Ergänzen Sie den Lückentext über die Entstehung und den Weg der Lymphe sinnvoll, in dem Sie *Lymphgefäßen – Proteine – Kapillaren – klare, hellgelbe – Lymphozyten – Zwischenzellgewebe – Lymphknoten* einsetzen.

Die Lymphe ist eine __________ Flüssigkeit, die aus den __________ in das __________ gepresst wird. Sie enthält unter anderem __________ und __________. Nach ihrer Aufnahme durch Lymphkapillaren, die sich zu größeren __________ vereinigen, durchfließt die Lymphe die zwischengeschalteten __________. Die großen Lymphgefäße münden in herznahe Venen. So wird die abgepresste Flüssigkeit wieder dem Blutkreislauf zugeführt.

2. Ergänzen Sie passend zur Abbildung die deutschen Bezeichnungen für die lymphatischen Organe. Wenn nötig, recherchieren Sie dazu im Internet oder in Fachbüchern.

1 ____________________

____

2 ____________________

3 ____________________

4 ____________________

5 ____________________

6 ____________________

7 ____________________

8 ____________________

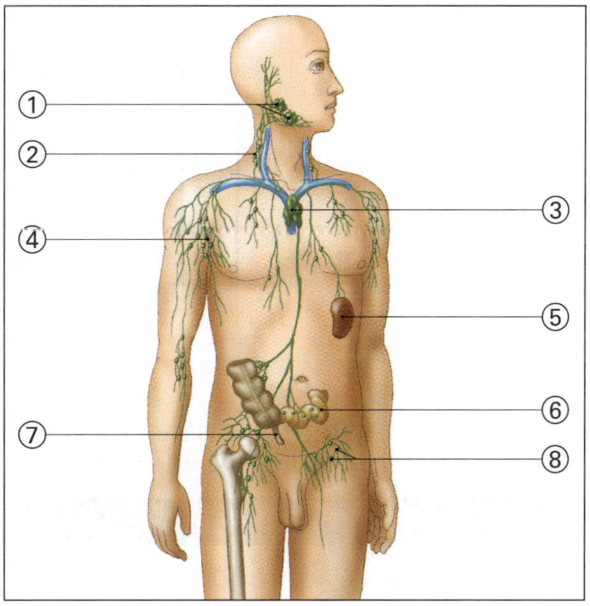

3. Ergänzen Sie in den Tabellen die fehlenden Organe oder deren Funktion/Aufgaben.

Organ	Aufgabe/Funktion
	Filterung und Kontrolle der Lymphflüssigkeit
Mandeln	
	Reifung von T-Lymphozyten
	Aufnahme der Lymphe, Drainage des Gewebes

Organ	Aufgabe/Funktion
	Sammlung und Transport der Nahrungsfette aus dem Dünndarm
Milz	
Lymphgewebe/Darm	
Wurmfortsatz	

EUROPA LEHRMITTEL	Lernfeld 5: Zwischenfällen vorbeugen und in Notfallsituationen Hilfe leisten	
	7 Lymphsystem, lymphatische Organe und Erkrankungen	Datum:

4. Ordnen Sie den lymphatischen Organen 1–4 die entsprechende/n Erkrankung/en A–F zu, indem Sie Pfeile ziehen.

1	Mandeln/Tonsillen	**A**	Appendizitis
		B	Lymphadenitis
2	Wurmfortsatz	**C**	Pfeiffer-Drüsenfieber
3	Lymphgefäße	**D**	Lymphangitis
		E	Tonsillitis
4	Lymphknoten	**F**	Metastasen

5. Lösen Sie das Kreuzworträtsel zum Thema Lymphsystem.

a) Entzündung der Lymphknoten
b) deutscher Begriff für Ductus thoracicus
c) dorthin wird die Lymphe abgepresst
d) deutscher Begriff für Tonsillitis
e) Entzündung der Lymphgefäße
f) können in den Lymphknoten Metastasen bilden

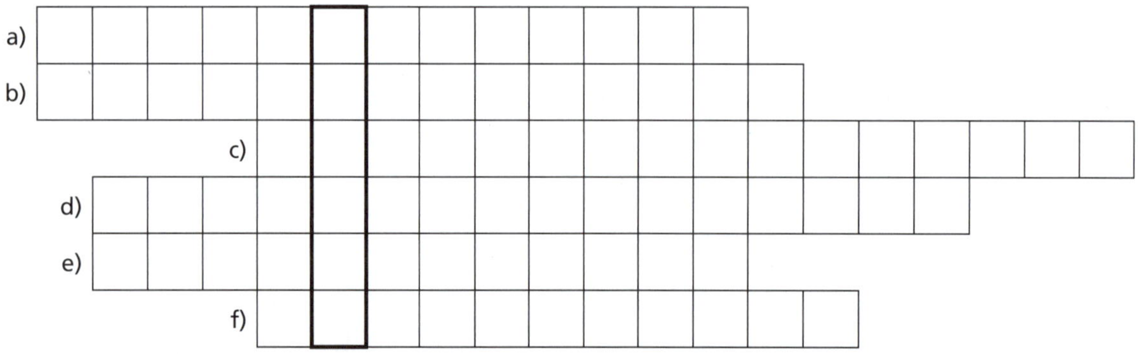

Lösungswort: ____________ Bedeutung: ______________________________

6. Erklären Sie bzw. übersetzen Sie die Fachbegriffe in der folgenden Vokabelliste. Wenn nötig, recherchieren Sie dazu im Internet oder in Fachbüchern.

Fachbegriff	Übersetzung bzw. Erklärung
Angina tonsillaris	
Appendix	
Ductus thoracicus	
Peyersche Plaques	
Seitenstränge	
Splen, Lien	
Tonsillitis	

EUROPA LEHRMITTEL	**Lernfeld 5: Zwischenfällen vorbeugen und in Notfallsituationen Hilfe leisten**	
	8 Aufbau, Funktion und Krankheiten des Atmungssystems	Datum:

1. „Ziel der Reanimation ist es, die Sauerstoffversorgung im Körper aufrecht zu erhalten." So erklärt Dr. König die Maßnahmen der Reanimation bei einer praxisinternen Fortbildung. Deshalb übt das ganze Praxisteam die Herzdruckmassage an einer Puppe. Ergänzend dazu, so Dr. König, kann auch eine Mund-zu-Mund-Beatmung durchgeführt werden. Die Auszubildende fragt erstaunt, wie ein Patient mit der Ausatmungsluft einer anderen Person überleben kann. Enthält die Atemspende überhaupt genug Sauerstoff?

a) Ergänzen Sie in den Tabellen zur prozentualen Zusammensetzung der Ein- und Ausatmungsluft die richtigen Prozentwerte.

Einatmungsluft	Gehalt in Volumenprozent
Sauerstoff (O_2)	
Kohlendioxid (CO_2)	
Stickstoff (N_2)	
Edelgase	

Ausatmungsluft	Gehalt in Volumenprozent
Sauerstoff (O_2)	
Kohlendioxid (CO_2)	
Stickstoff (N_2)	
Edelgase	

b) Überlegen Sie, warum der beatmete Patient mit der Ausatemluft des Helfers überleben kann.

____

____

____

____

2. Markieren Sie in der Abbildung die oberen Atemwege in grüner Farbe und die unteren Atemwege mit blau.

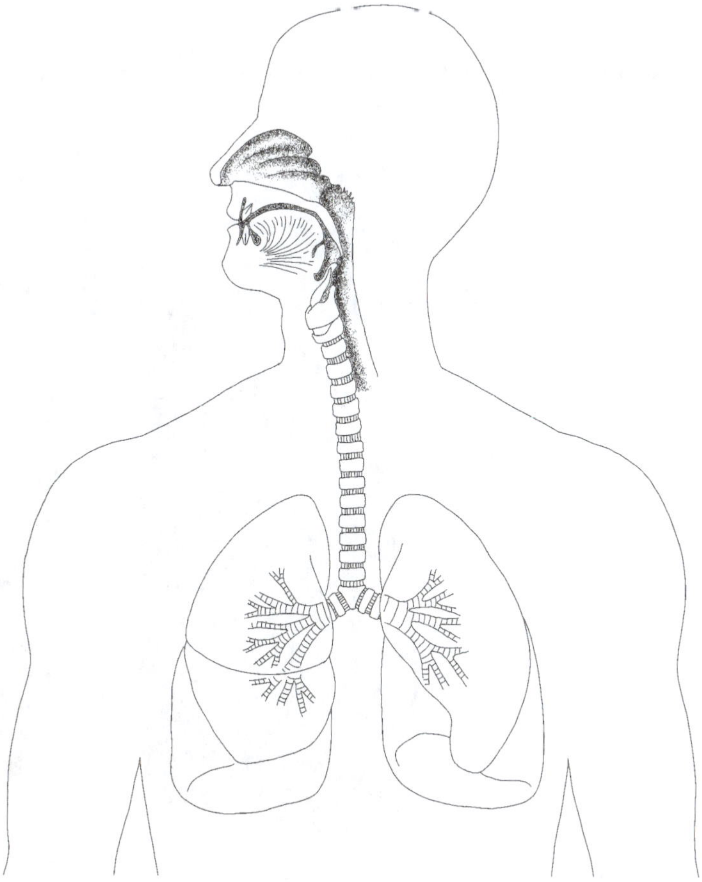

EUROPA LEHRMITTEL	Lernfeld 5: Zwischenfällen vorbeugen und in Notfallsituationen Hilfe leisten	
	8 Aufbau, Funktion und Krankheiten des Atmungssystems	Datum:

3. Warum es deutlich besser ist, durch die Nase zu atmen als durch den Mund, wird auch anhand der Aufgaben der Nase deutlich. Nennen Sie diese stichpunktartig.

- ____________________
- ____________________
- ____________________
- ____________________

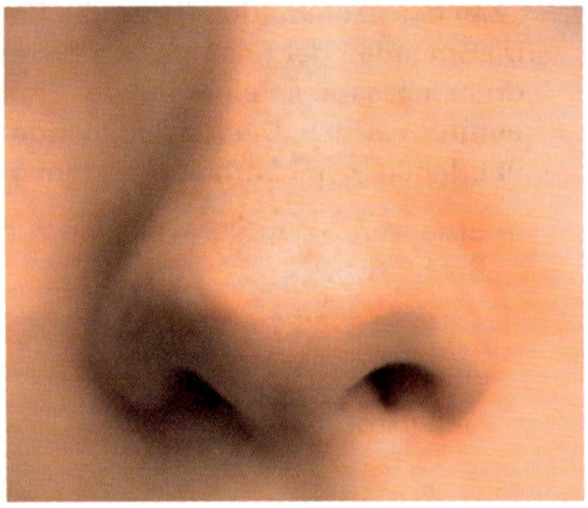

4. Ergänzen Sie im folgenden Text die fehlenden Begriffe zum Aufbau und der Lage der Lunge im Brustkorb.

Die __________ (Pulmo) liegt im Brustkorb und ist vom __________ (Pleura) und den Rippen umschlossen. Das Brustfell besteht aus dem __________ und dem Lungenfell. Dazwischen befindet sich die Pleurahöhle. Nach unten wird sie vom __________ begrenzt. Zwischen den beiden Lungenflügeln befindet sich der __________ (Mediastinum), in dem das Herz liegt.

Die Lunge ist in zwei __________ aufgeteilt. Der __________ Lungenflügel besteht aus drei Lungenlappen (Ober-, Mittel- und Unterlappen), der __________ Lungenflügel besteht aus zwei Lungenlappen (Ober- und Unterlappen). Das Lungengewebe setzt sich zusammen aus Millionen von Lungenbläschen, die man __________ nennt.

5. Beschriften Sie die Abbildung der unteren Atemwege und der Lunge von 1 bis 8.

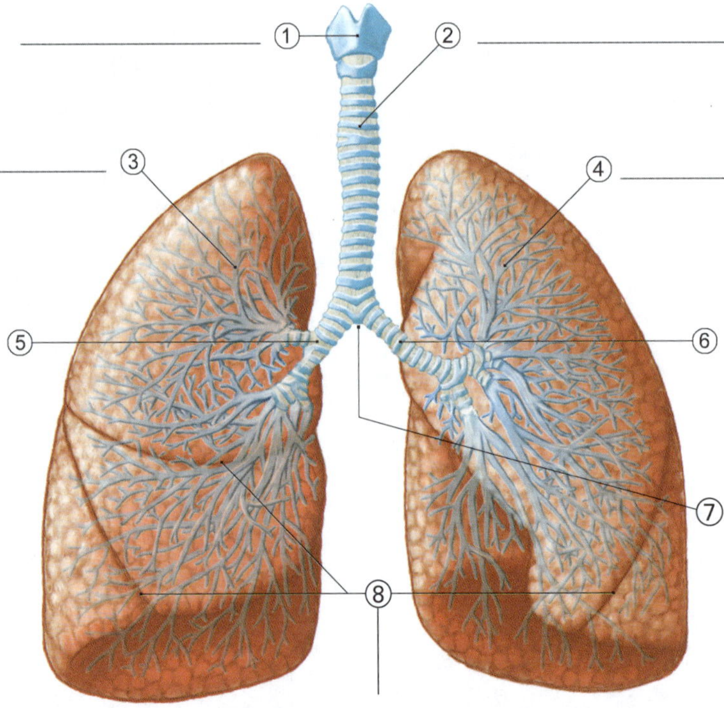

6. Neben der Bildung der Stimme ist der Kehlkopf verantwortlich für den Schutz der Luftröhre. Erklären Sie anhand der folgenden Abbildung (besonders der rechten Seite), wie der Kehldeckel als Teil des Kehlkopfes beim Schlucken die Luftröhre vor dem Eindringen von Fremdkörpern schützt.

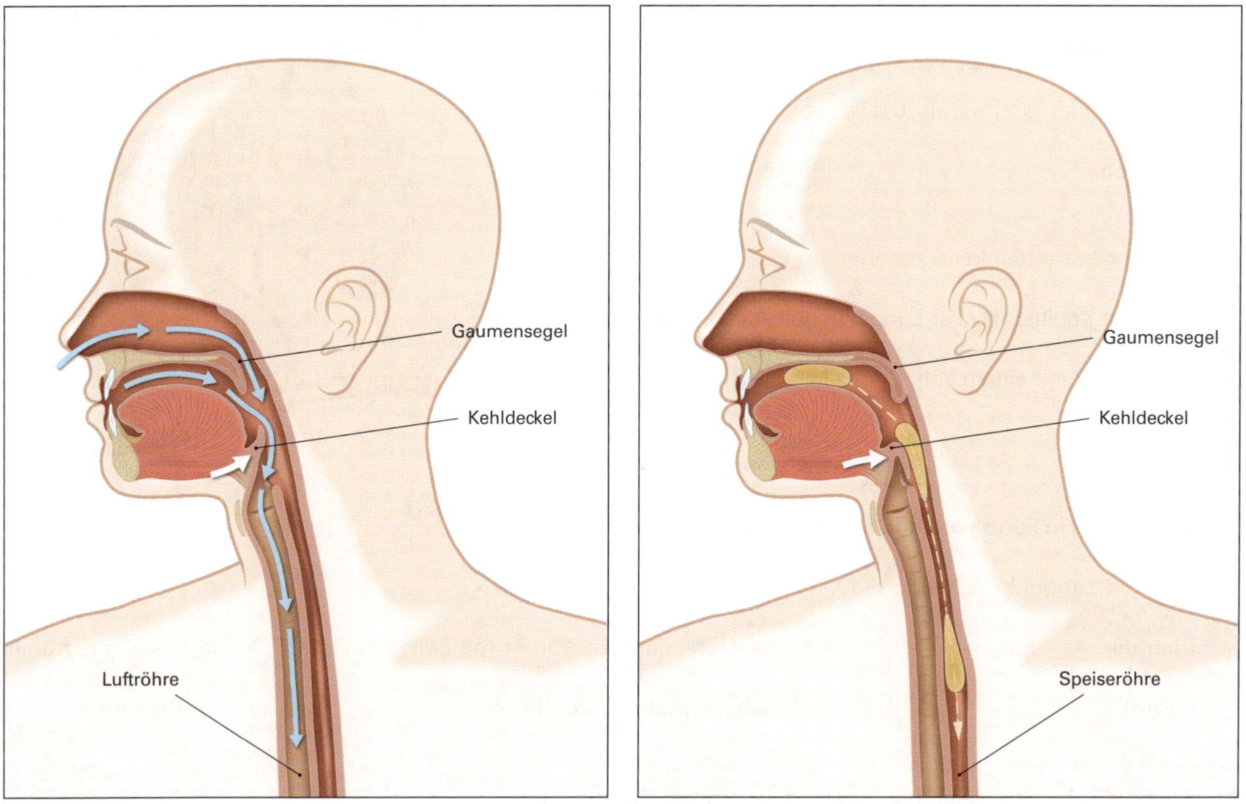

Atmen *Schlucken*

____

____

____

7. Ergänzen Sie in der Tabelle die fehlenden Organe bzw. Strukturen und deren Aufgaben.

Atemwegsorgane bzw. zugehörige Strukturen	Aufgabe
Nase	• ____________ • ____________
____________	• Druckausgleich über Ohrtrompete • Abwehrfunktion mithilfe der Mandeln
____________	• Stimmbildung
Knorpelspangen der Luftröhre	• ____________
Lungenbläschen	• ____________
____________	• wichtigster Atemmuskel

EUROPA LEHRMITTEL	Lernfeld 5: Zwischenfällen vorbeugen und in Notfallsituationen Hilfe leisten	
	8 Aufbau, Funktion und Krankheiten des Atmungssystems	Datum:

8. Ergänzen Sie mithilfe der Abbildung den Lückentext, der sich mit den Mechanismen der äußeren Atmung beschäftigt.

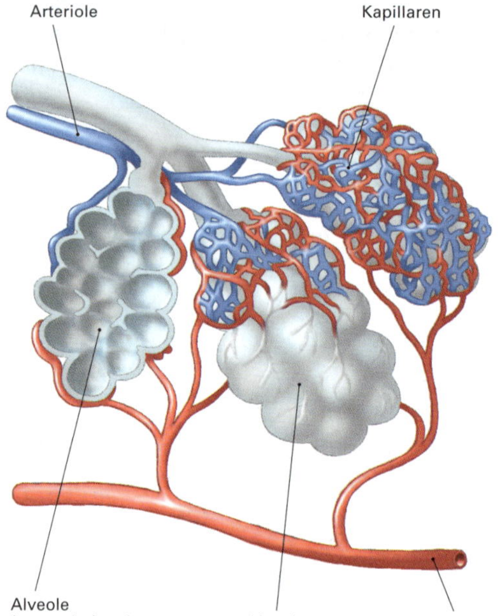

Der gasaustauschende Anteil des Lungengewebes sind die Alveolen, auch ______________ genannt, die an die Endbronchien angrenzen. Die Alveolen sind von einem dichten Netz von ______________ umgeben.

Die Lungenarterien transportieren ______________ Blut zum Kapillarnetz der Lunge. In den Alveolen befindet sich die Einatemluft mit einem hohen Anteil an ______________.

Der ______________ findet entlang eines Konzentrationsgefälles in Form von Diffusion statt. Der Sauerstoff diffundiert von den Lungenbläschen in die Kapillaren und gelangt von dort über die ______________ in das Herz, das den Körper mit dem Sauerstoff versorgt. Aus den Kapillaren strömt ______________ in die Alveolen und wird über die ______________ abgeatmet.

9. Kleine Kinder schlucken häufig einen zu großen Bissen (Bolus) von ihrem Essen. Manchmal kann es dabei zu einer Atemnot kommen, obwohl sich der zu große Essensbrocken in der Speiseröhre befindet und nicht in der Luftröhre. Begründen Sie mithilfe der nebenstehenden Abbildung anatomisch, warum es beim Schlucken eines großen Essensbolus zu einer Atemnot kommen kann.

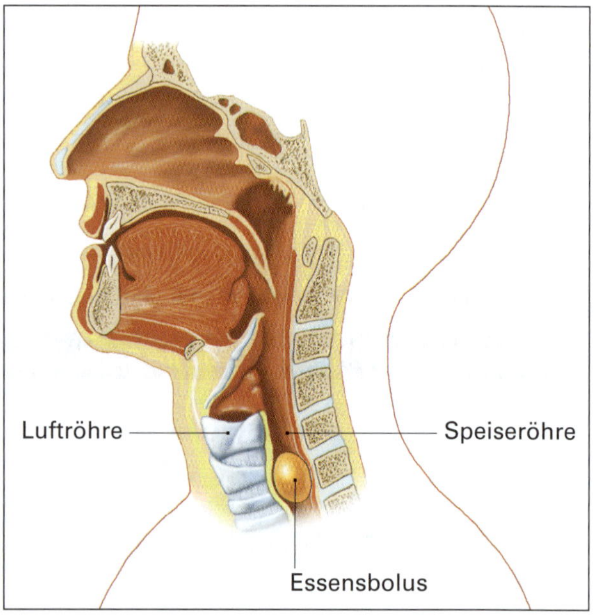

Aufbau der Luftröhre und Lage der Speiseröhre (Besonderheiten):

____

____

____

____

____

____

Wie erklärt sich somit die Atemnot?

____

____

____

10. Ordnen Sie die links aufgeführten Merkmale jeweils der Einatmung (Inspiration) und der Ausatmung (Exspiration) zu.

Merkmal	Inspiration oder Exspiration
Erfolgt aktiv durch Muskeltätigkeit.	
Der Thoraxraum verkleinert sich.	
Das Zwerchfell tritt nach oben.	
Die Rippen werden angehoben.	
Erfolgt passiv durch die Elastizität der Lunge.	

11. Die Atmung eines Menschen ist von verschiedenen Faktoren abhängig. So kann die Menge an eingeatmeter Luft pro Atemzug sehr unterschiedlich sein, wenn ein Mensch ruht oder sich aktiv bewegt.

Bearbeiten Sie die beiden Aufgaben a) und b) auf dieser und der folgenden Seite.

a) Beschriften Sie die Abbildung der Lungenvolumina mit den richtigen Fachbegriffen (Nr. 1 bis 6).

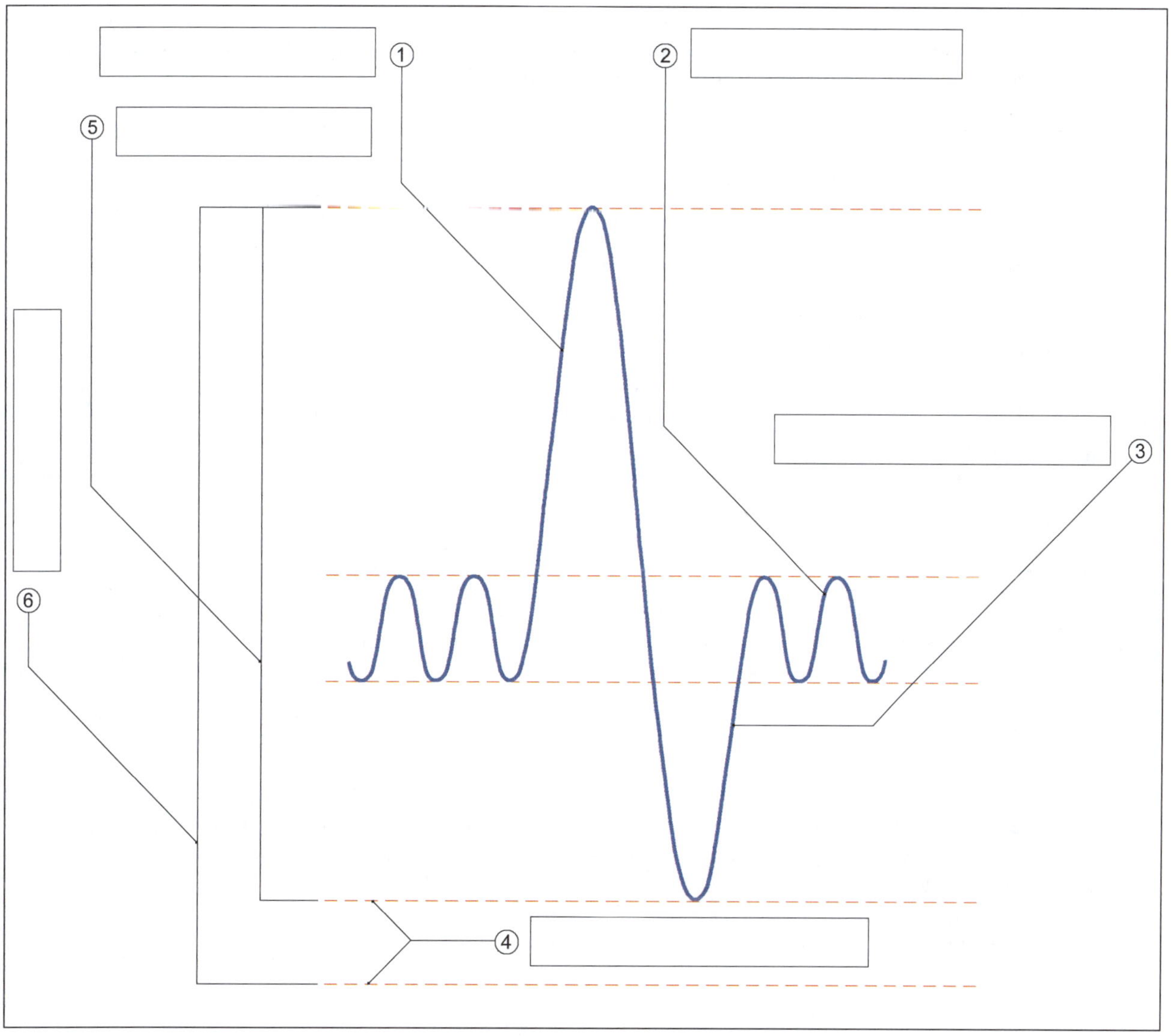

b) Ergänzen Sie die Tabelle zu den einzelnen Lungenvolumina hinsichtlich des Volumens in Liter und der Beschreibung.

Volumen	Menge in Liter	Beschreibung
Atemzugvolumen		Volumen, das bei einem normalen Atemzug bewegt wird
Inspiratorisches Reservevolumen	2 bis 2,5 L	
Exspiratorisches Reservevolumen		Volumen, das bei maximaler Ausatmung zusätzlich bewegt wird
Vitalkapazität	4,0 – 4,5 L	
Residualvolumen, Totraumvolumen		Volumen, das auch bei maximaler Ein- und Ausatmung in der Lunge verbleibt
Totalkapazität	ca. 5,6 L	

12. Frau Müller kommt aufgeregt mit ihrem 6-jährigen Sohn Jan in Ihre internistische Praxis. Auf dem Heimweg vom Kindergarten hat Jan angefangen zu husten und dann immer mehr Atemnot bekommen. Der Junge ist sehr aufgeregt und ängstlich, er hat zyanotische (bläuliche) Lippen und seine Ausatmung erscheint Ihnen deutlich erschwert und verlängert. Sie denken sofort an einen Asthma-Anfall.

a) Geben Sie eine kurze Definition, was man unter Asthma bronchiale versteht.

____

____

b) Nennen Sie den Teil des Atmungssystems, in dem bei Asthma bronchiale Veränderungen auftreten und zählen Sie diese Veränderungen auf.

Folgende Veränderungen treten auf in ____________________:

- vermehrte ______________________________
- vermehrte ______________________________
- vermehrte ______________________________

c) Geben Sie mindestens drei auslösende Faktoren für einen akuten Asthma-Anfall an.

____

____

?! d) Informieren Sie sich, z. B. im Internet oder in Ihrer Praxis, über die Gruppe der Medikamente, die bei Asthma bronchiale zur Erweiterung der Bronchien eingesetzt werden. Wie ist der Oberbegriff für diese Medikamente und auf welche Weise erzielen sie ihre Wirkung?

Medikamentengruppe: ______________________________

Wirkungsweise: ______________________________

13. Bei Jan muss in Zukunft zur Kontrolle seiner Asthma-Erkrankung in regelmäßigen Abständen eine Prüfung der Lungenfunktion durchgeführt werden. Dazu wird in der Praxis eine Lungenfunktionsprüfung (Spirometrie) durchgeführt.

a) Nennen Sie wichtige Werte, die bei einer Spirometrie in der Regel ermittelt werden.

- ____________________
- ____________________

b) Bei Asthma bronchiale verändern sich die gemessenen Werte deutlich. Welche Veränderung erwarten Sie bei Jan bezüglich der relativen Sekundenkapazität?

____

____

c) Zur regelmäßigen Kontrolle zu Hause können Jan bzw. seine Mutter ein einfacheres Gerät einsetzen. Wie wird es genannt?

____

14. Neben chronischen Atemwegserkrankungen wie Asthma bronchiale und COPD gibt es auch eine Vielzahl an infektiösen Erkrankungen der Atemwege, die in einer internistischen Praxis häufig vorkommen. Ergänzen Sie die Tabelle zu den Erkrankungen der Atemwege.

Erkrankung	Ursache	Beschwerden	Therapie
Sinusitis	meist Folge eines Schnupfens, Viren und Bakterien	• ____ • ____ ____	• ____ • ____ • ____ ____
Pseudokrupp	Viren (selten auch Bakterien)	• ____ • ____ • ____	• Kortisongabe (in der Regel Zäpfchen) • im Notfall: Intubation
Akute Bronchitis	Entzündung der Bronchialschleimhäute durch Viren oder Bakterien	• ____ ____ • ____ • ____ • ____	• ____ ____ ____ • ____ ____ • ____
Pneumonie	verschiedene Mikroorganismen (Bakterien, selten Viren oder Pilze)	• ____ • ____ • ____	• Antibiotika bei Bakterien

EUROPA LEHRMITTEL	Lernfeld 5: Zwischenfällen vorbeugen und in Notfallsituationen Hilfe leisten	
	8 Aufbau, Funktion und Krankheiten des Atmungssystems	Datum:

15. Erklären bzw. übersetzen Sie die ausgewählten Fachbegriffe in der Vokabelliste zum Thema Atmung.

Fachbegriff	Übersetzung/Erklärung
Alveole	
Aspiration	
Bifurkation	
Bronchial-karzinom	
COPD	
Diaphragma	
Diffusion	
Epiglottis	
Exspiration	
Inspiration	
Larynx	
Lungenödem	
Mediastinum	
Pharynx	
Pleura	
Pneumonie	
Pulmo	
Rhinitis	
Sinusitis	
Spirometrie	
Sputum	
Stridor	
Thorax	
Trachea	
Zyanose	

1. **Wie jeden Morgen ist die MFA Teresa Schmitt als Erste in der Praxis und bereitet die Räume für den täglichen Praxisbetrieb vor. Plötzlich klopft es heftig an der Praxistür. Als Frau Schmitt öffnet, steht eine aufgeregte Frau vor ihr und schildert, dass an der Bushaltestelle gegenüber ein älterer Herr zusammengebrochen sei. Schnell eilt Frau Schmitt auf die andere Straßenseite. Auf dem Boden liegend erkennt sie Herrn Bauer, der schon seit Jahren in der Praxis in Behandlung ist. Sie weiß, dass er an Bluthochdruck und gelegentlich auch an Angina-pectoris-Anfällen leidet. Sie versucht ihn anzusprechen und aufzuwecken, doch er reagiert nicht auf ihre Bemühungen.**

a) Ergänzen Sie in folgendem Ablaufdiagramm das Vorgehen (lebensrettende Basismaßnahmen) bei solch einem Notfall.

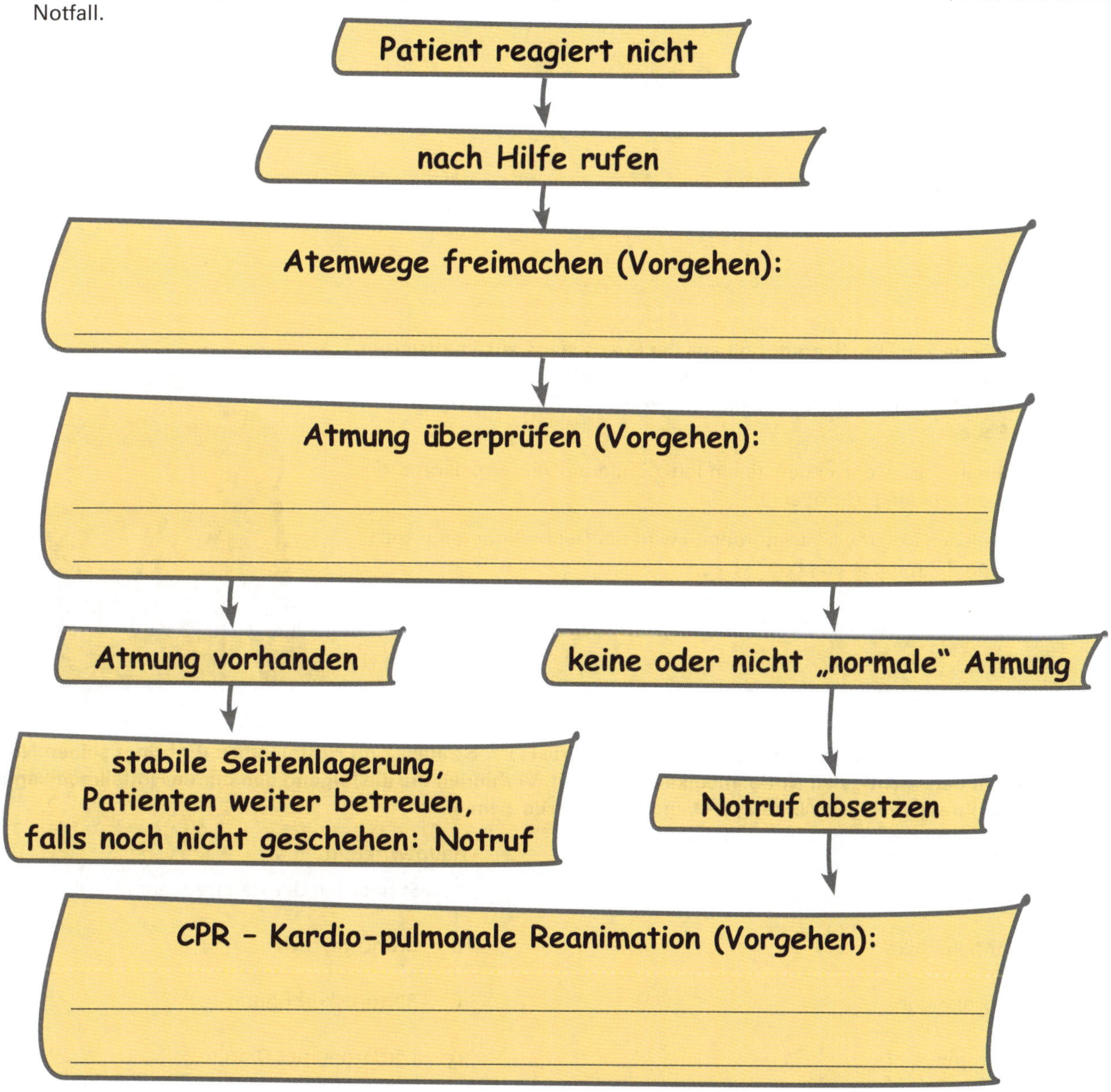

b) Bei der Untersuchung von Herrn Bauer stellt Frau Schmitt einen Herz-Kreislauf-Stillstand fest und beginnt mit der Herz-Lungen-Wiederbelebung (Herzdruckmassage und Beatmung). Sie weist die Passantin an, weitere Hilfe zu holen und bei der Rettungsleitstelle anzurufen. Welche Notrufnummer sollte die Passantin wählen, um den Rettungsdienst zu alarmieren?

____

c) Häufig liegt einem Herz-Kreislauf-Stillstand ein sogenanntes Kammerflimmern zugrunde. Überlegen Sie, mit welchem medizinischen Gerät Frau Schmitt die Wiederbelebungsmaßnahmen noch effektiver gestalten könnte.

____

2. Frau Schmitt beginnt zusammen mit einem weiteren Passanten bei Herrn Bauer mit der Herz-Lungen-Wiederbelebung (Beatmung und Herzdruckmassage).

a) Nennen Sie drei Möglichkeiten, wie Frau Schmitt die Beatmung durchführen kann.

- ______
- ______
- ______

b) Wenn Frau Schmitt die Maßnahmen alleine durchführen müsste, wären die Thoraxkompressionen (Herzdruckmassage) vorrangig. Erklären Sie warum.

______

______

______

3. Eine Kollegin von Frau Schmitt holt aus der Praxis einen automatisierten externen Defibrillator (AED), um Herrn Bauer zu helfen. Sofort befestigen die beiden Medizinischen Fachangestellten den AED am Brustkorb von Herrn Bauer.

a) Zeichnen Sie in der nebenstehenden Abbildung des Brustkorbs die Lage der beiden Elektroden ein.

?! b) Bei welchen Herzrhythmusstörungen wird der Defibrillator eingesetzt? Nennen Sie mindestens zwei.

______

______

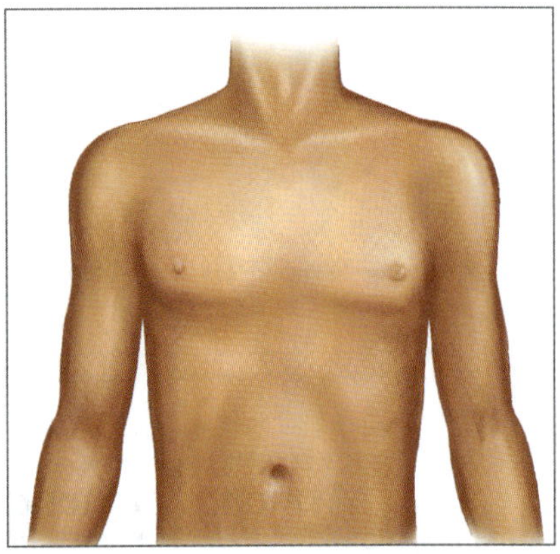

4. Nach einigen Minuten kommt auch der Chef der Praxis Dr. Strauch zum Notfall hinzu. Er bringt seinen Notfallkoffer mit den wichtigsten Notfallmedikamenten mit. Verbinden Sie die folgend genannten Notfallmedikamente 1–10 mit ihrer jeweiligen Wirkung A–J, indem Sie Pfeile ziehen.

Notfallmedikament		Hauptwirkung	
1	Adrenalin	A	Steigerung der Herzfrequenz
2	Antiallergika	B	broncholytisch
3	Kortikoide	C	Blutdruckerhöhung
4	Atropin	D	Förderung der Diurese
5	Betablocker	E	antiallergisch
6	Fenoterolspray	F	Senkung der Herzfrequenz, Blutdrucksenkung
7	Furosemid	G	Thrombozytenaggregationshemmer
8	Diazepam	H	antiallergisch
9	Morphinsulfat	I	schmerzlindernd
10	Actetylsalicylsäure	J	Beruhigung

5. Nach dem Einsatz des AEDs und der Gabe von Medikamenten fängt Herr Bauer hörbar an zu atmen, reagiert aber weiterhin nicht auf Ansprache.

a) Nennen Sie die Art der Lagerung, in die Sie Herrn Bauer bringen würden und erklären Sie kurz, warum diese Lagerungsart angezeigt ist.

b) Die Art und Weise der Lagerung kann bei vielen Erkrankungen und Verletzungen das Befinden des Betroffenen verbessern. Ergänzen Sie bei den folgenden Arten von Notfällen die jeweils angezeigte Form der Lagerung des Patienten.

Art des Notfalls	Lagerungsart
Atemnot	
Bauchverletzung	
Brustkorbverletzung	
Zustand nach epileptischem Anfall	
Herzinfarkt	
Schlaganfall	
Schock	
Wirbelsäulenverletzung	

6. Besonders schnelle Hilfe muss bei einer arteriellen Blutung (Verletzung einer Arterie) geleistet werden. Dazu muss vom Ersthelfer ein Druckverband angelegt werden. In der folgenden Aufzählung der Arbeitsschritte zur Anlage eines Druckverbandes sind die Schritte durcheinander geraten. Sortieren Sie die Schritte in die richtige Reihenfolge, indem Sie in den Kästchen die Ziffern 1 bis 6 an den richtigen Stellen eintragen.

☐ Wunde steril abdecken.

☐ Patienten betreuen und Vitalwerte (Puls, Blutdruck) überwachen.

☐ Falls das nicht ausreicht, ein weiteres Verbandpäckchen anwickeln.

☐ Verbandpäckchen mit einer Binde fest anwickeln, sodass Druck auf das blutende Gefäß ausgeübt wird.

☐ Verletzte Extremität hoch lagern.

☐ Verbandpäckchen auf die Wunde legen.

Lernfeld 5: Zwischenfällen vorbeugen und in Notfallsituationen Hilfe leisten	
9 Notfälle	Datum:

7. Nach der Versorgung des Patienten und wieder in der Praxis angekommen, kontrolliert Frau Schmitt noch den Notfallkoffer auf seine Vollständigkeit.

Suchen Sie aus der unten stehenden Ansammlung von Buchstaben alle Ausrüstungsinhalte eines Notfallkoffers heraus, die folgend aufgezählt sind. Die Worte können sich dabei waagerecht, senkrecht, diagonal und auch rückwärts verstecken.

- ABSAUGGERÄT
- ABSAUGKATHETER
- BEATMUNGSBEUTEL
- BEATMUNGSMASKE
- BLOCKERSPRITZEN
- BLUTDRUCKMESSGERÄT
- GUEDELTUBEN
- KLEIDERSCHERE
- LARYNGOSKOP
- MAGILLZANGE
- MEDIKAMENTE
- REFLEXHAMMER
- SAUERSTOFFFLASCHE
- STETHOSKOP
- TRACHEALTUBEN

E	N	Q	B	B	K	L	E	I	D	E	R	S	C	H	E	R	E	W	U
K	P	L	E	L	R	Y	P	A	R	K	Y	D	J	N	D	D	W	V	R
S	G	R	E	U	F	S	L	G	R	Y	B	V	Z	L	U	E	P	E	O
A	N	E	Z	T	I	R	P	S	R	E	K	C	O	L	B	L	T	K	S
M	E	F	U	D	U	W	T	C	E	T	X	T	H	W	N	E	L	A	J
S	B	L	X	R	X	E	D	R	X	G	Ä	P	F	K	H	U	U	E	H
G	U	E	Z	U	Y	L	B	I	A	R	N	Q	Y	T	U	E	R	P	F
N	T	X	M	C	D	U	F	S	E	C	D	A	A	K	R	H	L	N	U
U	L	H	X	K	A	O	B	G	G	F	H	K	Z	S	Z	A	O	V	X
M	E	A	H	M	U	V	G	A	X	N	G	E	T	L	R	G	S	X	X
T	D	M	P	E	Z	U	I	Z	N	U	U	O	A	Y	L	G	Y	I	D
A	E	M	N	S	A	V	T	X	A	D	F	M	N	L	K	I	Z	N	N
E	U	E	Q	S	F	G	N	S	K	F	X	G	T	K	T	T	G	C	Z
B	G	R	B	G	B	K	B	N	F	A	O	G	B	A	B	U	Z	A	A
D	A	A	W	E	C	A	Z	L	K	S	X	O	Z	Q	E	Y	B	W	M
F	S	U	R	R	U	H	A	Z	K	Z	N	G	K	T	H	B	Y	E	T
U	B	J	O	Ä	E	S	W	O	S	T	E	T	H	O	S	K	O	P	N
M	B	S	M	T	C	X	P	E	T	N	E	M	A	K	I	D	E	M	Y
T	K	M	O	H	Z	S	V	Z	T	T	B	O	L	P	Y	U	G	A	H
E	C	P	E	J	R	V	E	V	A	P	I	W	R	V	M	I	R	T	X

8. Lösen Sie das Kreuzworträtsel zu den wichtigsten Fachbegriffen aus dem Bereich Notfälle.

Waagerecht

5. Fachbegriff für Bluthochdruck
7. Abkürzung für kardio-pulmonale Reanimation
8. Fachbegriff für Schlaganfall
9. Blaufärbung der Haut durch Sauerstoffmangel
10. Fachbegriff für Herzinfarkt
11. Hilfsgerät zur Beatmung eines Patienten mit Atemstillstand
12. stromabgebendes Gerät zur Therapie von Kammerflimmern

Senkrecht

1. Verbandsmaßnahme bei arterieller Blutung
2. Fachbegriff für die Schwellung des Gehirns
3. Fachbegriff für die Herz-Lungen-Wiederbelebung
4. Fachbegriff für die Herzdruckmassage
6. Fachbegriff für „Beatmungsschlauch"

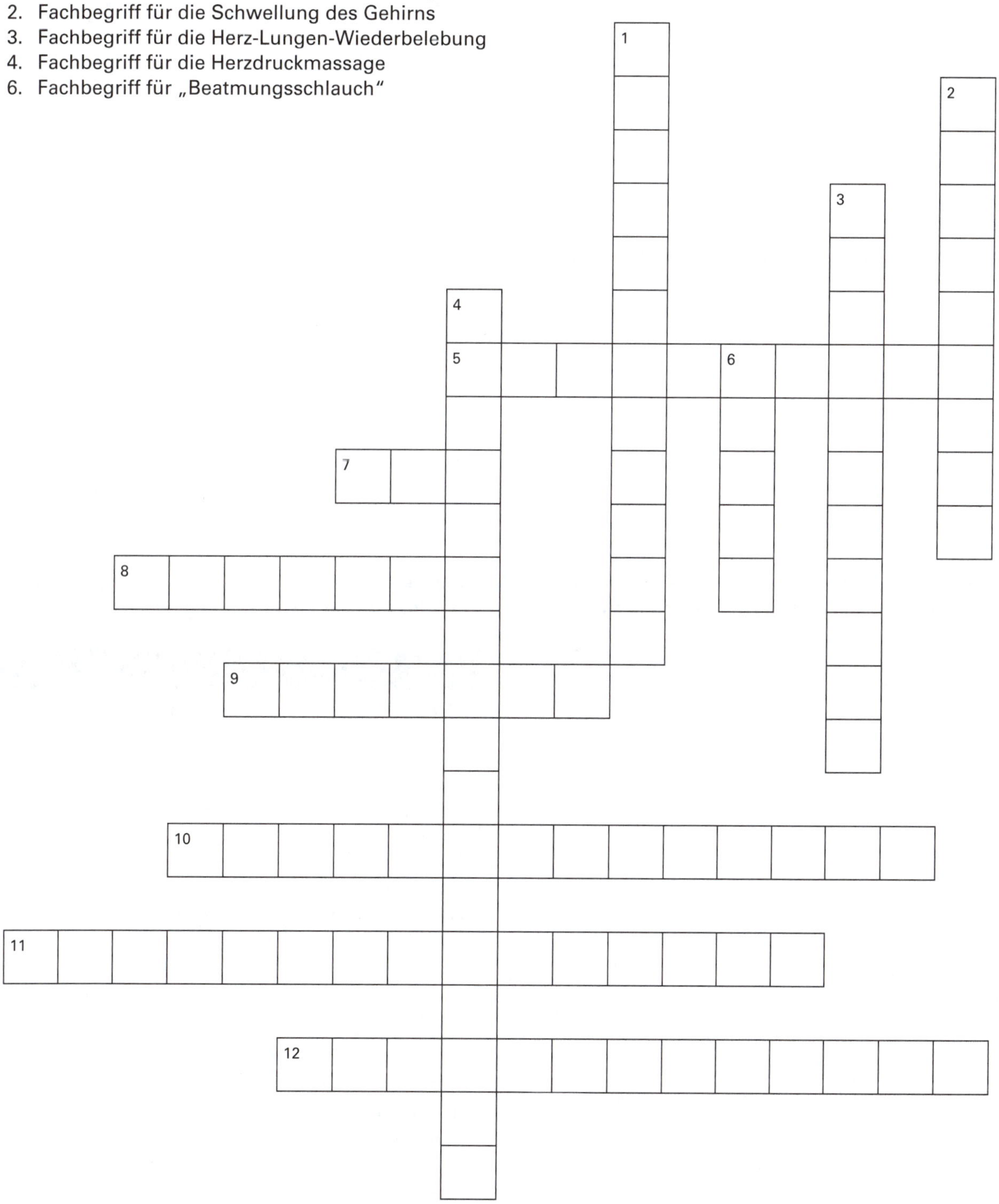

	Lernfeld 8: Patienten bei diagnostischen und therapeutischen Maßnahmen der Erkrankungen des Urogenitalsystems begleiten	
EUROPA LEHRMITTEL	1 Aufbau, Funktion und Krankheiten der Harnorgane	Datum:

1. Am Vormittag betritt die 28-jährige Frau Schmidt Ihre Praxis. Sie ist im 5. Monat schwanger und klagt über brennende Schmerzen beim Wasserlassen sowie über häufigen Harndrang. Sie berichtet, dass sie vor einem halben Jahr ähnliche Beschwerden hatte. Der Arzt habe ihr damals ein Antibiotikum verschrieben, damit die Infektion nicht „aufsteigt". Nun hat sie Angst, dass sie wieder an einer Infektion leidet.

a) An welche Erkrankung denken Sie im obigen Fall?

___

b) Welche Untersuchungen eignen sich, um die Diagnose zu sichern?

- ___

  ___
- ___
- ___

  ___

c) Der Arzt verschreibt Frau Schmidt ein Antibiotikum, welches in der Schwangerschaft verträglich ist. Was würden Sie ihr darüber hinaus zur Vorbeugung wiederkehrender Infektionen raten?

- ___

  ___
- ___

  ___
- ___

2. Das Bild zeigt eine Übersicht über die Harnorgane. Malen Sie die genannten Organe und Gefäße in den angegebenen Farben aus und markieren Sie die Fließrichtung des Blutes und des Harns mit Pfeilen.

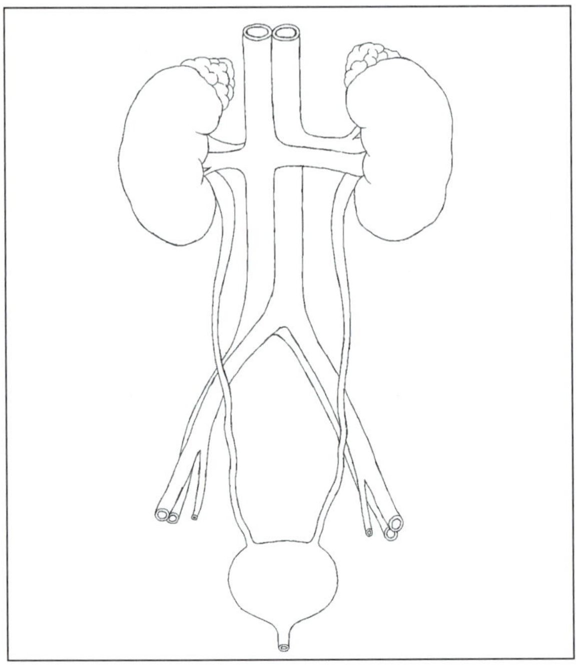

Organ	Farbe
Nieren	braun
Nebennieren	grün
Bauchaorta und Nierenarterien	rot
untere Hohlvene und Nierenvenen	blau
Harnleiter, Harnblase und Harnröhre	gelb

3. Was bedeutet „aufsteigender" Infekt?

4. Warum erkranken Frauen häufiger an einer Blasenentzündung als Männer?

5. Bearbeiten Sie die folgenden Aufgaben zur Niere.

a) Beschreiben Sie die Lage der Nieren im Körperinneren.

b) Wie werden die Nieren mit Blut versorgt?

6. Das Bild zeigt den makroskopischen Aufbau der Niere. Beschriften Sie die gekennzeichneten Strukturen.

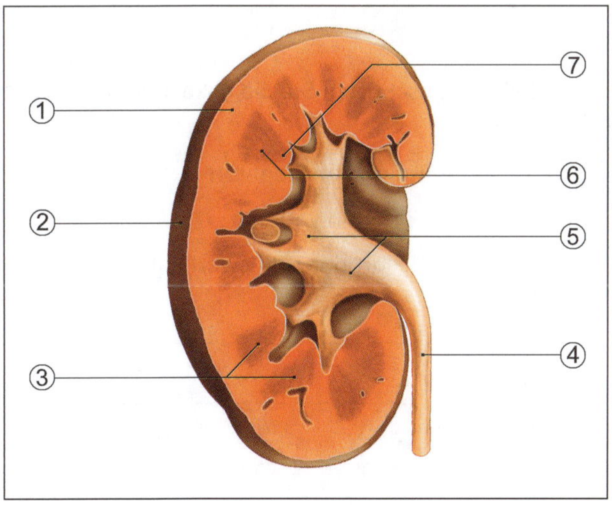

1

2

3

4

5

6

7

7. Welche drei Nierenanteile erkennt man mit bloßem Auge, wenn man eine Niere der Länge nach durchschneidet?

-
-
-

EUROPA LEHRMITTEL	Lernfeld 8: Patienten bei diagnostischen und therapeutischen Maßnahmen der Erkrankungen des Urogenitalsystems begleiten	
	1 Aufbau, Funktion und Krankheiten der Harnorgane	Datum:

8. Ergänzen Sie im folgenden Lückentext zum mikroskopischen Aufbau der Nierenrinde und zur Bildung des Primärharns die fehlenden Begriffe.

Die kleinste Funktionseinheit der Niere ist das ______________, welches aus einem ______________________ und ________________________ besteht. In der Nierenrinde befinden sich ca. eine Million Nierenkörperchen. Jedes besteht aus einem ___________________: eine Ansammlung von Kapillarschlingen, die von einer Kapsel umgeben wird. Diese Kapsel wird als _______________________ bezeichnet. Die Kapillarwände und die Kapsel bilden einen _____________, durch den das Blut aus dem Kapillarknäuel gepresst wird. Größere Bestandteile wie _________________ und ________________ passen nicht durch die Filterporen, während viele im Blut gelösten Stoffe wie _______________ oder Aminosäuren hindurch gelassen werden. Die filtrierte Flüssigkeit heißt ___________________.

9. In der folgenden Grafik fehlen einige Begriffe. Vervollständigen Sie die Abbildung, indem Sie die fehlenden Worte ergänzen.

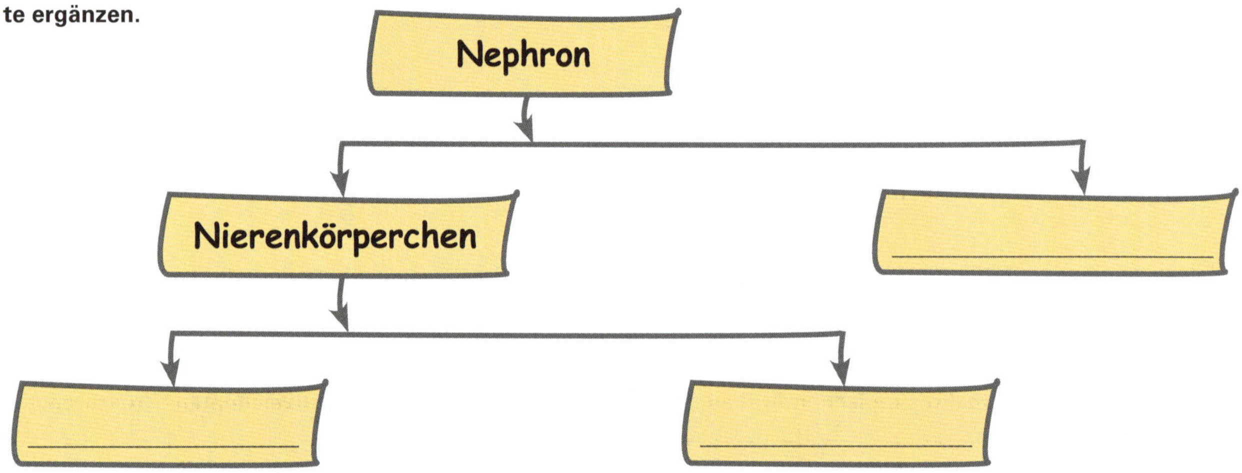

10. Das Bild zeigt schematisch den mikroskopischen Aufbau der Niere. Beschriften Sie die gekennzeichneten Strukturen und benennen Sie die Stoffe bei den Vorgängen 2 und 3.

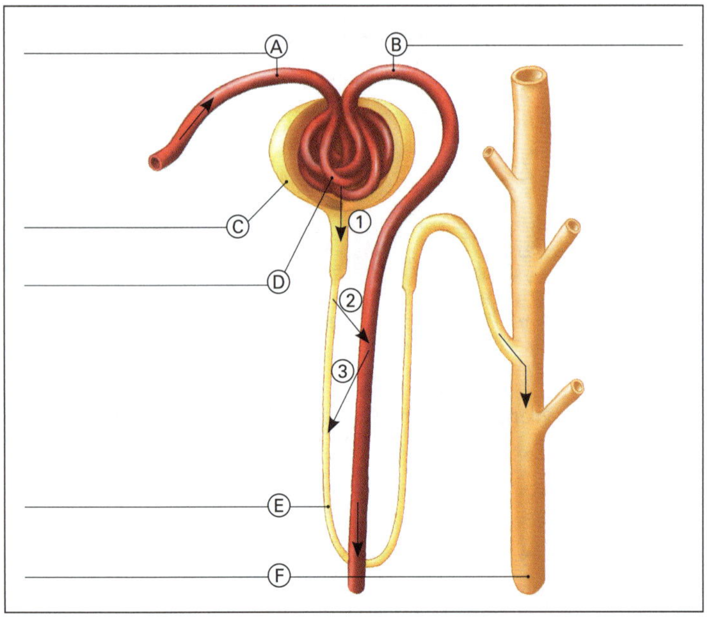

Vorgänge im Nephron

① Filtration von Blut

② Resorption von „wertvollen" Substanzen:

- ______________________
- ______________________
- ______________________
- ______________________

③ Sekretion von harnpflichtigen Substanzen:

- ______________________
- ______________________
- ______________________

11. Ordnen Sie die aufgeführten Mengenangaben A–C (Durchschnittswerte pro Tag) den physiologischen Vorgängen 1–3 richtig zu, indem Sie Pfeile ziehen.

1	Bildung von Primärharn	**A**	1500 Liter
2	Blutdurchfluss durch die Nieren	**B**	150 Liter
3	Bildung von Sekundärharn	**C**	1,5 Liter

12. Nennen Sie die Funktionen der Nieren.

-
-
-
-
-

13. Beschreiben Sie den Weg des Harns durch die Harnorgane, indem Sie die Abschnitte in die richtige Reihenfolge bringen.

A: Harnblase (Vesica urinaria), B: Niere (Ren, Nephros), C: Harnröhre (Urethra), D: Harnleiter (Ureter), E: Nierenbecken (Pyelon renalis)

Richtige Reihenfolge (Buchstaben): ____________________

14. Ergänzen Sie in der Tabelle die fehlenden Organe/Strukturen und deren Aufgaben.

	Harnorgane bzw. zugehörige Strukturen	Aufgabe
1		versorgt die Niere mit zu reinigendem Blut und ernährt sie
2		Bildung des Primärharns durch Filtration des Blutes
3	Nierenvene	
4		Bildung des Sekundärharns aus Primärharn durch Rückresorption von Wasser und Nährstoffen sowie Sekretion von harnpflichtigen Substanzen
5	Sammelrohre	
6	Nierenbecken	
7		leitet den Harn von der Niere zur Harnblase

EUROPA LEHRMITTEL	**Lernfeld 8: Patienten bei diagnostischen und therapeutischen Maßnahmen der Erkrankungen des Urogenitalsystems begleiten**	
	1 Aufbau, Funktion und Krankheiten der Harnorgane	Datum:

15. Ordnen Sie den Fachausdrücken 1–9 die passenden Erklärungen A–I zu, indem Sie Pfeile ziehen.

1	Dysurie	A	verminderte Harnausscheidung: weniger als 400 mL/Tag
2	Nykturie	B	Schmerzen beim Wasserlassen
3	Oligurie	C	nächtliches Wasserlassen
4	Anurie	D	weniger als 100 mL Harn/Tag
5	Polyurie	E	häufiger Harndrang mit Entleerung geringer Harnmengen
6	Pollakisurie	F	Blutbeimengung im Urin
7	Hämaturie	G	Proteinausscheidung im Urin
8	Proteinurie	H	Glukoseausscheidung im Urin
9	Glukosurie	I	vermehrte Harnausscheidung: mehr als 2,5 L/Tag

16. Ordnen Sie den Harnorganen die passende Krankheit aus den folgenden zu: Pyelonephritis, Zystitis, Niereninsuffizienz, Urethritis.

Organ(-teil)	Harnröhre	Harnblase	Nierenbecken	Nierengewebe
Erkrankung				

17. Lesen Sie den Text und bearbeiten Sie die nachfolgenden Aufgaben a) und b).

Dialyse
Die Zahl der Patienten, die an chronischer Niereninsuffizienz leiden, nimmt weltweit stetig zu. In jedem Jahr erkranken mehr Menschen an dieser lebensbedrohlichen Krankheit. Auch in Deutschland steigt die Zahl der dialysepflichtigen Patienten immer weiter an – derzeit sind es ca. 90 000. Zudem ist die Niereninsuffizienz nicht mehr nur ein gesundheitliches Problem. Die Krankheit und ihre Folgen verursachen jährliche Kosten in Milliardenhöhe, die die Gesellschaft tragen muss. Aus diesem Grund ist die Niereninsuffizienz mittlerweile zu einem brisanten Thema der Gesundheitspolitik geworden. Pro Dialysepatient wird jährlich mit Kosten von ca. 45.000 Euro gerechnet. Eine Alternative ist die Nierentransplantation, doch nach wie vor gibt es zu wenig Spenderorgane.

(Quelle der Zahlen: Deutsche Gesellschaft für Nephrologie, 2024)

Die Prävention von Nierenerkrankungen kann vielen Betroffenen die Nierenersatztherapie ersparen. Die entsprechenden Früherkennungsuntersuchungen können beim Hausarzt durchgeführt werden und sind weder teuer noch unangenehm.

a) Prävention ist daher von großer Bedeutung. Nennen Sie Maßnahmen zur Vorbeugung von Nierenerkrankungen.

- ______________________________

____
- ______________________________
- ______________________________
- ______________________________
- ______________________________

b) Eines der Symptome einer Niereninsuffizienz sind Ödeme (Flüssigkeitsansammlung im Gewebe). Welche weiteren Erkrankungen kennen Sie, bei denen Ödeme auftreten?

Generalisierte Ödeme (am ganzen Körper auftretend)	Lokale Ödeme
•	•
•	•
•	•
•	
	•

18. Lesen Sie den Text und bearbeiten Sie die folgenden Aufgabe.

„Nierensteinerkrankungen haben sich in den Industriestaaten zu einer Art Volkskrankheit entwickelt. Schätzungen zufolge leiden ca. 5-10 % aller Deutschen mindestens einmal in ihrem Leben an Nierensteinen. Ist bereits ein Nierenstein aufgetreten, beträgt das Risiko eines Rückfalls etwa 60 %. Dabei erkranken Männer 3-mal häufiger als Frauen."

(Quelle: Berufsverband Deutscher Internisten e. V., www.internisten-im-netz.de, 2024)

Mit einer angepassten Ernährung kann man vorbeugen. Beraten Sie einen Patienten, der zu Nierensteinen neigt. Kreisen Sie die Nahrungsmittel ein, die Sie empfehlen – streichen Sie diejenigen, von denen Sie abraten.

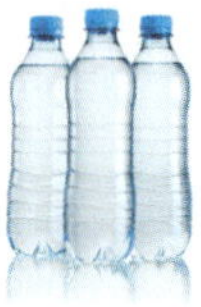
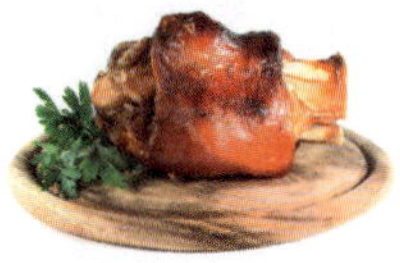
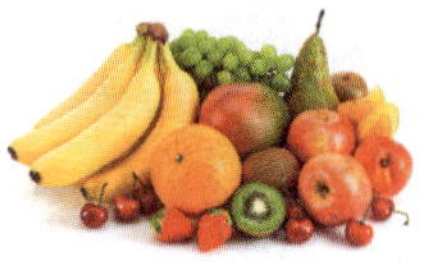
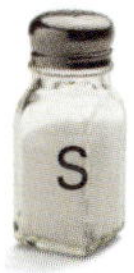

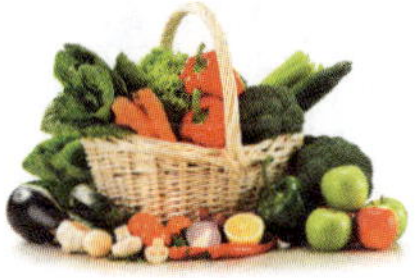
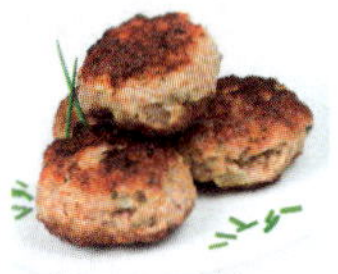

19. Lösen Sie das Kreuzworträtsel und finden Sie das Lösungswort.

a) Harnvergiftung
b) Wellenförmige, starke Schmerzen bei einem Steinleiden
c) Unwillkürlicher Harnabgang
d) Wellenförmige Bewegung glatter Muskelzellen in Hohlräumen
e) Medikamente, die die Harnausscheidung fördern
f) Entzündung der Nierenkörperchen
g) Eingeschränkte Funktion der Niere

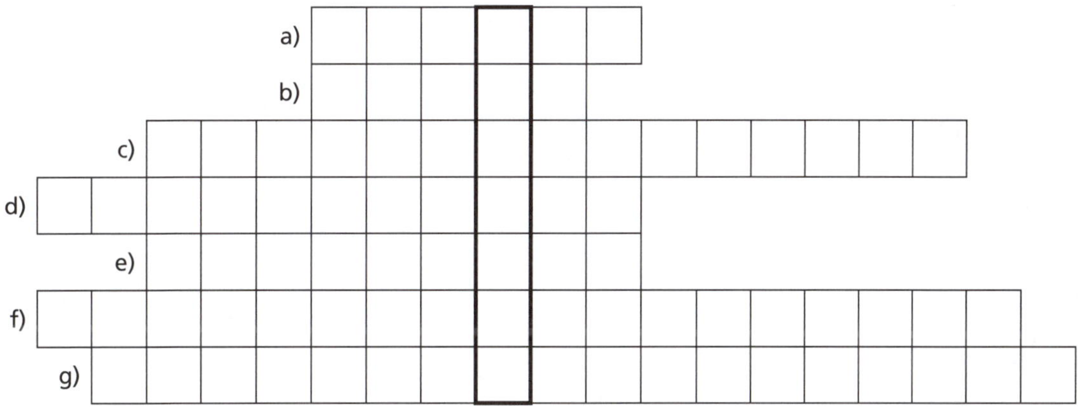

Lösungswort: ____________________ Bedeutung: ____________________

EUROPA LEHRMITTEL	**Lernfeld 8:** **Patienten bei diagnostischen und therapeutischen Maßnahmen der Erkrankungen des Urogenitalsystems begleiten**	
	1 Aufbau, Funktion und Krankheiten der Harnorgane	Datum:

20. Erklären bzw. übersetzen Sie die Fachausdrücke in der folgenden Vokabelliste.

Fachbegriff	Übersetzung bzw. Erklärung
Dialyse	
Glomeruläre Filtrationsrate (GFR)	
Glomerulonephritis	
Glomerulus	
Harninkontinenz	
Kolik	
Miktion	
Nephrolithiasis	
Nephron	
Nephros, Ren	
Niereninsuffizienz	
Nierenkarzinom	
Nierenversagen	
Pyelonephritis	
Pyelon renalis	
Rückresorption	
Urämie	
Ureter	
Urethra	
Urethritis	
Urolithiasis	
Vesica urinaria	
Zystitis	

EUROPA LEHRMITTEL	**Lernfeld 8: Patienten bei diagnostischen und therapeutischen Maßnahmen der Erkrankungen des Urogenitalsystems begleiten**	
	2 Harndiagnostik	Datum:

1. **Frau Bergmann (geboren 1973), eine langjährige Patientin, die wegen ihrer Blutzuckerkrankheit in Behandlung ist, sucht am Montagvormittag unangemeldet Ihre Praxis auf. Sie klagt über Schmerzen beim Wasserlassen und dass sie wegen geringen Mengen Harns seit zwei Tagen ständig die Toilette aufsuchen müsse. Der Arzt ordnet die Untersuchung des Harns an. Frau Bergman lässt spontan ca. 20 mL Mittelstrahlurin für die Teststreifenuntersuchung.**

a) Beim Öffnen des Bechers fällt Ihnen ein ekelerregend süßlicher Geruch des weißlich trüben Urins auf. Worauf sind die Farbe bzw. die Trübung und der auffällige Geruch zurückzuführen?

Farbe und Trübung: ______________________________

Geruch: ______________________________

b) Für die Teststreifenuntersuchung notieren Sie sich die einzelnen Schritte der Durchführung und bringen sie anschließend in die richtige Reihenfolge.

E Teststreifen aus der Teststreifenhülse (bzw. Dose) entnehmen und diese sofort wieder verschließen. Testfelder kontrollieren, ob nicht schon vor der Untersuchung Farbreaktionen stattgefunden haben.

S Farbe der Reaktionsfelder mit denen auf der Teststreifenhülse vergleichen.

H Seitliche Teststreifenkante am Harngefäß abstreifen.

T Vorgeschriebene Reaktionszeit einhalten.

C Teststreifen kurz (ca. 1 Sekunde) in den Urin tauchen.

O Ergebnisse entsprechend den Vorgaben auf der Teststreifenhülse als qualitative oder semiquantitative Angaben notieren.

R Frisch gewonnen, maximal zwei Stunden alten Mittelstrahlurin mischen.

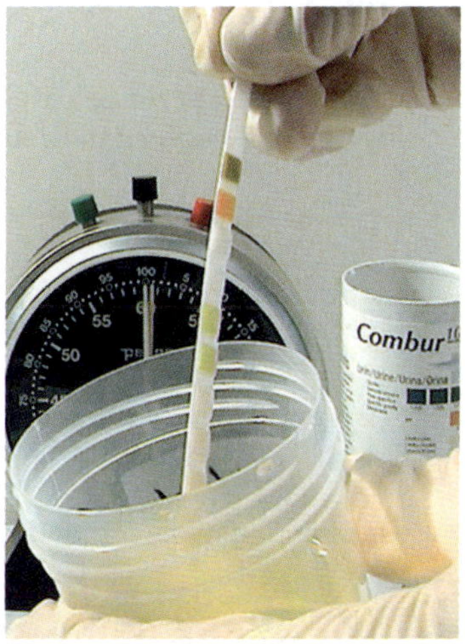

Lösung: ☐☐☐☐☐ ☐☐

c) Vergleichen Sie die Farben des hier abgebildeten Teststreifens mit denen der Teststreifendose, notieren Sie die Ergebnisse und interpretieren Sie die pathologischen Ergebnisse.

Parameter	Ergebnis	Interpretation
Spez. Gewicht		
pH		
Leuko		
Nitrit		
Eiweiß		
Glukose		
Keton		
Urobilinogen		
Bilirubin		
Ery		
Hb		

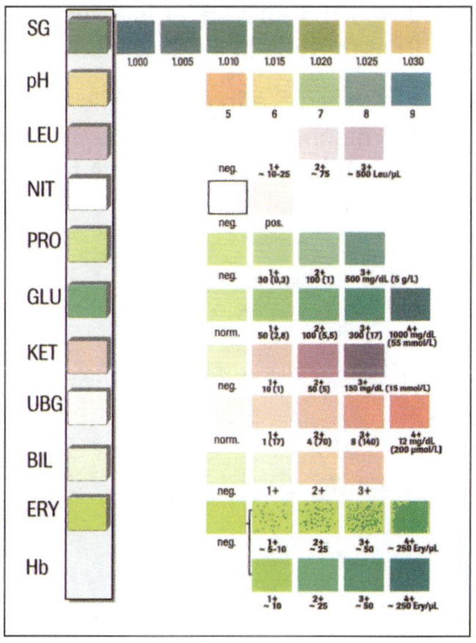

2. Zur Auswertung eines Harnsediments müssen Sie das Mikroskop richtig bedienen können. Ordnen Sie der Ziffer des Mikroskopteils aus der Abbildung den Buchstaben der entsprechenden Funktion zu.

	Funktion
E	• vergrößern das Objekt unterschiedlich stark
V	• bewegen das Objekt auf dem Kreuztisch in der horizontalen Ebene
R	• dem Auge zugewandtes Linsensystem • vergrößert das Bild des Objektes
L	• trägt das Objekt
E	• dienen zur Scharfeinstellung des Präparates • bewegen den Kreuztisch in vertikaler Richtung
O	• bündelt das Licht
R	• reguliert die Helligkeit
V	• regelt den Kontrast

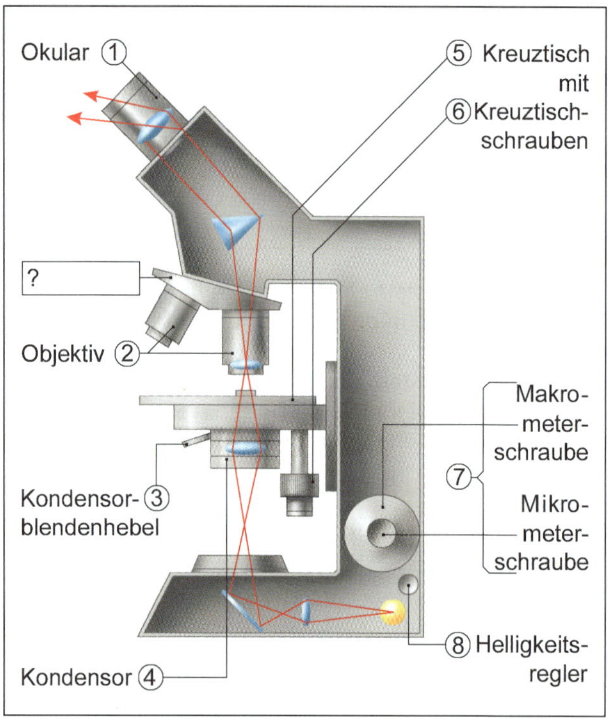

Das Lösungswort ergibt das mit dem Fragezeichen versehene Teil des Mikroskops.

①	②	③	④	⑤	⑥	⑦	⑧

3. Ihre erfahrene Kollegin zeigt Ihnen im Mikroskop ein Harnsediment, das sie gerade erstellt hat und skizziert die Bestandteile in einer Zeichnung.

- Tragen Sie in die Tabelle die Namen und Mengen der Bestandteile ein.
- Entscheiden Sie, ob die Bestandteile in dieser Menge normal (n) oder pathologisch (p) sind.
- Geben Sie eine Ursache für das Auftreten der als pathologisch angesehenen Bestandteile an.

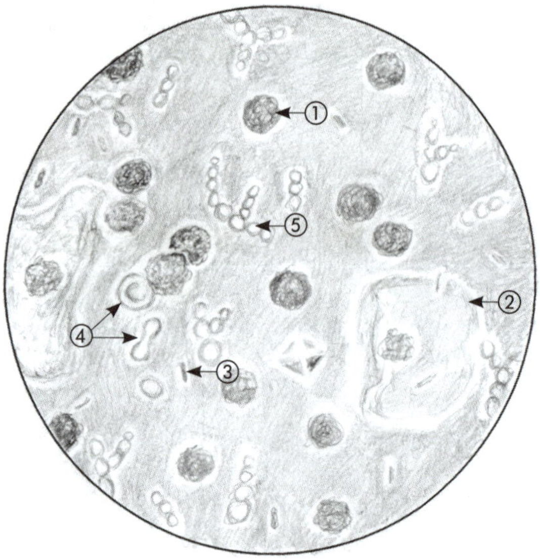

	Menge/Name	n/p	Mögliche Ursache
①			
②			
③			
④			
⑤			

4. Wegen der pathologischen Teststreifenergebnisse bei der Untersuchung eines Mittelstrahlurins von Frau Bergmann soll das Harnsediment untersucht werden. Ihre Kollegin hat die Untersuchung gerade in der Schule durchgenommen und beschreibt Ihnen, wie sie vorgehen würde:

1	„Zuerst mische ich den Harn und fülle ein spitzes Zentrifugenröhrchen halb voll, denn den restlichen Harn brauchen wir ja vielleicht noch für weitere Untersuchungen.
2	Dann stelle ich das Röhrchen in die Zentrifuge. Auf der gegenüberliegenden Seite stelle ich zum Austarieren ein ebenso volles Zentrifugenröhrchen mit Wasser hinein und zentrifugiere beide Röhrchen 10 Minuten bei 2000 *g*.
3	Anschließend kippe ich so ungefähr die Hälfte des überstehenden Harns weg. Dann mische ich das Sediment mit dem restlichen Harn.
4	Von dem Gemisch gebe ich mit einer Kolbenhubpipette 20 µL auf einen Objektträger und drücke ein sauber geputztes geschliffenes Deckglas drauf.
5	Den Objektträger lege ich auf den Kreuztisch des Mikroskops. Ich blende an der Kondensorblende auf, weil man ja viel Licht braucht zum Mikroskopieren und suche anschließend mit dem Objektiv 40:1 die Ebene.
6	Dann werte ich ein Blickfeld aus. Fertig."

Sie haben Ihre Zweifel, ob das in der Schule so unterrichtet wurde und stellen zusammen mit Ihrer Kollegin die falsche Vorgehensweise der richtigen gegenüber.

	Falsche Vorgehensweisen	Richtige Vorgehensweisen
1	•	•
2	•	•
3	•	•
4	• •	• •
5	• •	• •
6	•	•

5. Ihre Kollegin hat in der Schule gerade den Micral®-Test durchgenommen und fragt Sie, ob sie den Test mit dem Harn der Patientin, Frau Mewes, durchführen soll. Frau Mewes zähle ja als Diabetikerin zur Zielgruppe. Der Teststreifentest ergab im spontan gewonnenen MIttelstrahlurin ca. 500 Leuko/µL und sonst nur normale Ergebnisse.

a) Sie antworten mit ____________ und begründen Ihre Entscheidung wie folgt:

- ______________________________
- ______________________________

b) Um die beiden Teststreifentests auf Eiweiß und Albumin nicht durcheinanderzubringen, legen Sie zusammen mit einer erfahrenen Kollegin eine Tabelle mit einer Gegenüberstellung der beiden Tests an.

Gegenüberstellung	Eiweiß: neg. ~30 ~100 ~500 mg/dL	Albumin: neg. ~20 ~50 ~100 mg/L
Testprinzip		
Testdurchführung	• ______ • ______ • ______	• ______ • ______ • ______
Nachweisgrenze		
Fachbegriff für pathologisches Ergebnis		
Lagertemperatur der Teststreifen		

6. Bearbeiten Sie die folgenden Aufgaben zur Keimzahlbestimmung.

a) Ergänzen Sie die Hinweise zur Erzielung optimaler Ergebnisse bei der Keimzahlbestimmung im folgenden Lückentext.

Die Harngewinnung sollte ______ bzw. ______ Stunden nach der letzten Gabe eines ______ durchgeführt werden. Außerdem sollte der Harn nach einer ______ von mindestens ______ Stunden in der Blase gewonnen werden. Geeignet ist ______, der als ______ ______ gewonnen wurde. Der Patient sollte besonders sorgfältig hinsichtlich der Hygienebedingungen bei der ______ des Harns vorgehen. Der Harn muss in einem ______ Gefäß aufgefangen werden, das keinesfalls ______ werden darf. Kann der Urin nicht sofort weiterverarbeitet werden, muss er im ______ gelagert werden, um ein ______ zu vermeiden.

b) Nennen Sie mindesten sechs Punkte, die Sie bei der Durchführung der Keimzahlbestimmung beachten müssen.

- ______
- ______
- ______
- ______
- ______
- ______

7. Frau Ucar bringt Ihren Urin morgens in die Praxis. Sie hatte vor einer Woche einen massiven Harnwegsinfekt, der mit einem Antibiotikum behandelt wurde. Nun sollte noch einmal die Keimzahlbestimmung durchgeführt werden. Frau Ucar klagt, sie hätte immer noch Beschwerden und die Pillen würden nicht richtig wirken, die nehme sie nun nicht weiter ein. Sie rechnen nach und stellen fest, dass die zehn Tabletten, die Frau Ucar verordnet bekam und von denen sie täglich zwei nehmen sollte, längst aufgebraucht sein müssten. Auf Ihre Nachfrage stellt sich heraus, dass Frau Ucar die Tabletten geteilt und morgens und abends nur eine halbe Tablette eingenommen hat, weil diese so groß waren. Am nächsten Tag lesen Sie das Ergebnis der Keimzahlbestimmung ab. Auf dem CLED-Nährboden sind 10^3 Keime/mL Harn gewachsen und auf dem MacKonkey-Nährboden gar keine.

a) Welcher Nährboden dient zur Bestimmung der Gesamtkeimzahl? ______________________

b) Beurteilen Sie das Ergebnis. ______________________________________.

c) Wie ist das Ergebnis der Keimzahlbestimmung unter Berücksichtigung der Angaben von Frau Ucar zu beurteilen?

____

____

8. Lösen Sie das Kreuzworträtsel zu Harnuntersuchungen.

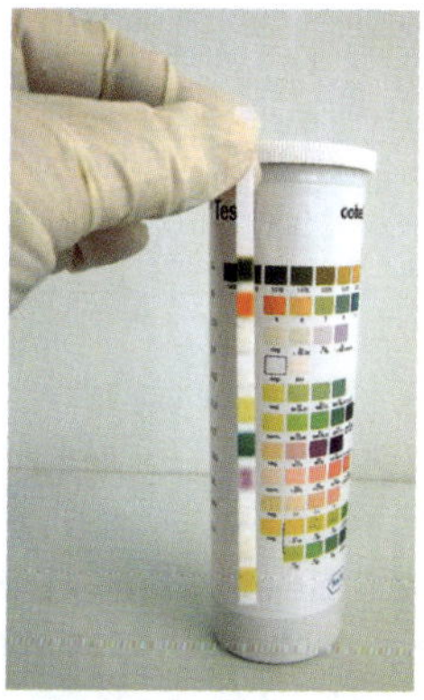

a) Urin, der mittels einer in die Harnröhre eingeführten Einmalkunststoffröhre gewonnen wird
b) Urin, den man für die Konzentrationsbestimmung bestimmter Stoffwechselprodukte benötigt
c) Ursache für eine pathologische rötliche Trübung des Urins
d) Urin, der nur vom Arzt gewonnen werden darf
e) Kann durch Nahrungsmittel wie Spargel und Apfelsaft, aber auch durch Krankheiten verändert werden
f) Erster Urin nach der Nachtruhe
g) Stoff, der wegen der Größe seiner Moleküle in der Niere nicht filtriert werden kann
h) Untersuchungsart bei der bestimmt wird, ob ein Stoff vorhanden ist oder nicht
i) Harnfarbe, die durch vermehrte Bilirubinausscheidung verursacht wird
j) Stoff, der bei der trockenchemischen Teststreifenuntersuchung seine Farbe ändert
k) Ursache für eine pathologische weißliche Trübung des Harns
l) Stoff, der von harnpathogenen Keimen gebildet wird
m) hängt ab von der Nahrungs-/Flüssigkeitsaufnahme und der Flüssigkeitsabgabe durch Atmung, Schweiß und Stuhl

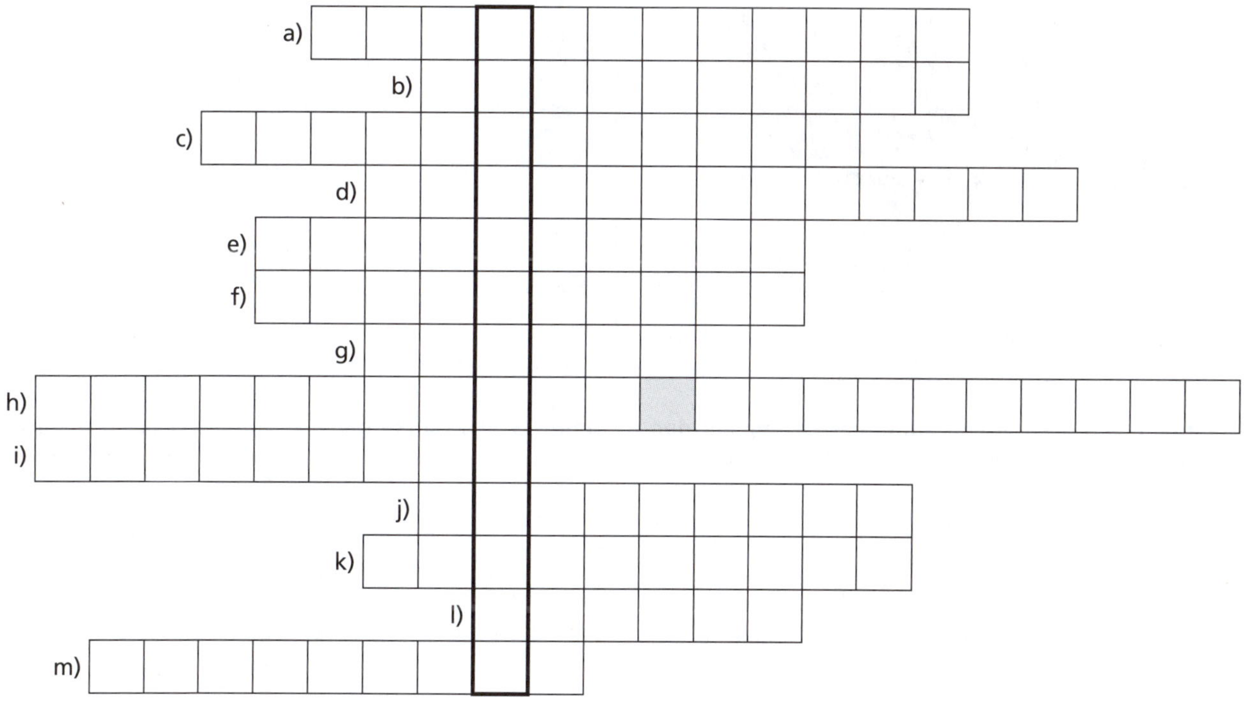

Lösungswort: ______________________________

EUROPA LEHRMITTEL	**Lernfeld 8: Patienten bei diagnostischen und therapeutischen Maßnahmen der Erkrankungen des Urogenitalsystems begleiten**	
	3 Weibliche Geschlechtsorgane	Datum:

1. **Die 20-jährige Lena Küppers kommt zur Kontrolluntersuchung in die gynäkologische Praxis. Im Anamnesegespräch berichtet sie, dass sie seit einem Jahr die „Pille" einnimmt und damit gut zurechtkommt. Sie messen den Blutdruck bei der Patientin. Der Arzt informiert die Patientin auch über die Möglichkeit der Krebsfrüherkennungsuntersuchung. Er bittet Sie als angehende MFA, bei der gynäkologischen Untersuchung zu assistieren.**

a) Welche Organe werden bei der orientierenden gynäkologischen Untersuchung betrachtet?

- ______________________________
- ______________________________
- ______________________________

b) An welchem Teil der Geschlechtsorgane werden Zellabstriche zur Krebsfrüherkennung entnommen?

____

Um Veränderungen an den inneren Geschlechtsorganen (Eierstöcken und Gebärmutter) auszuschließen, führt der Arzt außerdem eine gynäkologische Tastuntersuchung des Unterleibs durch.

c) Sollte eine weitergehende Untersuchung dieser Organe notwendig sein, geschieht dies durch...

____

?! d) Warum wird der Blutdruck gemessen?

____

____

____

2. **Beschriften Sie die auf dem Bild dargestellten und nummerierten weiblichen Geschlechtsorgane mit den deutschen und lateinischen Fachbegriffen. Nutzen Sie dazu die Tabelle.**

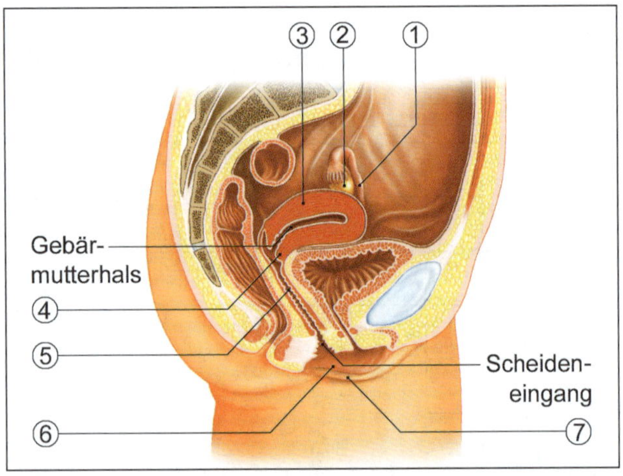

	Deutsche Bezeichnung	Fachbegriff
1		
2		
3		
4		
5		
6		
7		

3. **Ordnen Sie die folgend aufgeführten Organe den inneren und den äußeren Geschlechtsorganen zu.**

Vagina *Uterus* *Tube* *Labien* *Klitoris* *Ovar*

Innere Geschlechtsorgane	Äußere Geschlechtsorgane
______________	______________
______________	______________
______________	
______________	

4. Bearbeiten Sie die folgenden Aufgaben zum Aufbau der Gebärmutter.

a) Welche Abschnitte werden bei der Gebärmutter unterschieden? Beschriften Sie die Abbildung mit den deutschen und lateinischen Fachbegriffen.

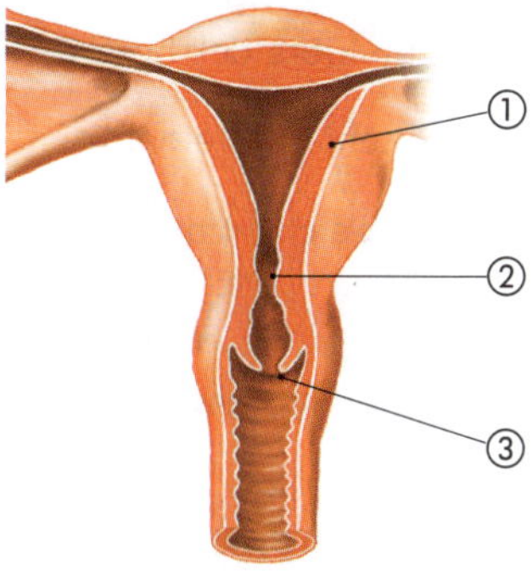

① ______________________________

② ______________________________

③ ______________________________

b) Ergänzen Sie den folgenden Lückentext zur Gebärmutter.

Die Gebärmutter ist ein birnenförmiges Hohlorgan mit einer zweischichtigen Wand. Die innere Schicht besteht aus Schleimhaut (______________). Diese verändert sich unter dem Einfluss der Hormone ______________ und ______________ während des Menstruationszyklus so, dass sich eine befruchtete Eizelle einnisten kann und mit Nährstoffen versorgt wird. Die äußere Schicht besteht aus glatter Muskulatur (______________). Bei der Geburt kontrahieren sich die Zellen des Myometriums. Diese Kontraktionen werden ______________ genannt. Das untere schmale Drittel der Gebärmutter ist der ______________. Er ragt mit dem ______________ in die Scheide hinein. Von hier aus kann in der gynäkologischen Untersuchung ein ______________ vorgenommen werden. In der anschließenden zytologischen Untersuchung können bösartige Veränderungen frühzeitig entdeckt werden.

5. Ordnen Sie den Organen die passenden Aussagen zu.

Eizellreifung · *Hormonproduktion* · *Wehentätigkeit* · *Eizelltransport* · *Ort der Befruchtung* · *Einnistung und Heranreifung der befruchteten Eizelle* · *bildet den Geburtskanal* · *Versorgung des Ungeborenen* · *Aufnahme der Spermien*

Eierstöcke (Ovarien)

- ______________________________
- ______________________________

Eileiter (Tuba uterina)

- ______________________________
- ______________________________

Gebärmutter (Uterus)

- ______________________________
  ____
- ______________________________
- ______________________________

Scheide (Vagina)

- ______________________________
  ____
- ______________________________
  ____

EUROPA LEHRMITTEL	Lernfeld 8: Patienten bei diagnostischen und therapeutischen Maßnahmen der Erkrankungen des Urogenitalsystems begleiten	
	3 Weibliche Geschlechtsorgane	Datum:

6. Bearbeiten Sie die folgenden Aufgaben zum Menstruationszyklus.

a) Veränderungen im Eierstock: Ergänzen Sie den Lückentext mithilfe der Abbildung.

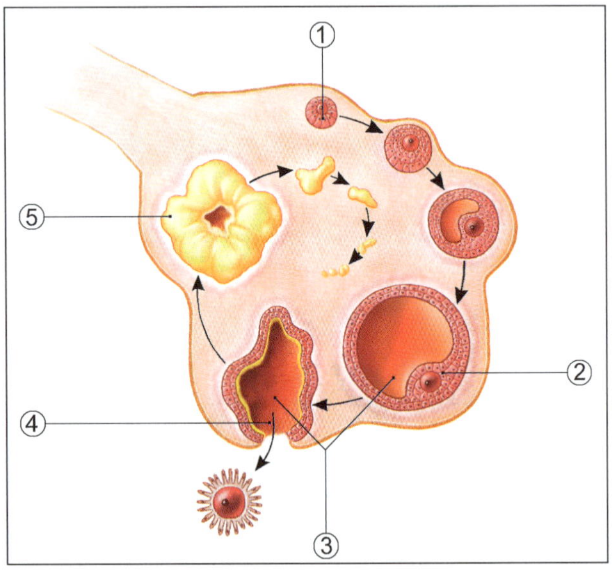

① Zu Beginn eines jeden Zyklus reift eine neue ______________ im Eierstock heran.

② Die Eizellreifung geschieht in einem ______________, der heranwächst und sich an die Oberfläche des Eierstocks schiebt.

③ Die Versorgung der Eizelle erfolgt über die in der ______________ befindlichen Nährstoffe.

④ In der Zyklusmitte kommt es zum ______________.

⑤ Der leere Follikel wandelt sich in den ______________ ______________ um. Dieser produziert Gestagen, welches am Endometrium im Uterus wirkt.

b) Veränderungen an der Gebärmutter: Ergänzen Sie in der Tabelle die fehlenden Fachbegriffe für die Zyklusphasen sowie die entsprechenden Hormone.

Zyklusphase	Erklärung
______________	Die obersten Schichten des Endometriums werden abgestoßen.
______________ relevantes Hormon: ______________	Die Gebärmutterschleimhaut wird wieder aufgebaut.
______________ relevantes Hormon: ______________	In der zweiten Zyklushälfte reifen Drüsen der Gebärmutterschleimhaut aus, welche nahrhafte Sekrete produzieren.

7. Ordnen Sie den Fachausdrücken 1–4 jeweils die passende Erklärung A–D zu, indem Sie Pfeile ziehen.

1	Menarche	A	letzte Regelblutung
2	Menopause	B	erste Regelblutung
3	Klimakterium	C	Zeit nach der letzten Regelblutung
4	Postmenopause	D	Wechseljahre

8. Berechnen Sie den voraussichtlichen Entbindungstermin nach der Naegele-Regel, wenn der erste Tag der letzten Menstruation der heutige Tag ist. Geben Sie dazu die einzelnen Rechenschritte an.

- ______________
- ______________
- ______________
- ______________

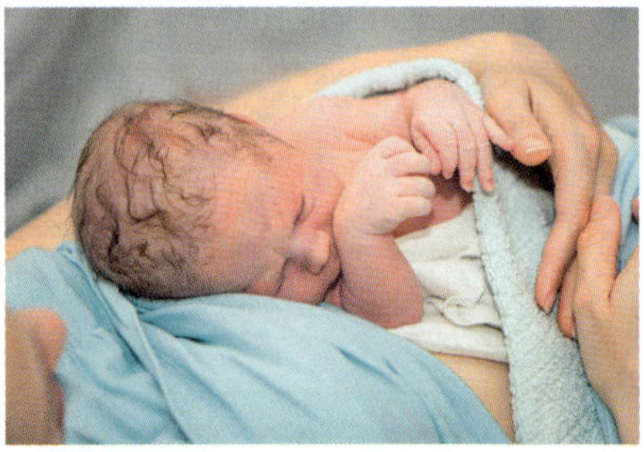

9. Ordnen Sie den Symptomen bzw. Aussagen zu, ob es sich um sichere (A) oder unsichere (B) Schwangerschaftszeichen handelt, und ergänzen Sie den letzten Satz.

Ausbleiben der Regelblutung		morgendliches Erbrechen	
Brustvergrößerung		Nachweis eines Embryos im Ultraschall	
Nachweis kindlicher Herztöne		rasche Zunahme des Bauchumfangs	

Der positive Schwangerschaftstest durch Nachweis des Hormons __________ im Urin macht eine Schwangerschaft sehr wahrscheinlich.

10. Ergänzen Sie im folgenden Text die fehlenden Fachbegriffe.

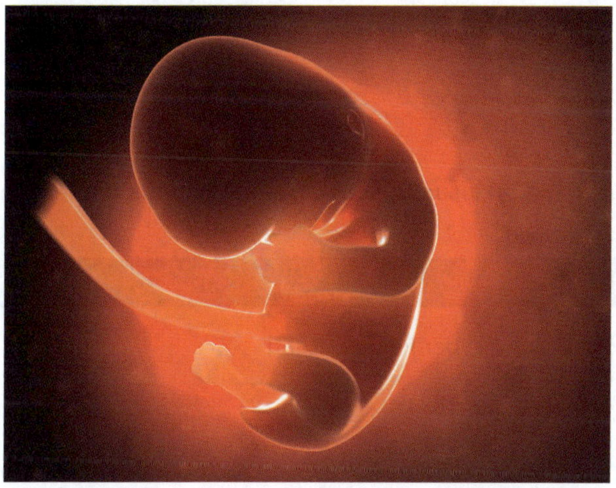

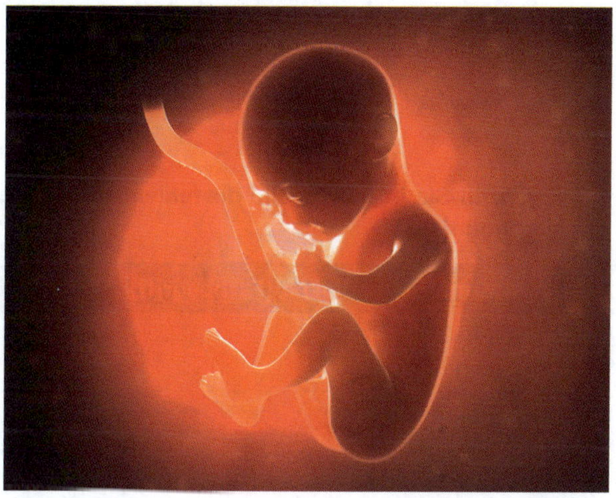

Im ersten Schwangerschaftsdrittel (1.–12. SSW, Fachbegriff: __________) werden die Organe des Kindes angelegt. In den ersten 8 Wochen ab der Befruchtung wird es __________ genannt (linkes Bild). Dieser entwickelt sich zum sogenannten __________ (rechtes Bild).

Je nach Entwicklungsstadium wirken sich pränatale Schädigungen unterschiedlich aus. Beispielsweise kann eine Rötelnerkrankung insbesondere das Ungeborene im 1. Trimenon tiefgreifend schädigen; hier spricht man von einer Röteln-__________, die schwere Fehlbildungen (Augen, Ohren, Herz) zur Folge haben kann. Erkrankungen durch Schädigungen ab dem 2. Trimenon nennt man __________. Die häufigste pränatale Schädigung ist mütterlicher Alkoholkonsum, der zum fetalen Alkoholsyndrom mit geistiger Behinderung und Fehlbildungen (Gesicht, Herz) führen kann.

11. Ordnen Sie den Aussagen die richtige Geburtsphase A, B oder C zu.

Ausstoßung der Plazenta	
Dehnung des Muttermundes	
Presswehen	
Blasensprung	
Geburt des Kindes	

Geburtsphasen	
A	Eröffnungsphase
B	Austreibungsphase
C	Nachgeburtsphase

EUROPA LEHRMITTEL	**Lernfeld 8: Patienten bei diagnostischen und therapeutischen Maßnahmen der Erkrankungen des Urogenitalsystems begleiten**	
	3 Weibliche Geschlechtsorgane	Datum:

12. Lösen Sie das Kreuzworträtsel zu Begriffen der Empfängnisverhütung.

a) anderer Begriff für Intrauterinpessar
b) Hormon in der „Pille danach"
c) Fachbegriff für Empfängnisverhütung
d) endgültige Methode der Empfängnisverhütung
e) häufige hormonelle Verhütungsmethode

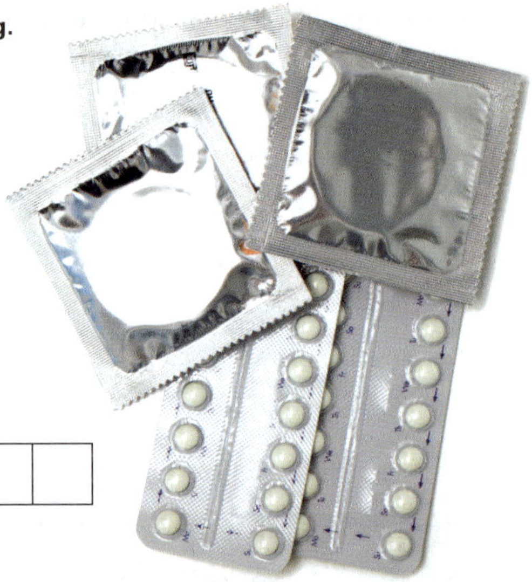

Lösungswort (Maß für die Sicherheit einer Verhütungsmethode): _______________-Index

13. Ergänzen Sie in der Tabelle die fehlenden Fachausdrücke für Zyklusunregelmäßigkeiten und die passenden Erklärungen.

Zyklusunregelmäßigkeit (Fachbegriff)	Erklärung
	Beschwerden bei der Regelblutung
Amenorrhö	
	verstärkte Menstruation
Hypomenorrhö	
Menorrhagie	
	Zwischenblutung zur Zeit des Eisprungs
	Symptome durch Hormonungleichgewicht am Zyklusende, z. B. Stimmungsschwankungen, Kopf- und Rückenschmerzen

14. Ordnen Sie den gutartigen Erkrankungen der weiblichen Geschlechtsorgane 1–4 die passenden Erklärungen A–D zu, indem Sie Pfeile ziehen.

1	Adnexitis	A	gutartige Wucherung der Gebärmuttermuskulatur
2	Kolpitis	B	Entzündung von Eileiter und Eierstock
3	Endometriose	C	Scheidenentzündung
4	Uterusmyom	D	Gebärmutterschleimhaut außerhalb der Gebärmutter

15. Ergänzen Sie den folgenden Lückentext zu malignen Tumoren der weiblichen Geschlechtsorgane.

a) Das ______________________ ist eine Krebsart, die vorwiegend bei älteren Frauen nach den Wechseljahren auftritt. Lagebedingt wird es durch Abstriche nicht entdeckt. Blutungen nach der ______________________ (letzte Regelblutung) sind ein wichtiges Symptom.

b) Das ______________________ tritt bevorzugt bei jüngeren Frauen ab dem 20. Lebensjahr auf. Die häufigste Ursache ist eine Infektion mit ____________________, die beim Geschlechtsverkehr übertragen werden. Es gibt keine ____________________, aber zwei Möglichkeiten der ________________: die ____________________ für Kinder ab 9 Jahren und die ______________________________ ab 20 Jahren mit dem ____________________, bei dem Krebsvorstufen frühzeitig erkannt werden können.

c) Das ______________________ tritt meist im mittleren und späteren Lebensalter auf. Wegen seiner versteckten Lage wird es oft erst entdeckt, wenn es sich im Bauchraum ausgebreitet hat oder bereits ______________________ in Nachbarorganen gebildet hat.

16. Lesen Sie den Text und bearbeiten Sie die nachfolgenden Aufgaben.

Tastuntersuchung
Selbstuntersuchung der Brust

„Die regelmäßige Selbstuntersuchung der Brust ist eine unkomplizierte Möglichkeit, um Brustkrebs oder andere Erkrankungen des Brustgewebes festzustellen. Es ist wichtig, dass Sie sich hierfür etwas Zeit nehmen und genau auf Ihren Körper achten. Es geht vor allem darum, dass Sie die unterschiedlichen Strukturen Ihrer Brust kennenlernen, um schließlich Veränderungen des Gewebes selbst beurteilen zu können.

Wann sollten Sie Ihre Brust untersuchen? Wenn Sie noch Menstruationsblutungen haben, ist der Zeitraum zwischen dem dritten und siebten Tag nach dem Einsetzen der Regelblutung besonders geeignet. Zu diesem Zeitpunkt ist die Brust relativ frei von hormonbedingten Gewebsverhärtungen. Die Brust verändert sich nämlich mit dem Zyklus bzw. unter dem Einfluss von weiblichen Hormonen. Außerdem haben Sie generell eine bessere Vergleichsmöglichkeit, um Veränderungen festzustellen, wenn Sie die Brust stets zu gleichen Zeitpunkten des Zyklus untersuchen. (…)“

(Quelle: Berufsverband der Frauenärzte e.V., www.frauenaerzte-im-netz.de, 2024)

a) Die Brust sollte demzufolge regelmäßig selbst untersucht werden, um Brustkrebs möglichst früh zu erkennen. Nennen Sie mindestens drei Hinweissymptome für Brustkrebs.

- ____
  ____
- ____
- ____

b) Welche weiteren medizinischen Untersuchungen sind bei einem auffälligen Tastbefund der Brust indiziert?

- ____
- ____
- ____

EUROPA LEHRMITTEL	**Lernfeld 8: Patienten bei diagnostischen und therapeutischen Maßnahmen der Erkrankungen des Urogenitalsystems begleiten**	
	3 Weibliche Geschlechtsorgane	Datum:

17. Welche Komplikation ist auf dem folgenden Bild dargestellt? Beschriften Sie die Abbildung.

____

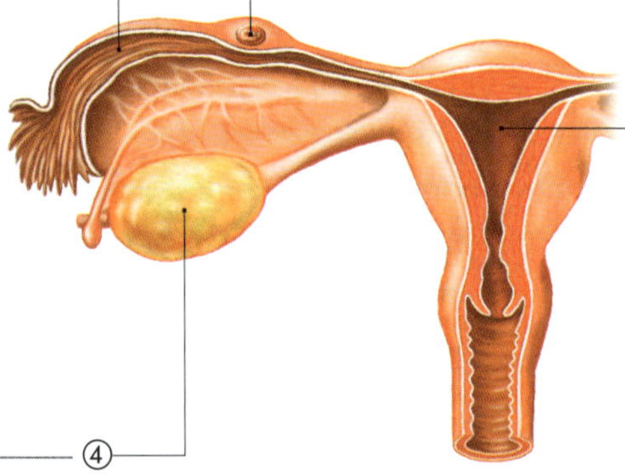

18. Warum ist Rauchen während der Schwangerschaft schädlich? Ergänzen Sie im folgenden Lückentext die fehlenden Begriffe.

Nikotin führt zu einer ______________ der Blutgefäße, auch in der Plazenta. Dadurch wird die Durchblutung der Plazenta herabgesetzt. Die Folge ist eine ungenügende Funktion des Mutterkuchens – der Fachbegriff dafür ist ______________. Das ungeborene Kind wird nicht mehr ausreichend mit Nährstoffen und ______________ versorgt. Es kann zu einer ______________ kommen oder zu Entwicklungsstörungen des Kindes in Form einer Unterentwicklung (Fachbegriff: ______________) oder Hirnleistungsschwäche. In extremen Fällen kann es zum ________ des Fetus kommen.

19. Nennen Sie die Symptome der Präeklampsie/EPH-Gestose.

- ______________________________
- ______________________________
- ______________________________

20. Erklären bzw. übersetzen Sie folgende Fachausdrücke zu vorzeitigem Schwangerschaftsende.

Fachbegriff	Übersetzung bzw. Erklärung
Abrasio/Kürettage	
Abort	
Frühgeburt	
Abruptio	

21. In Ihre Praxis kommen auch Paare mit Fruchtbarkeitsstörungen. Nennen Sie jeweils eine Ursache für Unfruchtbarkeit bei Frauen in den folgenden Bereichen.

- Ovar: ______________________________
- Tube: ______________________________
- Uterus: ______________________________

22. Erklären bzw. übersetzen Sie die Fachausdrücke in der folgenden Vokabelliste.

Fachbegriff	Übersetzung bzw. Erklärung
Adnexe	
Cervix uteri	
Corpus uteri	
Endometrium	
Follikel	
Gestagen	
Hymen	
Klitoris	
Labien	
Mamma	
Myometrium	
Östrogen	
Ovar (Plural: Ovarien)	
Ovulation	
Portio	
Tuba uterina, Tube (Plural: Tuben)	
Uterus	
Vagina	
Vulva	

EUROPA LEHRMITTEL	**Lernfeld 8: Patienten bei diagnostischen und therapeutischen Maßnahmen der Erkrankungen des Urogenitalsystems begleiten**	
	4 Männliche Geschlechtsorgane	Datum:

1. Herr Heine, 71 Jahre alt, kommt in Ihre urologische Praxis, da er zunehmend Schwierigkeiten beim Wasserlassen hat. Er berichtet dem Arzt, dass er häufig einen plötzlich auftretenden Harndrang hat, wobei er dann jeweils nur eine geringe Urinmenge ausscheidet, bei schwachem Harnstrahl. Besonders unangenehm sei, dass immer häufiger Urin in die Unterhose tropfe. Darüber hinaus stört ihn, dass er nachts mehrfach aufwacht, da er Wasser lassen muss. Schmerzen hat er keine.

a) Mit welchen Fachbegriffen lassen sich die Symptome des Patienten beschreiben?

- häufiger Harndrang mit Entleerung geringer Harnmengen: ______
- unwillkürlicher Urinabgang: ______
- vermehrtes nächtliches Wasserlassen: ______

b) Der Mittelstrahlurin zeigt einen unauffälligen Befund. Welche Untersuchung ist bei Herrn Heines Beschwerden im nächsten Schritt weiterführend?

______

c) Welche Materialien legen Sie als MFA für diese Untersuchung zurecht?

- ______
- ______

?! d) Der Arzt tastet eine vergrößerte Prostata mit knotiger Oberfläche. Welche beiden Untersuchungen sollten zur weiteren Abklärung folgen?

- ______
- ______

?! e) Der PSA-Wert ist stark erhöht. Wie kann nun geklärt werden, ob es sich um einen gutartigen oder bösartigen Tumor handelt?

______

2. Tragen Sie rechts die auf dem Bild dargestellten und nummerierten männlichen Geschlechtsorgane ein. Bei den mit einem Sternchen versehenen Nummern nennen Sie bitte auch den lateinischen Fachbegriff.

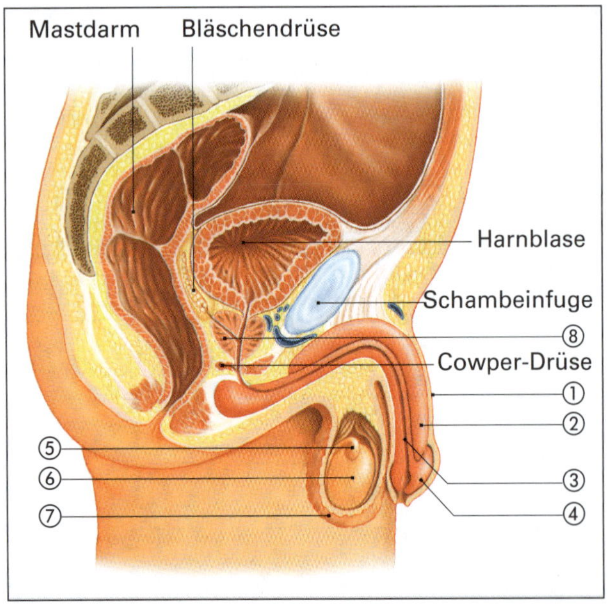

1 ______

2 ______

3* ______

4* ______

5* ______

6* ______

7* ______

8* ______

3. Ergänzen Sie in der Tabelle die fehlenden Organe und deren Aufgaben.

Organ	Funktionen
Hoden	• ______ ______ • ______ ______
______	Spermienspeicherung, Spermienreifung
Samenleiter	______ ______ ______
• ______ • ______ • ______	Produktion von Sekreten, die Bestandteile der Samenflüssigkeit sind, zur Versorgung der Spermien mit Nährstoffen und Verstärkung von deren Beweglichkeit
Penis (mit Schwellkörper, Eichel und Vorhaut)	• ______ ______ • ______ ______ ______ ______

4. Beschriften Sie die folgende Abbildung einer Samenzelle und geben Sie die Funktion der einzelnen Abschnitte an.

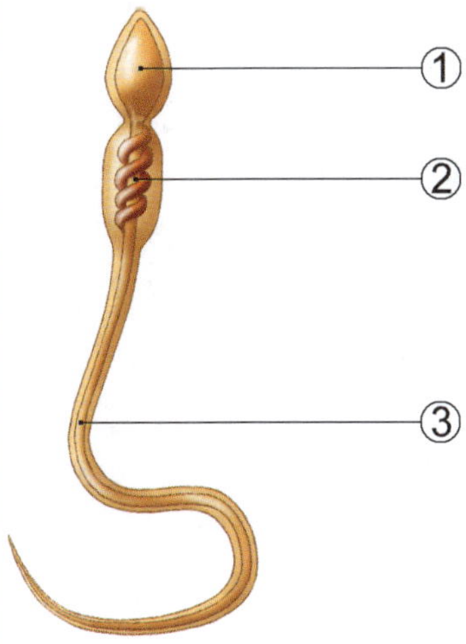

	Bezeichnung	Funktion
1	______	______ ______ ______ ______
2	______	______ ______
3	______	______ ______

EUROPA LEHRMITTEL	**Lernfeld 8: Patienten bei diagnostischen und therapeutischen Maßnahmen der Erkrankungen des Urogenitalsystems begleiten**	
	4 Männliche Geschlechtsorgane	Datum:

5. Ordnen Sie den Erkrankungen 1–7 die richtigen Aussagen A–G zu, indem Sie Pfeile ziehen.

1	Hodenhochstand (Kryptorchismus)	A	Flüssigkeitsansammlung in den Hodenhüllen
2	Pendelhoden	B	Vorhautverengung
3	Hydrozele	C	Verbleiben der Hoden in der Bauchhöhle oder Leiste
4	Phimose	D	gutartige Prostatavergrößerung
5	Hodentorsion	E	bösartige Tumorerkrankung der Prostata
6	Prostataadenom	F	Der Hoden wird durch Reize (z. B. Kälte) in die Leiste gedrückt und gleitet wieder zurück.
7	Prostatakarzinom	G	Drehung des Hodens im Hodensack mit Gefahr eines Durchblutungsmangels und Nekrose

6. Warum muss ein Hodenhochstand rechtzeitig behandelt werden?

____

____

7. Erklären bzw. übersetzen Sie die Fachausdrücke in der folgenden Vokabelliste.

Fachbegriff	Übersetzung bzw. Erklärung
Ductus deferens	
Ejakulation	
Epididymis	
Glandula vesicularis	
Prostata	
Scrotum	
Sperma	
Spermium (Plural: Spermien)	
Testis (Plural: Testes)	
Testosteron	
Urethra	

EUROPA LEHRMITTEL	Lernfeld 8: Patienten bei diagnostischen und therapeutischen Maßnahmen der Erkrankungen des Urogenitalsystems begleiten	
	5 Sexuell übertragbare Krankheiten	Datum:

1. Bei Ihrer Arbeit im Gesundheitsamt begleiten Sie eine Kampagne an Schulen zur sexuellen Aufklärung und zur Förderung eines verantwortungsvollen Umgangs mit den Gefahren sexuell übertragbarer Krankheiten. Zu Beginn Ihrer Ausbildung hätten Sie gar nicht gedacht, dass diese Erkrankungen mit Ausnahme von HIV bei uns in Deutschland heute noch vorkommen. Jetzt klären Sie Schüler über Übertragungswege und Schutzmöglichkeiten auf.

a) Welche Verhütungsmethode kann das Risiko einer Ansteckung mit sexuell übertragbaren Krankheiten deutlich senken?

____

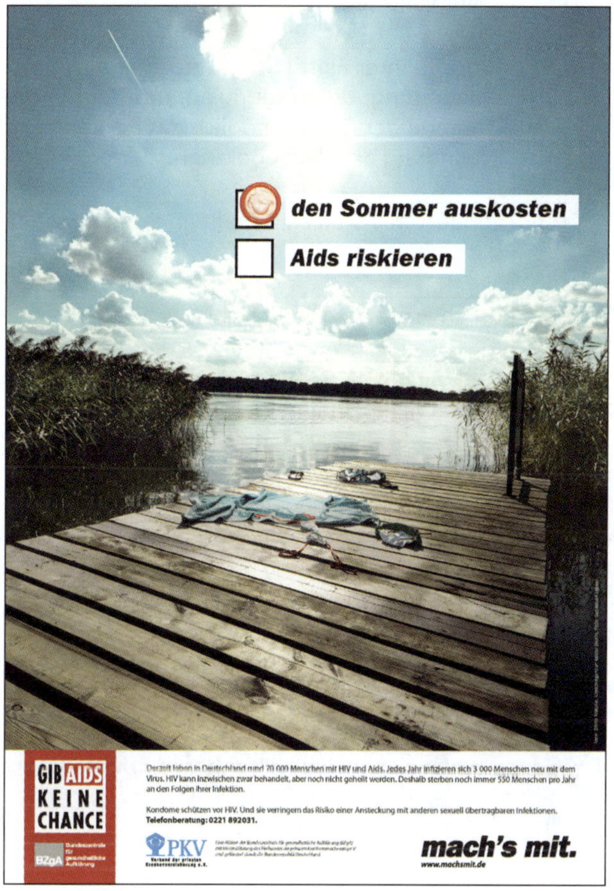

?!

b) Warum sind Kondome kein 100%iger Schutz vor einer Ansteckung mit sexuell übertragbaren Krankheiten?

- ____________________

____

____

- ____________________

____

____

____

____

Früh diagnostiziert und behandelt können die meisten sexuell übertragbaren Krankheiten geheilt und Spätfolgen wie Unfruchtbarkeit sowie schwere Gesundheitsschädigungen vermieden werden.

c) Welcher Hinweis bezüglich des Sexualpartners gehört immer zum Aufklärungsgespräch und ist Voraussetzung für eine erfolgreiche Therapie?

____

2. Ordnen Sie die wichtigsten sexuell übertragbaren Erkrankungen ihren Erregergruppen zu.

Herpes genitalis *Syphilis* *Hepatitis-B-Virus-Infektion* *Gonorrhö* *HIV-Infektion* *Trichomonadeninfektion* *Chlamydieninfektion* *HPV-Infektion*

Bakterien	Viren	Protozoen
• ________	• ________	• ________
• ________	• ________	________
• ________	• ________	
________	• ________	
	________	

EUROPA LEHRMITTEL	**Lernfeld 8: Patienten bei diagnostischen und therapeutischen Maßnahmen der Erkrankungen des Urogenitalsystems begleiten**	
	5 Sexuell übertragbare Krankheiten	Datum:

3. Ordnen Sie den Symptomen und Komplikationen 1–8 die entsprechenden Krankheiten A–H zu, indem Sie Pfeile ziehen.

1	mögliche Folge einer Infektion ist Unfruchtbarkeit und erhöhtes Risiko für Eileiterschwangerschaft und Abort; jährliches Screening für Mädchen und Frauen unter 25 Jahren als Leistung der gesetzlichen Krankenkassen		**A**	Gonorrhö
2	führt an ihrer Eintrittsstelle zu einer eitrigen Entzündung; Übertragung auf das Neugeborene während der Geburt möglich mit Risiko der Erblindung des Neugeborenen		**B**	Syphilis
3	verläuft in 3 Stadien; befällt im letzten Stadium auch das Gehirn		**C**	Chlamydieninfektion
4	durch Protozoen verursacht		**D**	Trichomonadeninfektion
5	Feigwarzen im Genitalbereich; erhöht das Risiko für ein Zervixkarzinom		**E**	HIV-Infektion
6	schmerzhafte Entzündung der äußeren Genitalien mit Bläschenbildung; bei Übertragung auf das Neugeborene: tödlicher Verlauf für das Neugeborene		**F**	Hepatitis-B-Virus-Infektion
7	Verursacher der AIDS-Erkrankung		**G**	HPV-Infektion
8	Leberentzündung mit Gelbsucht; mögliche Folge sind Leberzirrhose und Leberkarzinom		**H**	Herpes-genitalis-Infektion

4. Gegen welche sexuell übertragbaren Erkrankungen gibt es Impfungen?

- ______________________________
- ______________________________

5. Für welche sexuell übertragbaren Infektionen besteht eine gesetzliche Meldepflicht?

- ______________________________
- ______________________________
- ______________________________

6. Lösen Sie das Kreuzworträtsel.

a) wirksames Antibiotikum bei Syphilis und Gonorrhö
b) Erreger von Syphilis: Treponema...
c) umgangssprachlich für Gonorrhö
d) regelt unter anderem die Meldepflicht für infektiöse Erkrankungen (Abk.)

a)	☐	☐	☐	☐	☐	☐	■	☐	☐	☐
b)	☐	☐	☐	☐	☐	☐	■	☐		
c)		☐	☐	☐	☐	☐	■	☐		
d)					☐	☐	■	☐		

Das Lösungswort ist ein anderes Wort für Syphilis: ______________

EUROPA LEHRMITTEL	**Lernfeld 9: Patienten bei diagnostischen und therapeutischen Maßnahmen der Erkrankungen des Verdauungstrakts begleiten**	
	1 Grundlagen der Ernährungslehre	Datum:

1. In Ihrer Arztpraxis werden Patienten mit Stoffwechselkrankheiten behandelt. Einige von ihnen müssen ihre Ernährung umstellen und brauchen deshalb Beratung. Sie überlegen sich, was Sie über Ernährung wissen.

a) Nennen Sie Beispiele für Krankheiten, bei denen eine besondere Ernährung (Diät) nötig ist.

- __________
- __________
- __________
- __________

b) Ordnen Sie die folgenden Nahrungsbestandteile den energieliefernden und den nicht energieliefernden Substanzen zu.

Proteine – Vitamine – Fette – Ballaststoffe – Wasser – Mineralstoffe – Kohlenhydrate

Energieliefernd

- __________
- __________
- __________

Nicht energieliefernd

- __________
- __________
- __________
- __________

2. Ergänzen Sie im folgenden Lückentext zur Verdauung die fehlenden Begriffe.

Alle Bestandteile der Nahrung sind chemische Substanzen. Eiweiße bestehen aus __________, Fette aus __________ und Kohlenhydrate aus __________. Beim Verdauungsvorgang werden die Nährstoffe in ihre Bestandteile zerlegt. Die Aufspaltung erfolgt mithilfe von __________.

Anschließend werden die Spaltprodukte durch die Darmwand aufgenommen. Dieser Vorgang heißt __________. Durch die Darmwand gelangen die Aminosäuren in die Kapillaren der __________. Glycerin und Fettsäuren werden in die __________ aufgenommen.

3. Bei der Verteilung von Körperfett spricht man bzgl. der Statur eines Menschen von Apfeltyp und Birnentyp. Ordnen Sie die folgenden Eigenschaften den beiden Typen zu.

Fettansatz im Bauchbereich – Fettansatz in Oberschenkeln und Hüfte – höheres Arterioskleroserisiko – geringeres Arterioskleroserisiko – typisch beim Mann – typisch bei der Frau – Beine schlank – Taille schlank

Apfel

- __________
- __________
- __________
- __________

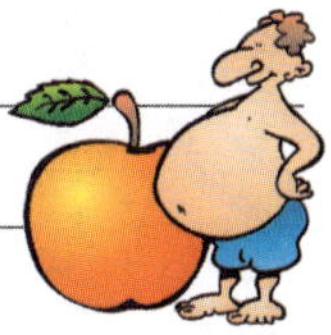

Birne

- __________
- __________
- __________
- __________

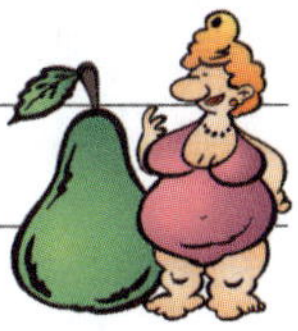

EUROPA LEHRMITTEL	**Lernfeld 9: Patienten bei diagnostischen und therapeutischen Maßnahmen der Erkrankungen des Verdauungstrakts begleiten**	
	1 Grundlagen der Ernährungslehre	Datum:

4. Ordnen Sie den Wirkungen 1–8 die Vitamine, Mineralstoffe oder Spurenelemente A–H richtig zu. Ziehen Sie dazu Pfeile.

1	Fördert die Blutgerinnung	A	Jod
2	Bestandteil von Hämoglobin	B	Natrium
3	bei Mangel entsteht die perniziöse Anämie	C	Vitamin A
4	fördert die Kalziumaufnahme aus dem Darm	D	Vitamin K
5	Bestandteil des Schilddrüsenhormons	E	Eisen
6	schützt vor Nachtblindheit	F	Vitamin B 12
7	schützt vor offenem Rücken	G	Vitamin D
8	bindet Wasser in den Blutgefäßen	H	Folsäure

5. Berechnen Sie den Body-Mass-Index (BMI) der verschiedenen Patienten und tragen Sie die entsprechende Bewertung des Gewichts (Normbereich, Übergewicht, Adipositas, Extreme Adipositas) in die Tabelle ein.

Berechnung des BMI: $\frac{\text{Körpergewicht in Kilogramm}}{(\text{Körperlänge in Meter})^2}$

Patient/Patientin	Körperlänge in Meter	Gewicht in Kilogramm	BMI	Bewertung
Frau Breuer	1,68	62		
Herr Knecht	1,84	119		
Herr Fenger	1,92	101		
Frau Sommer	1,74	123		
Frau Demirel	1,63	58,0		

6. Herr Knecht möchte sein Normalgewicht wieder erreichen und fragt Sie, was er bei der Ernährung beachten soll. Nennen Sie ihm einige Grundregeln der Ernährung.

- ______________________________
- ______________________________
- ______________________________
- ______________________________
- ______________________________
- ______________________________

EUROPA LEHRMITTEL	**Lernfeld 9:** **Patienten bei diagnostischen und therapeutischen Maßnahmen der Erkrankungen des Verdauungstrakts begleiten**	
	1 Grundlagen der Ernährungslehre	Datum:

7. **Für Frau Demirel wurde ein täglicher Kalorienbedarf von 2200 kcal errechnet. Sie möchte wissen, wieviel Prozent des Tagesbedarfs sie mit ihren bevorzugten Nahrungsmitteln deckt. Ergänzen Sie die Prozentwerte in der rechten Spalte der Tabelle.**

Berechnung des Prozentsatzes: $\frac{\text{Kaloriengehalt} \cdot 100}{\text{täglicher Kalorienbedarf}}$

Nahrungsmittel	Kaloriengehalt	Prozentsatz des Tagesbedarfs
Schokoriegel	105 kcal	
Joghurt	126 kcal	
1 Scheibe Schwarzbrot mit Butter und Käse	239 kcal	
1 Glas Orangensaft	86 kcal	
1 Apfel	65 kcal	

8. **Lösen Sie das Kreuzworträtsel.**

a) entsteht durch Jodmangel (umgangssprachlich)
b) Schilddrüsenhormon
c) Bestandteil von Zahnschmelz
d) bindet Wasser in den Gefäßen
e) Bestandteil des Fettmoleküls
f) wichtig für den Knochenaufbau
g) Folge von Vitamin-B-Mangel

Lösungswort: ____________________

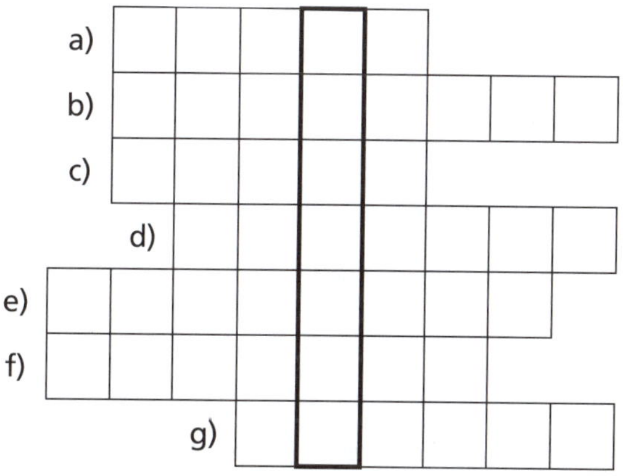

9. **In der ersten Spalte der folgenden Tabelle sind drei Typen von Kohlenhydraten dargestellt. Füllen Sie die Tabelle aus, indem Sie alle Typen benennen und mindestens ein Beispiel geben.**

Chemisches Symbol	Typ des Kohlenhydrats	Beispiel
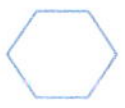	____________________	• ____________________ • Fruktose
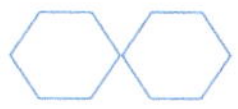	Disaccharid	• ____________________ • ____________________
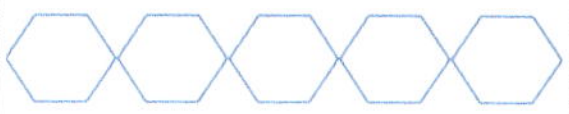	____________________	• ____________________ • Glykogen

EUROPA LEHRMITTEL	Lernfeld 9: Patienten bei diagnostischen und therapeutischen Maßnahmen der Erkrankungen des Verdauungstrakts begleiten	
	1 Grundlagen der Ernährungslehre	Datum:

10. Füllen Sie die Checkliste zu den Bestandteilen der Nahrung aus. Welche Nährstoffe gibt es, welche Mineralstoffe usw.

Checkliste: Bestandteile der Nahrung			
Nährstoffe	• ____ • ____ • ____	Spurenelemente	• ____ • ____ • ____
Mineralstoffe	• ____ • ____ • ____ • ____ • ____ • ____ • ____	Vitamine	• ____ • ____ • ____ • ____ • ____ • ____
		Sonstige Bestandteile	• ____ • ____

?! **11. Lesen Sie den Zeitungsausschnitt und beantworten Sie die Fragen.**

Der Weg der Nahrung im Stoffwechsel

Die Nahrung wird zerkleinert, geschluckt und in ihre Bestandteile zerlegt, d.h. verdaut. Danach werden die Nahrungsbestandteile in die Zellen der Darmwand aufgenommen (resorbiert). Die Spaltprodukte von Kohlenhydraten (Glukose) und von Proteinen (Aminosäuren) gelangen über die Kapillaren in den Kreislauf.

Die Spaltprodukte von Fetten (Glycerin und Fettsäuren) werden von Lymphkapillaren aufgenommen und gelangen von dort ebenfalls in den Kreislauf.

Das Blut transportiert die resorbierten Stoffe in die Zellen des Körpers. Dort werden sie, wie man sagt, verbrannt. Es findet aber keine Verbrennung statt, sondern ein weiterer chemischer Abbau, bei dem Energie entsteht. Diese Energie wird in dem Molekül Adenosintriphosphat (ATP) gespeichert.

Glukose $\longrightarrow$ $CO_2 + H_2O + ATP$

Fettsäure $\longrightarrow$ $CO_2 + H_2O + ATP$

Aminosäure $\longrightarrow$ $CO_2 + H_2O$ + Harnstoff + ATP

Wie bezeichnet man die Aufnahme von Stoffen in die Zellen?

____

Welche Stoffe werden durch Lymphkapillaren transportiert?

____

Welche Stoffe werden durch Blutkapillaren transportiert?

____

Welche Abbauprodukte entstehen bei der Verbrennung in der Zelle bei Glukose, Fettsäuren und Aminosäuren?

____

In welcher Form wird die entstandene Energie gespeichert?

____

Welche Substanz liefert bei der Verbrennung zusätzlich Harnstoff?

____

1. **Frau Peters leidet seit einigen Wochen unter Übelkeit und Bauchschmerzen. Außerdem treten im Wechsel Durchfall und Verstopfung auf. Zur Abklärung sollen eine Gastroskopie und eine Koloskopie durchgeführt werden. Frau Peters kann sich nicht vorstellen, welche Organe dabei untersucht werden. Sie zeigen ihr auf einem Bild, wie die Verdauungsorgane heißen und wo sie liegen. Tragen Sie dazu die Namen der Organe in die folgende Abbildung ein.**

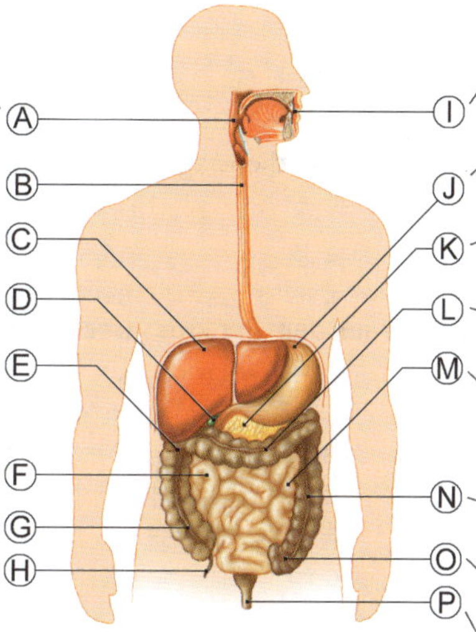

2. **Ergänzen Sie den Lückentext zum Mundspeichel.**

In der Mundhöhle beginnt bereits die Verdauung. Der Mundspeichel wird von drei Speicheldrüsen gebildet, der ______________, der ______________ und der ______________.

Der Mundspeichel enthält das Enzym ______________, das ______________ spaltet. Täglich werden ______________ Mundspeichel gebildet.

3. **Beschriften Sie die nebenstehende Abbildung des Magens, wenn möglich mit dem deutschen und dem lateinischen Fachbegriff. Nutzen Sie dazu die Tabelle.**

A		F	
B		G	
C		H	
D		I	
E		J	

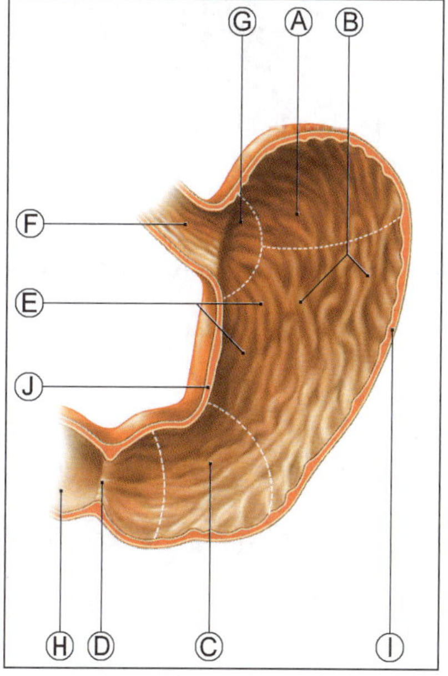

4. Tragen Sie in die Tabelle die Bestandteile des Magensaftes und deren Aufgaben ein.

Bestandteil des Magensaftes	Aufgabe
Schleim	schützt die Magenschleimhaut

5. Ordnen Sie die Enzyme des Bauchspeichels aus dem Pankreas (rechts) ihrer Wirkung (links) zu. Ziehen Sie dazu Pfeile.

1 Spaltung von Nukleinsäuren

2 Spaltung von Fetten

3 Spaltung von Eiweißen

4 Spaltung von Kohlenhydraten

A Trypsin

B Nuklease

C Amylase

D Lipase

E Chymotrypsin

F Maltase

6. Sie sehen einen Querschnitt durch den Dünndarm. Füllen Sie die Tabelle aus, indem Sie die einzelnen Schichten und deren Bedeutung (Funktion) benennen.

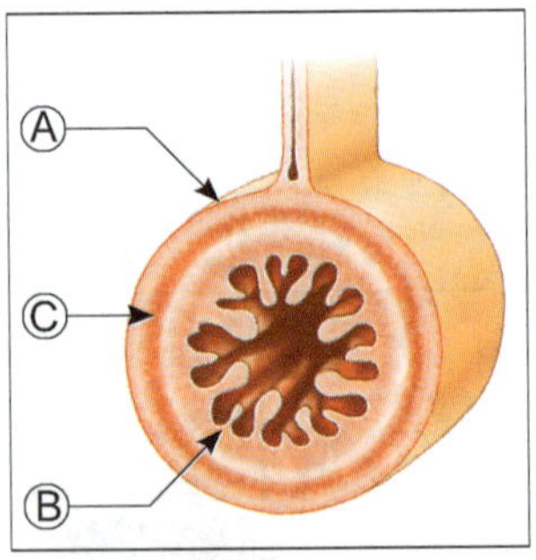

	Name der Schicht	Bedeutung/Funktion
A		
B		
C		

7. Ergänzen Sie im folgenden Lückentext die richtigen Begriffe.

Der Blinddarm (lat. ____________) ist der Anfangsteil des ____________. Die Verlängerung des Blinddarms ist der ____________ (lat. Appendix). Laien verwenden dafür meistens fälschlich die Bezeichnung „Blinddarm". So ist auch die sogenannte Blinddarmentzündung eine ____________, also eine Entzündung des Wurmfortsatzes. Der Blinddarm und der Wurmfortsatz liegen im ____________. Bei einer Appendizitis kann ein Druckschmerz am ____________ ausgelöst werden.

8. Setzen Sie in die Aussagen zum Thema Gebiss die richtigen Zahlen ein.

Das Milchgebiss hat ________ Zähne.

Das Gebiss eines Erwachsenen hat ________ Zähne.

Ein Erwachsener hat ______ Schneidezähne, ______ Eckzähne, ______ Vormahlzähne und ______ Mahlzähne.

9. Malen Sie die Geschmacksknospen der Zunge (links im Bild dargestellt) mit unterschiedlichen Farben aus und kennzeichnen Sie die Farben auch in der Tabelle.

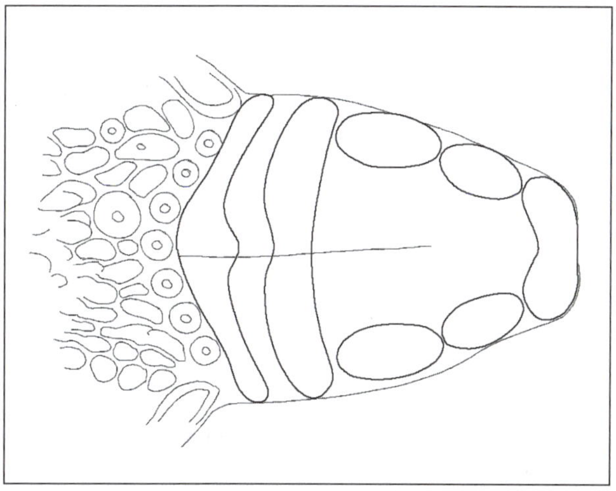

Geschmacksregion	Zeichnung, Farbe
umami	
sauer	
süß	
salzig	
bitter	

10. Die Nahrung wird in einer bestimmten Abfolge durch den Verdauungstrakt transportiert. Ordnen Sie die Abschnitte in der richtigen Reihenfolge.

A: Dünndarm – B: Rachen – C: Speiseröhre – D: Dickdarm – E: Magen – F: Mundhöhle

Richtige Reihenfolge (Buchstaben): ______________________________

11. Ergänzen Sie den folgenden Lückentext.

Im Dünndarm werden die ____________________ in ihre Bestandteile, Glukosemoleküle, zerlegt. Diese Moleküle werden durch die Ausstülpungen der Darmschleimhaut, sogenannte ________________, in die Blutbahn aufgenommen. Die in das Blut aufgenommene Glukose wird als ________________ bezeichnet. Wenn der Blutzuckerspiegel steigt, wird von der ________________________ das Hormon ____________ abgegeben. Dieses fördert den Eintritt von Glukose in die Zelle und senkt damit den Blutzuckerspiegel.

12. Auf der linken Seite werden einige Verdauungsenzyme (1–6) aufgeführt. Welche Stoffe (A–D) werden von welchem Enzym bzw. welchen Enzymen aufgespalten? Ordnen Sie zu, indem Sie Pfeile ziehen.

1 Amylase

2 Trypsin

3 Chymotrypsin

4 Pepsin

5 Lipase

6 Nuklease

A Kohlenhydrate

B Eiweiße

C Fette

D Nukleinsäuren

EUROPA LEHRMITTEL	**Lernfeld 9: Patienten bei diagnostischen und therapeutischen Maßnahmen der Erkrankungen des Verdauungstrakts begleiten**	
	2 Aufbau und Funktion der Verdauungsorgane	Datum:

13. Tragen Sie in die Tabelle die Bezeichnungen für die abgebildeten Darmabschnitte bzw. Organe ein.

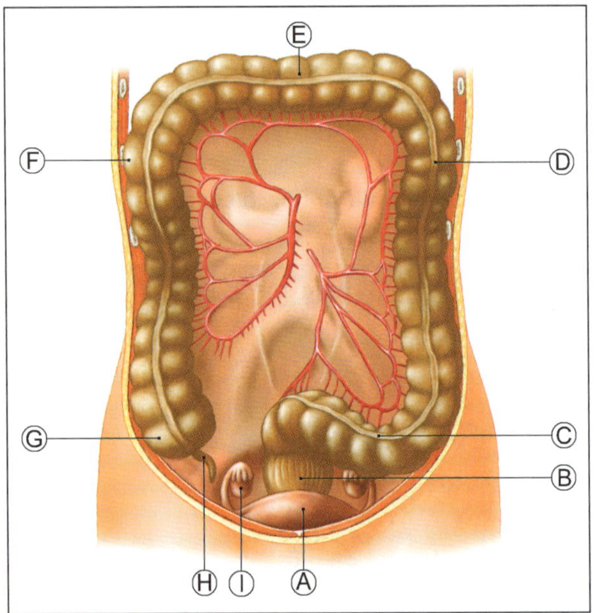

A	
B	
C	
D	
E	
F	
G	
H	
I	

14. Ordnen Sie die durcheinander gewürfelten Aufgaben der Leber, der Bauchspeicheldrüse oder dem Dünndarm zu. Tragen Sie die Aufgaben dazu in die richtige Spalte der Tabelle ein.

Aufnahme von Aminosäuren durch die Blutkapillaren – Bildung von Gerinnungsfaktoren – Transport des Nahrungsbreis – Entgiftung von, u.a. Alkohol – Bildung von Trypsin – Bildung von Harnsäure – Bildung von Insulin – Bildung von Lipasen – Speicherung von Eisen – Verdauung von Nährstoffen – Bildung von Amylasen – Speicherung von Glykogen – Bildung von Glukagon – Bildung von Bauchspeichel – Bildung von Harnstoff – Aufnahme von Glycerin und Fettsäuren durch die Lymphkapillaren

Aufgaben der Leber	Aufgaben der Bauchspeicheldrüse	Aufgaben des Dünndarms
•	•	•
•	•	•
•	•	•
•	•	
•		•
•	•	
	•	

15. Malen Sie die genannten Teile mit unterschiedlichen Farben aus. Kennzeichnen Sie die Farbe auch in der Tabelle, sodass eine Zuordnung möglich wird.

Abschnitt des Verdauungsapparates	Zeichnung, Farbe
Zwölffingerdarm	
Unterer Abschnitt des Magens	
Bauchspeicheldrüse	

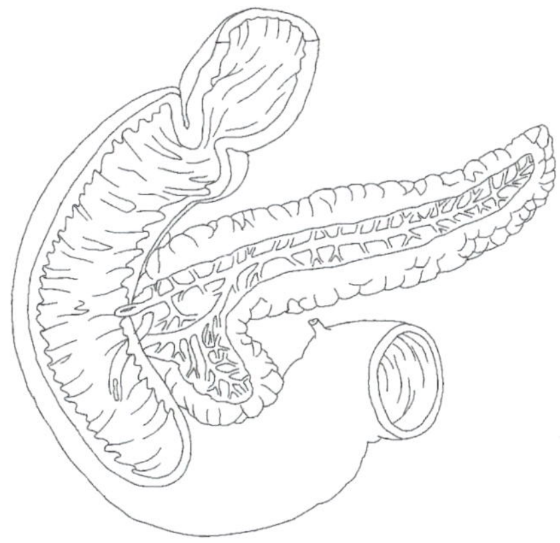

16. Übersetzen bzw. erklären Sie die Begriffe und Fachausdrücke zum Thema Verdauung in der Liste.

Fachbegriff	Übersetzung bzw. Erklärung
Amylase	
Antrum	
Caecum	
Chymotrypsin	
Colon ascendens	
Colon descendens	
Colon transversum	
Corpus	
Duodenum	
Fundus	
Glukagon	
Glykogen	
große Kurvatur	
Hepar	
Ileum	

Fachbegriff	Übersetzung bzw. Erklärung
Insulin	
Intrinsic factor	
Jejunum	
Kardia	
kleine Kurvatur	
Lipase	
Nuklease	
Oesophagus	
Pankreas	
Pharynx	
Rectum	
Sigmoideum	
Transaminasen	
Trypsin	
Venter	

EUROPA LEHRMITTEL	Lernfeld 9: Patienten bei diagnostischen und therapeutischen Maßnahmen der Erkrankungen des Verdauungstrakts begleiten	
	3 Krankheiten der Verdauungsorgane	Datum:

1. Frau Wetter klagt im Anschluss an eine Geburtstagsfeier über Völlegefühl und heftige Übelkeit. Schon bei dem Gedanken an Essen wird ihr schlecht und sie hat mehrmals erbrochen. Bei ihrem Anruf in der Praxis berichtet sie auch über Kreislaufbeschwerden und Schwindel.

a) Welche Diagnose ist wahrscheinlich?

b) Welche Ratschläge zur Ernährung sollte Frau Wetter befolgen?

-
-

c) Wie lange wird die Krankheit andauern?

d) Zählen Sie einige mögliche Ursachen auf.

2. Vervollständigen Sie die Tabelle zu den Gastritis-Typen, indem Sie alle freien Zellen richtig ausfüllen.

Gastritis-Typ	Herkunft der Bezeichnung	Ursache
	autoimmun	
B		
		Schmerzmittel, Alkohol, Rückfluss von Galle aus dem Duodenum

3. In der folgenden Zeichnung sind krankhafte Veränderungen der Darmschleimhaut zu sehen. Beschriften Sie die Zeichnung. Geben Sie an, wo es sich um einen Divertikel und wo es sich um einen Polypen handelt.

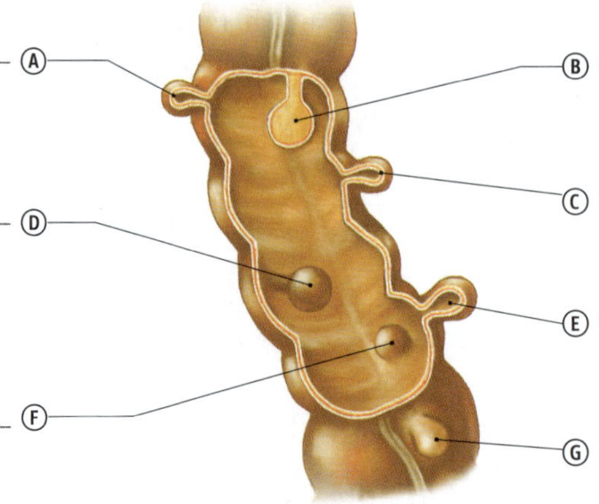

4. **Füllen Sie die Checkliste zu den Krankheiten der Verdauungsorgane aus, indem Sie in der rechten Spalte die möglichen Erkrankungen des jeweiligen Organs ergänzen.**

Checkliste Krankheiten der Verdauungsorgane	
Ösophagus	
Entzündliche Erkrankung	•
Bösartige Erkrankung (Tumor)	•
Sonstige Erkrankung	•
Magen	
Entzündliche Erkrankungen	• • – – –
Bösartige Erkrankung (Tumor)	•
Sonstige Erkrankung	•
Dünndarm	
Entzündliche Erkrankungen	• •
Dickdarm	
Entzündliche Erkrankungen	• • •
Bösartige Erkrankung (Tumor)	•
Sonstige Erkrankungen	• • • •

5. Bei einigen Krankheiten müssen bestimmte Lebens- oder Genussmittel eingeschränkt verzehrt oder ganz gemieden werden. Ordnen Sie den Krankheiten auf 1–6 diejenigen Substanzen A–F zu, die gemieden werden sollen.

1	Gicht	**A**	Milchzucker
2	Hepatitis	**B**	Kohlenhydrate
3	Zöliakie	**C**	Fleisch, besonders Innereien
4	Laktoseintoleranz	**D**	Gluten
5	Gallensteine	**E**	Alkohol
6	Diabetes	**F**	fette Speisen

6. Lösen Sie das Kreuzworträtsel.

a) Verstopfung (Fachwort)
b) Fachwort für „verborgen"
c) Erbrechen (Fachwort)
d) Durchbruch (Fachwort)
e) Bauchfellentzündung (Fachwort)
f) entsteht in der Leber aus Hämoglobin
g) Gallenblasenentzündung (Fachwort)

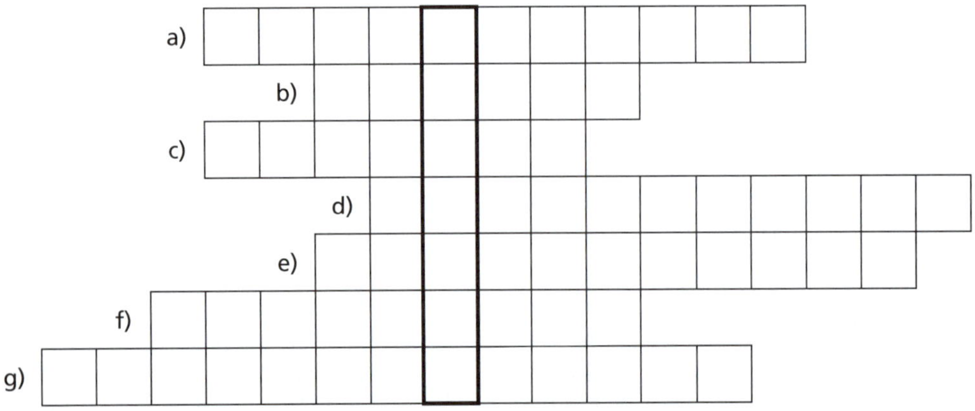

Lösungswort: ______________________ Bedeutung: ______________________

7. Ergänzen Sie den Lückentext.

Im Darm können gutartige und bösartige Tumoren vorkommen. Der bösartige Tumor des Dickdarms ist der zweithäufigste bösartige Tumor bei beiden Geschlechtern. Er heißt ______________________ oder ______________________ und entwickelt sich meistens aus einem zunächst gutartigen ______________. Dieser kann bei einer ________________ entdeckt und entfernt werden. Es gibt keine sicheren Frühsymptome. Verdächtig für einen Tumor des Dickdarms sind ______________________________ und Änderungen der Stuhlgewohnheiten. Die Tumoren sind häufig im Colon sigmoideum und im Rectum lokalisiert. In einigen Fällen muss nach einer Darm-OP (Darmentfernung) deswegen ein künstlicher Darmausgang, ein sogenannter ______________________, angelegt werden.

8. **Erklären bzw. übersetzen Sie die Fachausdrücke in der folgenden Vokabelliste.**

Fachbegriff	Übersetzung bzw. Erklärung
Appendizitis	
Aszites	
Cholezystitis	
Cholezystolithiasis	
Colitis ulcerosa	
Diarrhoe	
Divertikel	
Divertikulose	
Gastroenteritis	
Gastritis	
Hämorrhoiden	
Helicobacter pylori	
Hepatitis	
Ikterus	
Obstipation	
Ösophagusvarizen	
Pankreatitis	
Polyp	
Polypose	
Refluxkrankheit	
Reizdarmsyndrom	
Ulcus duodeni	
Ulcus ventriculi	

EUROPA LEHRMITTEL	**Lernfeld 9: Patienten bei diagnostischen und therapeutischen Maßnahmen der Erkrankungen des Verdauungstrakts begleiten**	
	4 Stoffwechselkrankheiten	Datum:

1. Frau Steenken kommt mit ihrem achtjährigen Sohn Marcel in die Praxis. Marcel geht es nicht gut, er hat mehrfach erbrochen und wirkt benommen. Ihnen fällt ein obstartiger Geruch des Atems auf. Frau Steenken berichtet, dass Marcel seit einiger Zeit müde sei, er trinke auffallend viel, müsse viel Wasser lassen und habe Gewicht verloren. Der Arzt ordnet einen Blutzuckertest an und Sie messen 500 mg/dL.

a) Was vermuten Sie? An welcher Krankheit könnte Marcel leiden?

____

b) Welche Symptome passen zu Ihrer Diagnose?

- in der Vorgeschichte: _______________
- aktuell: _______________

c) Wie erklärt sich der obstartige Geruch von Marcels Atem?

____

____

____

d) Warum hatte Marcel vermehrt Durst?

____

____

____

e) Welcher Blutzuckerwert wäre normal, wenn Marcel am Morgen gefrühstückt hätte?

____

f) Welche Maßnahmen wird der Arzt als Sofortmaßnahme ergreifen?

- _______________
- _______________

2. Ergänzen Sie die lückenhafte Tabelle zu den Diabetes-Typen 1 und 2.

Diabetes-Typ	Ursache	Lebensalter beim Auftreten der Krankheit	Produktion/Wirksamkeit des körpereigenen Insulins	Behandlung
Diabetes Typ 1	Virusinfekt, Autoimmunerkrankung	• ______	• ______	von Anfang an mit Insulin
Diabetes Typ 2	• ______ • ______ • ______	• in der Regel ältere Menschen • zunehmend auch Kinder und Jugendliche	• ______ • ______	• ______ • ______ • ______

3. Die folgenden Abbildungen illustrieren Spätfolgen des Diabetes mellitus. Schreiben Sie unter die Bilder, welche Folgeerkrankung jeweils dargestellt ist.

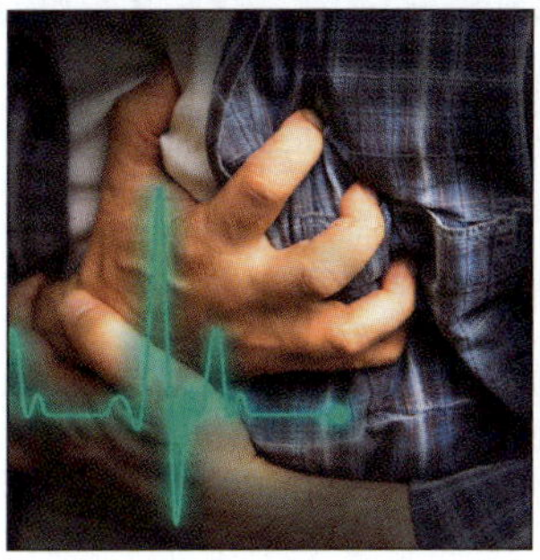

______

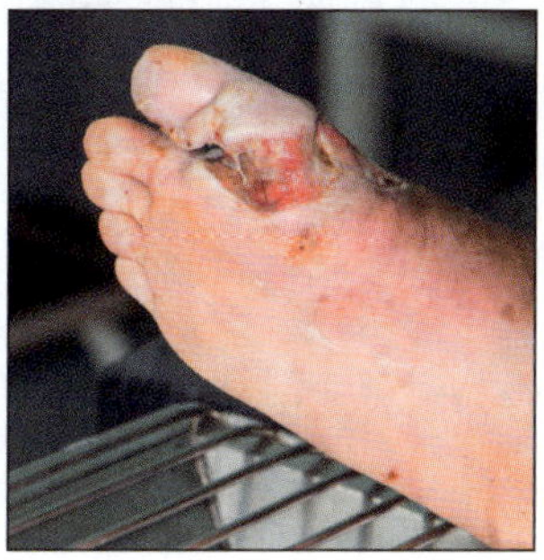

______

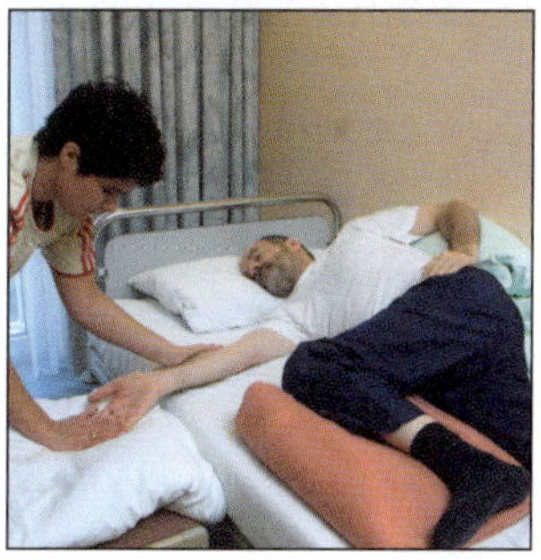

______

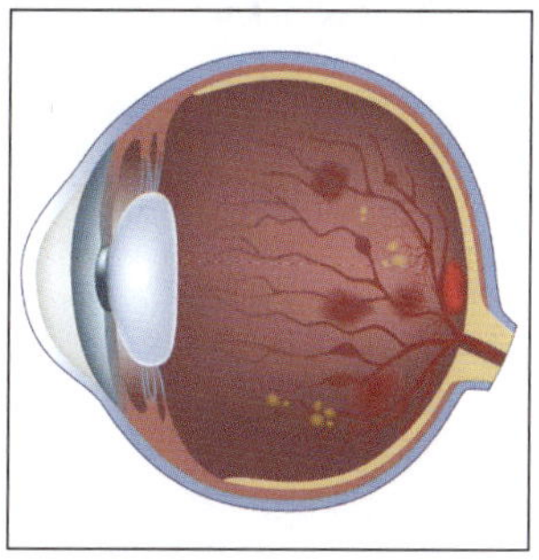

______

4. Beim Diabetes gibt es zwei gefährliche akute Komplikationen, die Hypoglykämie und die Hyperglykämie. Ordnen Sie die folgenden durcheinander gewürfelten Begriffe den beiden Komplikationen richtig zu. Einer der Begriffe kann auf beiden Seiten genannt werden.

zu niedriger Blutzuckerspiegel · *Benommenheit* · *Schweißausbrüche* · *Übelkeit* · *Unruhe* · *zu hoher Blutzuckerspiegel* · *Azetongeruch* · *Zittern* · *Heißhunger* · *Durst* · *häufiges Wasserlassen*

Hypoglykämie	**Hyperglykämie**
• ______	• ______
• ______	• ______
• ______	• ______
• ______	• ______
• ______	• ______
• ______	• ______

5. Bitte ergänzen Sie den Lückentext zum Thema Diabetes.

Ein Blutzuckerspiegel, der niedriger ist als ______, wird als Hypoglykämie bezeichnet. Symptome der Hypoglykämie wie ______ und ______ können aber auch schon vor dem Erreichen eines solch niedrigen Wertes auftreten. Sie sind Warnzeichen, denn unbehandelt kann die Unterzuckerung zum ______ führen, bei dem der Patient ______ wird. Dabei handelt es sich um einen ______. Sofortmaßnahmen sind die ______ und die Injektion des blutzuckersteigernden Hormons ______.

EUROPA LEHRMITTEL	**Lernfeld 9: Patienten bei diagnostischen und therapeutischen Maßnahmen der Erkrankungen des Verdauungstrakts begleiten**	
	4 Stoffwechselkrankheiten	Datum:

6. Übersetzen bzw. erklären Sie die Fachausdrücke zum Thema Stoffwechselerkrankungen.

Fachbegriff	Übersetzung bzw. Erklärung
Hypoglykämie	
Hyperglykämie	
Hyperurikämie	
Insulin	
Glukagon	
HbA1c-Wert	

7. Insulinspiel „Senk den Blutzucker" (geeignet für 2 bis 5 Spieler)

Der Blutzuckerspiegel wird durch das Hormon Insulin gesteuert. Insulin senkt den Blutzucker – aber wie? Das Hormon bewirkt, dass der Blutzucker (Glukose) aus der Blutbahn in die Zelle gelangt. Damit „füttert" Insulin die Zelle mit Glukose. Das ist wichtig, denn Glukose liefert der Zelle die nötige Energie. Gleichzeitig senkt das Insulin den Blutzucker, denn jedes Molekül Glukose, das in die Zelle gelangt, ist nicht mehr in der Blutbahn.

Spielmaterialien: eine Spielunterlage für jeden Spieler (siehe S. 159), 17 Spielsteine für jeden Spieler, 1 Würfel

Spielanleitung: Stellen Sie sich vor, Sie kommen von einer Geburtstagsfeier, bei der Sie 2 Stück Torte und viele Süßigkeiten gegessen haben. Sie messen Ihren Blutzuckerspiegel und stellen fest, dass er auf 300 mg/dL angestiegen ist. Üblicherweise steigt der Blutzucker nach einer Mahlzeit auf 130 mg/dL. Die Bauchspeicheldrüse muss jetzt also Insulin ausschütten, um den Blutzucker (Glukose) zu senken. Das Insulin transportiert den Blutzucker von der Kapillare (Blutgefäß) in die Zellen.

Jeder Spielstein entspricht einem Blutzuckerwert von 10 mg/dL. Zu Beginn des Spiels liegen 17 Spielsteine in der Kapillare. Das entspricht 170 mg/dL Blutzucker, die zu viel sind. Durch Würfeln (= Ausschüttung von Insulin) soll der Blutzucker von der Kapillare in die Zellen gebracht werden.

Der erste Spieler würfelt und schiebt anschließend auf seiner Spielunterlage so viele Spielsteine wie er gewürfelt hat, von der Kapillare in die Zellen. Beachten Sie dabei die Angaben in der folgenden Tabelle.

Zahl auf dem Würfel	Bedeutung
2	Senkung des Blutzuckers um 20 mg/dL → 2 Spielsteine von der Kapillare in die Zellen
3	Senkung des Blutzuckers um 30 mg/dL → 3 Spielsteine in die Zellen
4	Senkung des Blutzuckers um 40 mg/dL → 4 Spielsteine in die Zellen
5	Senkung des Blutzuckers um 50 mg/dL → 5 Spielsteine in die Zellen
1	Verbesserung der Insulinwirkung durch sportliche Betätigung → 3 Spielsteine in die Zellen schieben
6	verminderte Wirkung des Insulins an der Zelle wegen starken Übergewichts → deshalb eine Runde aussetzen

Das Spiel ist beendet, wenn der erste Spieler einen Blutzuckerspiegel von 130 mg/dL erreicht, d.h. wenn sich alle seine Spielsteine in den Zellen befinden. Dieser Spieler ist der Gewinner. Der Rang der Mitspieler wird durch den verbleibenden Blutzuckerspiegel bestimmt.

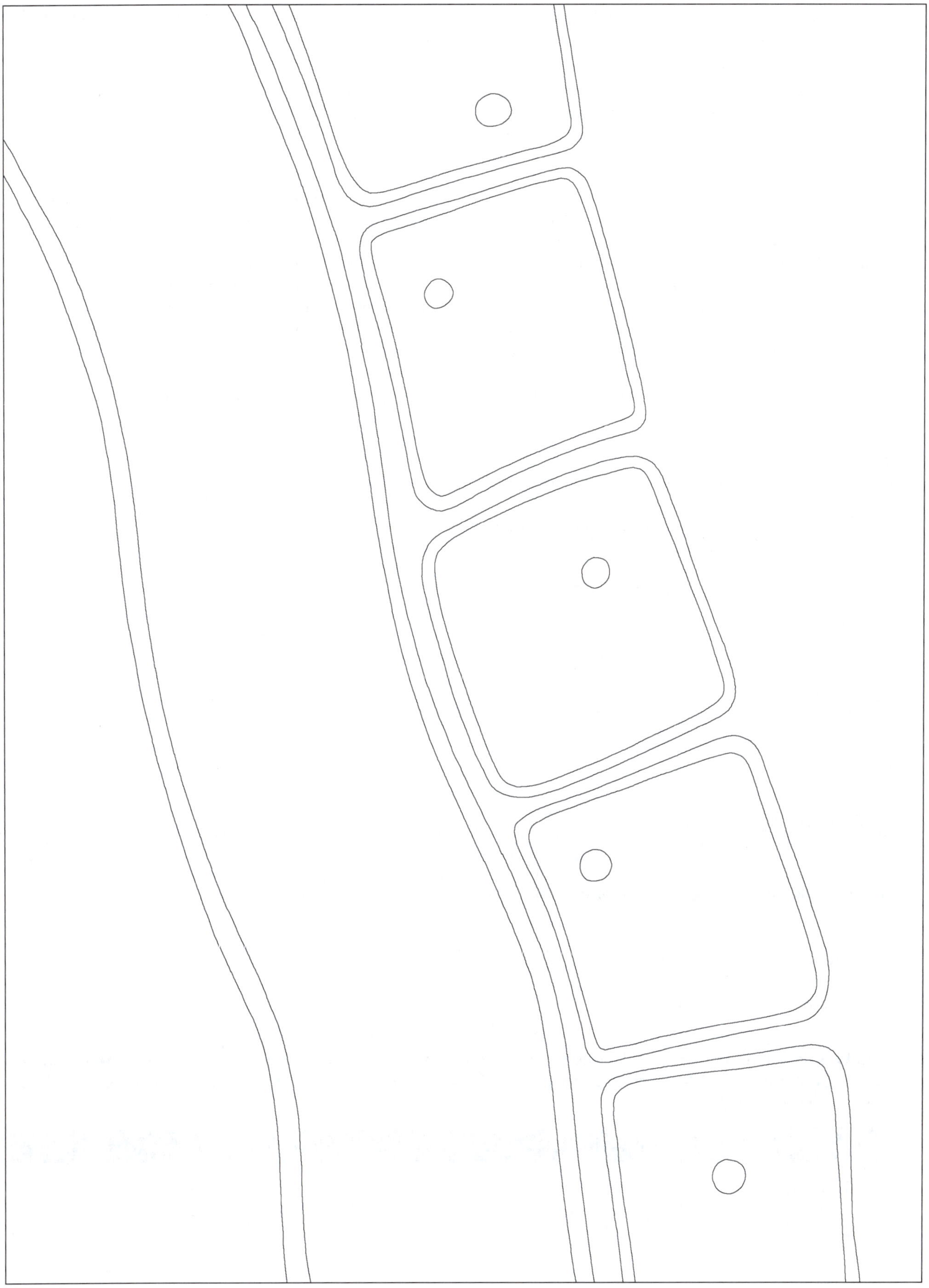

Spielfeld für das Insulinspiel

	Lernfeld 9: Patienten bei diagnostischen und therapeutischen Maßnahmen der Erkrankungen des Verdauungstrakts begleiten	
EUROPA LEHRMITTEL	4 Stoffwechselkrankheiten	Datum:

8. Eine Krankenkasse hat Flyer zum Thema Gicht verschickt. Lesen Sie den Text aufmerksam, unterstreichen Sie Schlüsselworte und beantworten Sie anschließend die Fragen.

Gicht – eine Stoffwechselerkrankung: Gicht ist eine Erkrankung des Stoffwechsels, bei der der Abbau von Harnsäure gestört ist. Der Serumspiegel von Harnsäure steigt. Weil die Harnsäure nicht ausreichend ausgeschieden werden kann, lagert sie sich in der Haut und in den Gelenken ab.

Wie entsteht Gicht? Harnsäure wird beim Abbau von DNS gebildet. Jede Zelle, sowohl die Zellen des eigenen Körpers, als auch die Zellen von Fleisch, das mit der Nahrung aufgenommen wurde, enthalten im Zellkern DNS. Bei einer stark fleischhaltigen Nahrung wird der Körper also mit Harnsäure überschwemmt. Da die Niere in diesem Fall mit der Ausscheidung von Harnsäure überfordert ist, lagert sich diese im Körper ab.

So macht sich Gicht bemerkbar: Die Gicht beginnt mit einem erhöhten Harnsäurespiegel, der aber noch keine Beschwerden verursacht. Bei fortschreitender Erkrankung bemerkt der Patient eine schmerzhafte Schwellung und Rötung der kleinen Gelenke, vor allem der Fingergrundgelenke. Beim akuten Gichtanfall hat der Patient heftigste Schmerzen im Grundgelenk der großen Zehe. Dieser tritt nach starkem Alkohol- und Fleischgenuss auf, z. B. nach einem Grillabend. Überschüssige Harnsäure kann auch zu Gichtknoten in der Haut führen.

Ich habe Gicht – was soll ich tun? Der erste Schritt ist die Umstellung der Ernährung. Essen Sie wenig Fleisch, und verzichten Sie vollständig auf Innereien. Auch der Alkoholgenuss sollte eingeschränkt werden. Die Ausscheidung von Harnsäure kann durch harnsäuresenkende Medikamente verbessert werden. Gicht tritt oft zusammen mit Bluthochdruck, Diabetes Typ 2, Adipositas und erhöhten Blutfetten auf (Metabolisches Syndrom). Daher müssen auch diese Werte kontrolliert werden.

Bearbeiten Sie die folgenden Fragen bzw. vervollständigen Sie die Aussagen:

a) Beim Abbau welcher Substanz entsteht im Organismus Harnsäure? ________________

b) Welche Nahrungsmittel liefern beim Abbau Harnsäure? ________________

c) Typische Symptome für Gicht sind: ________________

________________.

d) Risikofaktoren für einen akuten Gichtanfall sind: ________________.

e) Die Ernährungsempfehlungen lauten: ________________.

f) Die medikamentöse Behandlung erfolgt mit ________________.

g) Gichtpatienten haben ein erhöhtes Risiko für ________________.

Die Kombination dieser Krankheiten heißt ________________.

9. Frau Wunderlich nimmt am Disease-Management-Programm (DMP) Diabetes Typ 2 teil. Bei einer Kontrolluntersuchung erkundigt sie sich, welche Nahrungsmittel für sie geeignet sind. Sie füllen die folgende Tabelle zur Orientierung für die Patientin aus.

Nahrungsmittel	bevorzugen	meiden
Kohlenhydrate		
Fette		
Proteine		

EUROPA LEHRMITTEL	**Lernfeld 9: Patienten bei diagnostischen und therapeutischen Maßnahmen der Erkrankungen des Verdauungstrakts begleiten**	
	5 Diagnostik bei Erkrankungen der Verdauungsorgane	Datum:

1. **Bei Frau Kaufmann soll ein immunologischer Test auf okkultes Blut im Stuhl (iFOB-Test) durchgeführt werden. Sie händigen der Patientin das Röhrchen zur Probeentnahme aus und erklären ihr alles, was sie über den Test wissen muss. Sie sagen Frau Kaufmann ...**

a) zur Ernährung: ______________________________

b) zu Fehlerquellen: ______________________________

____

c) zur Durchführung des Tests: ______________________________

____

____

____

____

____

d) zur Rückgabe des Tests: ______________________________

2. **Seit dem 1. April 2017 steht gesetzlich Versicherten der iFOB-Test im Rahmen der Darmkrebsvorsorge zur Verfügung. Was bedeutet die Abkürzung „iFOB" bzw. „iFOBT"?**

____

3. **Bei der Auswertung eines Tests auf okkultes Blut im Stuhl gibt es zwei mögliche Ergebnisse – positiv oder negativ. Vervollständigen Sie die Tabelle zu den möglichen Ursachen und weiteren Untersuchungen im Falle eines positiven Ergebnisses (die richtige Anwendung des Tests vorausgesetzt).**

Mögliche Ursachen	Weitere Untersuchungen
•	•
•	•
•	
•	

4. **Ergänzen Sie den Lückentext zur Sonographie.**

Bei der Sonographie werden Organe mithilfe von ______________ untersucht. Hörbare Schallwellen haben eine Frequenz von ______________, Ultraschall hat eine Frequenz von ______________ und wird vom menschlichen Ohr nicht wahrgenommen. Die Schallwellen werden mithilfe eines ______________ auf das zu untersuchende Organ gelenkt. Durch das Auftragen von ______________ wird die Leitfähigkeit verbessert. Die Schallwellen werden am untersuchten Organ ______________ und über den ______________ zurückgeleitet. Schallwellen verursachen keine Nebenwirkungen, d. h., es gibt keine ______________ für die Anwendung von Ultraschall.

5. Was wird mit dem Impulsechoverfahren untersucht und was mit dem Dopplerverfahren? Ordnen Sie die folgenden Inhalte den beiden Ultraschalluntersuchungen zu.

Schilddrüse – kindliche Herztöne – Strömungsverhältnisse in den Venen – Niere – Wurmfortsatz – Strömungsverhältnisse im Herzen – Milz – Strömungsverhältnisse in den Arterien – Leber

Impulsechoverfahren

- __________
- __________
- __________
- __________
- __________

Dopplerverfahren

- __________
- __________
- __________
- __________

6. Bei Herrn Weber soll eine Ultraschalluntersuchung des Abdomens durchgeführt werden. Bringen Sie die Arbeitsschritte der Untersuchung in die richtige Reihenfolge.

A: Ultraschallgel und Papier bereitstellen – B: Patienten aufklären, dass er nüchtern kommen soll – C: Untersuchung durchführen – D: Ultraschallgel abwischen – E: Patienten auf die Untersuchungsliege lagern – F: Patienten am Morgen einbestellen – G: Kleidung des Patienten zurückschieben – H: Untersuchungsraum abdunkeln – I: Ultraschallgel auftragen

Richtige Reihenfolge (Buchstaben): __________

7. Mithilfe eines Endoskops können minimal-invasive chirurgische Eingriffe durchgeführt werden. Geben Sie Beispiele dafür.

- __________
- __________
- __________
- __________
- __________
- __________

8. Mit dem Endoskop können unterschiedliche Organe untersucht werden. Ordnen Sie den genannten Organen 1–7 die entsprechende Untersuchung A–G zu. Ziehen Sie dazu Pfeile.

1	Gelenk	**A**	Rektoskopie
2	Dickdarm	**B**	Zystoskopie
3	Harnblase	**C**	Gastroskopie
4	Bauchhöhle	**D**	Arthroskopie
5	Mastdarm	**E**	Koloskopie
6	Bronchien	**F**	Bronchoskopie
7	Magen	**G**	Laparoskopie

9. Bei Frau Kärner soll nach einem positiven Test auf okkultes Blut im Stuhl eine Koloskopie durchgeführt werden. Bitte kreuzen Sie an, welche Anweisung zur Vorbereitung des Eingriffs richtig ist?

- ☐ Bitte führen Sie am Tag vor dem Eingriff eine Darmreinigung nach Vorschrift durch.
- ☐ Essen Sie in der Woche vor dem Eingriff viel Obst und Gemüse, besonders Kiwis und Tomaten.
- ☐ Falls Sie Marcumar nehmen – vergessen Sie die Einnahme auch am Tag des Eingriffs nicht.
- ☐ Bitte sorgen Sie für Ihren Transport nach Hause, Sie sind nach der Koloskopie nicht fahrtüchtig.
- ☐ Bitte frühstücken Sie am Morgen vor der Koloskopie ausreichend.
- ☐ Bringen Sie spätestens am Tag des Eingriffes die schriftliche Einwilligung mit.

10. Lösen Sie das Kreuzworträtsel zur Diagnostik von Erkrankungen der Verdauungsorgane.

a) Organ, das sonographisch dargestellt werden kann
b) Eigenschaft eines Endoskops
c) Bestandteil des Sonographiegerätes
d) Substanz, die die Weiterleitung des Schalls verbessert
e) Schwingungen pro Zeiteinheit
f) endoskopische Untersuchung der Bronchien
g) Methode zum Nachweis von Blutungen aus dem Verdauungstrakt
h) Ultraschalluntersuchung von Gefäßen

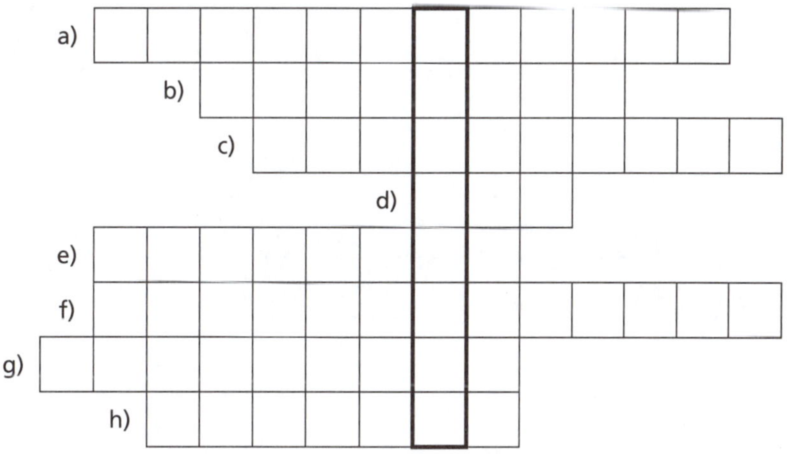

Lösungswort: ______________________

11. Ergänzen Sie in der folgenden Liste endoskopischer Untersuchungen die Organe bzw. Körperteile, die untersucht werden.

Fachbegriff	Untersuchtes Organ	Fachbegriff	Untersuchtes Organ
Arthroskopie		Laparoskopie	
Bronchoskopie		Ösophagoskopie	
Gastroskopie		Rektoskopie	
Koloskopie		Zystoskopie	

EUROPA LEHRMITTEL	**Lernfeld 10: Patienten bei kleinen chirurgischen Behandlungen begleiten und Wunden versorgen**	
	1 Aufbau und Krankheiten der Haut	Datum:

1. In Ihrer Praxis haben Sie die Aufgabe, der neuen Auszubildenden Julia zu zeigen, wie sie ihre Hände waschen und desinfizieren soll. Julia schaut auf ihre Hände und sagt: „Ich verstehe nicht, warum so ein Umstand gemacht wird, meine Hände sind doch sauber." Sie möchten ihr daher ein paar Fakten zum Thema Haut vorstellen, indem Sie die folgenden Fragen beantworten.

a) Welche Formen von Mikroorganismen besiedeln die Hautoberfläche? ______

b) Wie wird die Gesamtheit aller Mikroorganismen auf der Hautoberfläche genannt? ______

c) Welcher pH-Wert ist für die Hautoberfläche optimal? ______

d) Welche Wirkung hat normale Seife auf die Haut?

______

______

2. Füllen Sie die folgende Checkliste zum Aufbau und zu den Aufgaben der Haut richtig aus.

Checkliste: Haut			
Aufgaben der Haut	• ______		
	• ______		
	• ______		
	• ______		
	• ______		
	• ______		
	• ______		
Schichten der Haut	• ______		
	• ______		
	• ______		
Hautanhangsgebilde	• ______	• ______	• ______
Drüsen der Haut	• ______		• ______
	• ______		• ______
Sinneszellen der Haut	• ______		
	• ______		
	• ______		
Sonstige Bestandteile der Haut	• ______		
	• ______		

3. In welcher Schicht der gesunden Haut befinden sich die folgenden Bestandteile? Ordnen Sie sie richtig ein.

Keimschicht – Sinneszellen – Talgdrüse – Hornschuppen – Fettzellen – Kollagenfasern – Blutgefäße – Pigmentzellen – Schweißdrüse – Blutgefäße

Oberhaut

- ______________________
- ______________________
- ______________________

Lederhaut

- ______________________
- ______________________
- ______________________
- ______________________
- ______________________

Unterhaut

- ______________________
- ______________________

4. Lösen Sie das Kreuzworträtsel und finden Sie das gesuchte Lösungswort.

a) Bestandteil der Lederhaut
b) Flüssigkeit zwischen den Zellen
c) bildet ein saures Sekret
d) wird in der Haut unter Einwirkung von UV-Licht gebildet
e) Gewebe, in dem Kalorien gespeichert werden
f) widerstandsfähige Schicht der Haut
g) bei Kontraktion dieses Organs richtet sich das Haar auf
h) unterer Teil des Haarbalgs
i) Fähigkeit der Sinneszellen zur Wahrnehmung

Lösungswort: ______________________

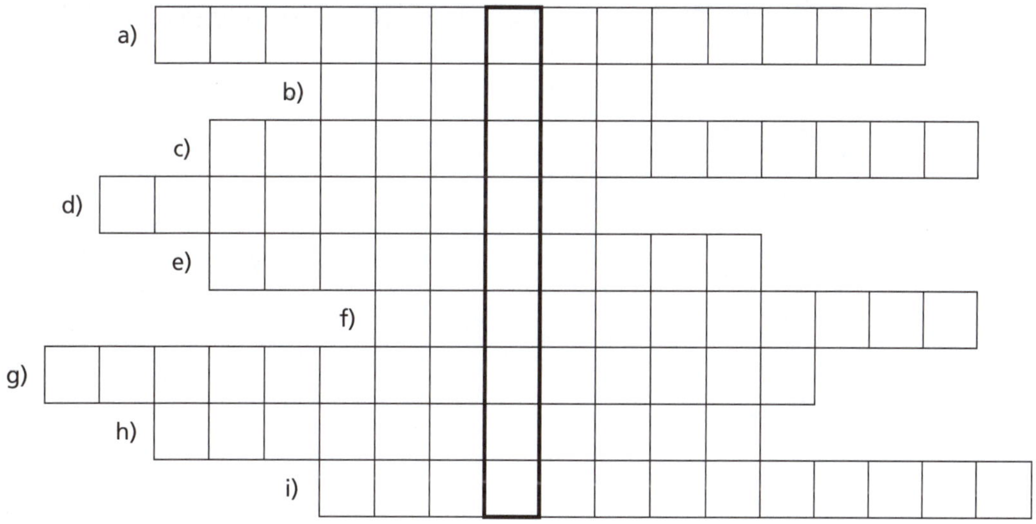

5. Ergänzen Sie den Lückentext, indem Sie die richtigen Begriffe in die freien Stellen einsetzen.

Die Haut ist das größte Organ des Körpers, sie hat eine Fläche von ca. ____________ . Unter Einwirkung von ______________ wird in der Haut ________________ gebildet. Dieses Vitamin fördert den Einbau von ______________ in den Knochen und schützt gerade heranwachsende Kinder vor der Krankheit ______________ . UV-Strahlung in der richtigen Dosierung ist für die Gesundheit förderlich, in zu hohen Dosen hingegen schädlich. Bei vermehrter Sonneneinstrahlung bildet die Haut daher das braune Pigment ______________ , das die Haut vor Schäden durch die energiereiche UV-Strahlung schützt. Von den pigmentbildenden Zellen kann ein bösartiger Tumor ausgehen, das sogenannte ________________________ . UV-Strahlen schädigen auch die ______________________ in der Lederhaut. Sie verlieren ihre Elastizität und so entstehen vermehrt ______________ .

6. Ordnen Sie die genannten Hautkrankheiten 1–7 der jeweils richtigen Beschreibung A–G zu. Ziehen Sie dazu Pfeile zwischen den beiden Seiten.

1	Basaliom	A	bösartiger Tumor der Haut ausgehend von den Pigmentzellen
2	Nagelmykose	B	Entzündung von Haarbalg und Talgdrüsen
3	Akne	C	Ansammlung von pigmentierten Zellen auf der Haut
4	Neurodermitis	D	Pilzinfektion
5	Psoriasis	E	bösartiger Tumor der Haut, vor allem an Stirn, Nase und Ohren
6	Malignes Melanom	F	weiße Schuppen an den Streckseiten der Gelenke
7	Nävus	G	juckende Rötung an den Beugeseiten der Gelenke

7. Füllen Sie die folgende Checkliste zum Thema Pilzinfektionen richtig aus.

Checkliste: Pilzinfektionen	
Fachbegriff	• ________
Erreger	• ________ • ________
Aussehen	• ________ • ________
Risikofaktoren allgemein	• ________ • ________ • ________
Risikofaktoren lokal	• ________ • ________ • ________
Bevorzugt befallene Körperregionen	• ________ • ________ • ________ • ________

8. Beschriften Sie die Abbildung der Haut, indem Sie auf die Linien schreiben.

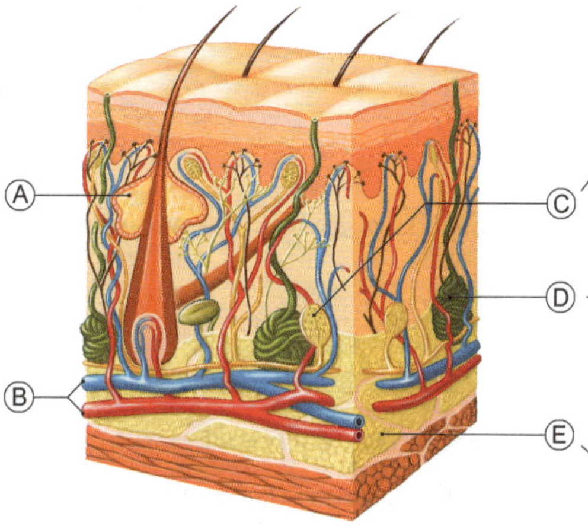

9. Übersetzen bzw. erklären Sie die Begriffe und Fachausdrücke zum Thema Haut in der Vokabelliste.

Fachbegriff	Übersetzung bzw. Erklärung
Basaliom	
Corium	
Cutis	
Dermis	
Ekzem	
Epidermis	
Erythem	
Exanthem	
Malignes Melanom	
Mykose	
Nävus	
Neurodermitis	
Pigment	
Psoriasis	
Pustel	
Subcutis	

EUROPA LEHRMITTEL	Lernfeld 10: Patienten bei kleinen chirurgischen Behandlungen begleiten und Wunden versorgen	
	2 Chirurgische Behandlung	Datum:

1. Die Patientin Frau Färber kommt heute zur Entfernung ihrer Krampfadern in Ihre Praxis. Sie haben die Aufgabe, die Instrumente dafür vorzubereiten. Die neue Auszubildende schaut Ihnen dabei zu und stellt Ihnen Fragen.

a) Woher kann man wissen, welche Instrumente für einen Eingriff gebraucht werden?

b) Warum werden die Instrumente erst so kurz vor der Operation zurechtgelegt?

Auch die Patientin hat noch Fragen zum bevorstehenden Eingriff.

c) Kann man diesen Eingriff wirklich in einer Arztpraxis durchführen? Bei meiner Freundin wurde das im Krankenhaus gemacht.

d) Beim Vorgespräch wurde eine Lokalanästhesie erwähnt. Was bedeutet das genau?

2. Informieren Sie sich über chirurgische Eingriffe – auch solche, die stationär durchgeführt werden – und ergänzen Sie in der Tabelle die passenden Erklärungen zu den Fachbegriffen.

Fachbegriff	Erklärung
Appendektomie	
Tonsillektomie	
Varizen-OP	
Cholezystektomie	
Exzision eines Nävus	
Eröffnung von thrombosierten Hämorrhoiden	
Eröffnung eines Schweißdrüsenabszesses	
Entfernung eines Atheroms	
Nagelresektion	

3. Sie zeigen der neuen Auszubildenden häufig gebrauchte Instrumente und erklären ihr deren Funktion. Ergänzen Sie dazu die Erklärungen in der rechten Tabellenspalte.

Abbildung	Bezeichnung	Erklärung
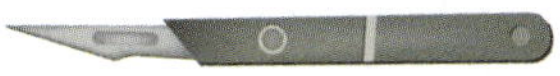	Skalpell	
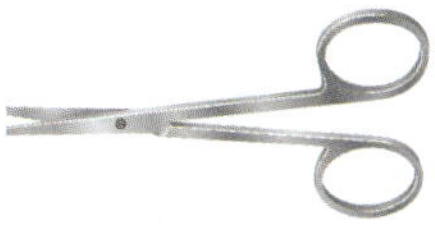	Chirurgische Schere	
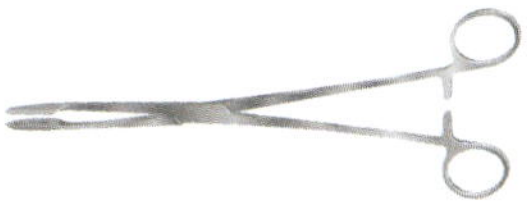	Kornzange	
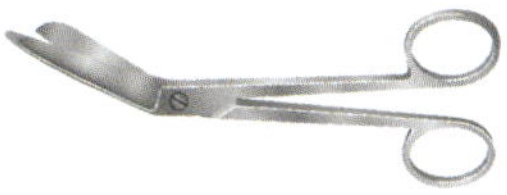	Verbandschere	
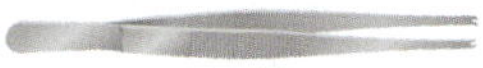	Chirurgische Pinzette	
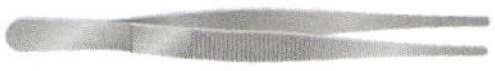	Anatomische Pinzette	
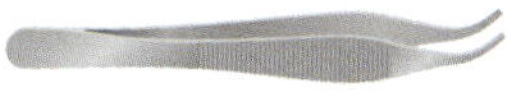	Splitterpinzette	
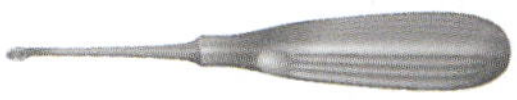	Scharfer Löffel	
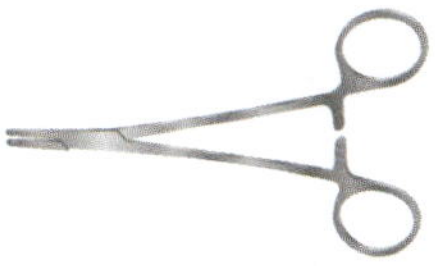	Nadelhalter	

4. **Die Auszubildende möchte auch wissen, wann welches Verbandsmaterial benutzt wird. Füllen Sie die Tabelle aus.**

Abbildung	Bezeichnung	Erklärung und zusätzliche Hinweise
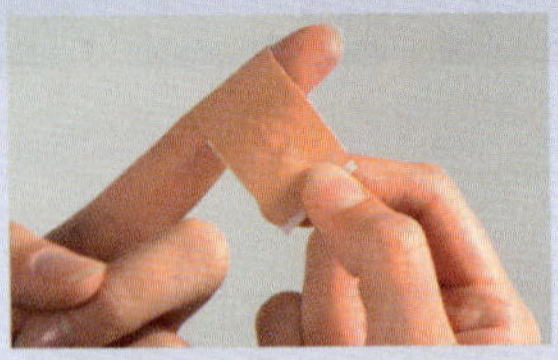	Wundschnellverband	
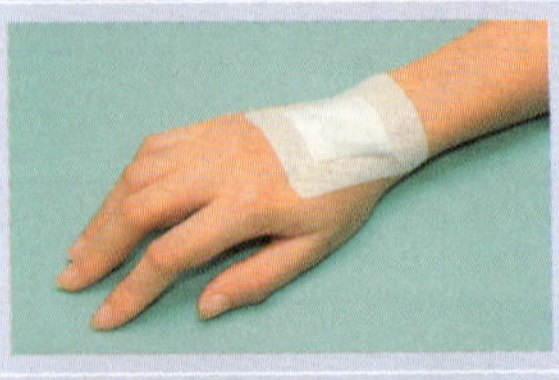	Sterile Kompresse	
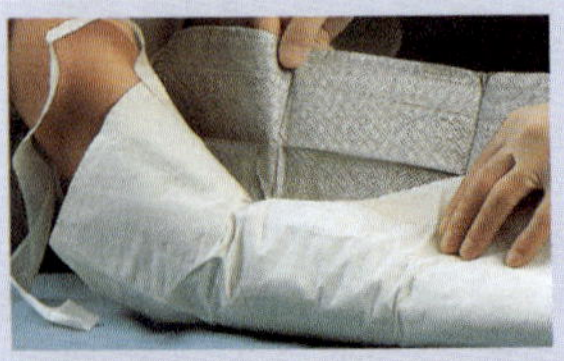	Metallbeschichtete Wundauflage	
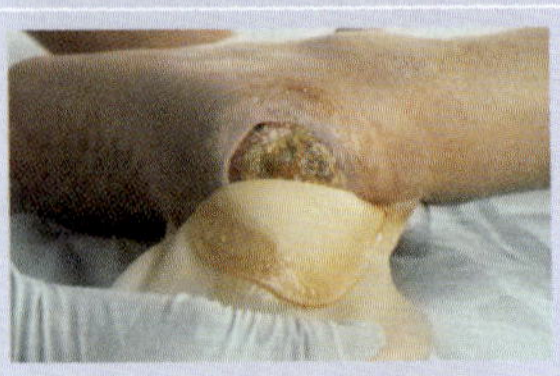	Hydrokolloidverband	
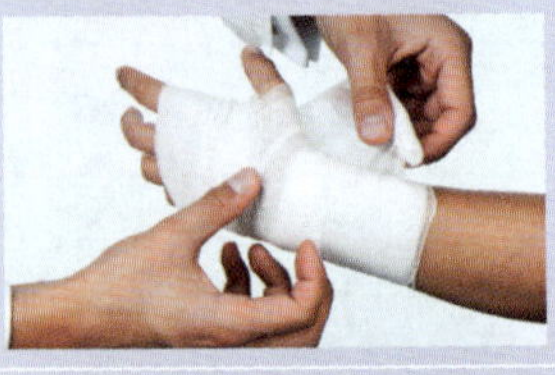	Mullbinden	
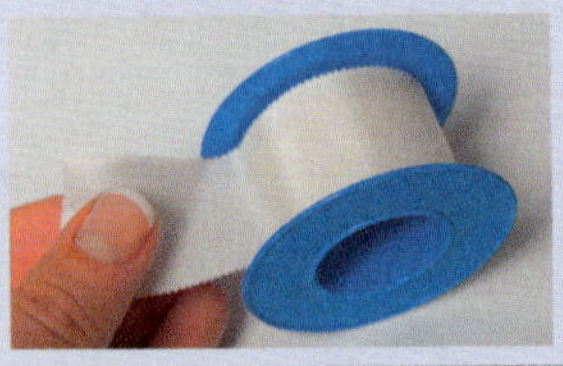	Leukosilk Fixierpflaster	

5. **Bei einer Patientin sollen Fäden entfernt werden. Stellen Sie das Material zusammen. Tragen Sie die Begriffe in die Nierenschale ein.**

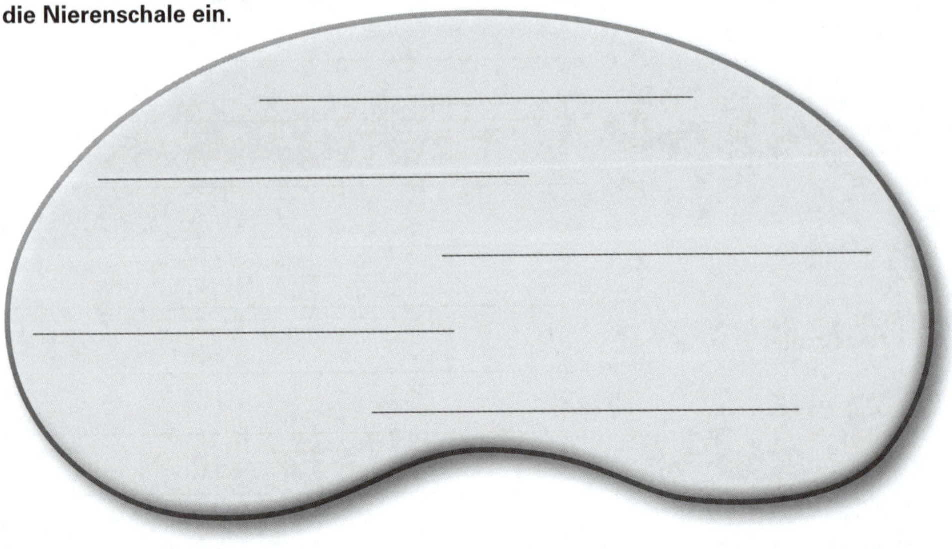

6. Ergänzen Sie den Lückentext zur Wundheilung.

Bei der Wundversorgung wird eine ______________________________ angestrebt. Dabei werden alle Schichten des Gewebes zusammengefügt, damit sie zusammenwachsen. Bei tiefen Wunden geschieht dies mithilfe einer ______________________________. Diese Form der Wundversorgung ist nur möglich bei Wunden, die nicht ____________________ und nicht älter als 8 Stunden sind. Bei älteren und infizierten Wunden bleibt die Wunde offen und heilt vom Grund der Wunde her zu. Dies heißt dann ______________________________.

7. Verbrennungswunden werden in drei Schweregrade eingeteilt. Tragen Sie die Merkmale für jeden Schweregrad in die Tabelle ein.

Verbrennung 1. Grades	Verbrennung 2. Grades	Verbrennung 3. Grades
•	•	•
•	•	•
	•	•

8. Ein Patient kommt mit Verbrennungen in die Notfallambulanz. Schätzen Sie anhand der abgebildeten Zeichnung seiner Verbrennungen, wie viel Prozent der Hautoberfläche verbrannt sind.

Ihre Schätzung:

____

Begründung:

____

____

____

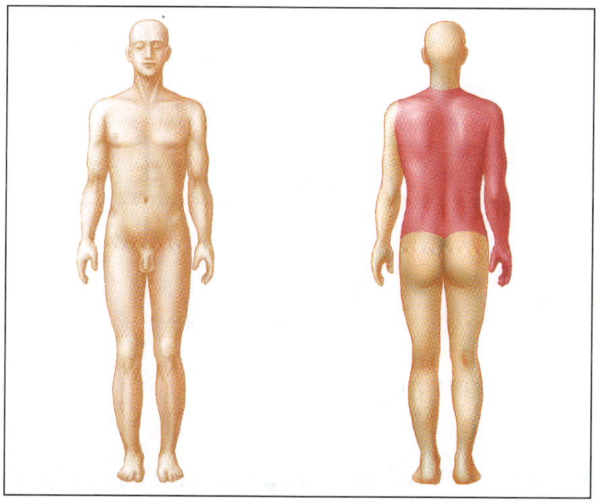

9. Bei chirurgischen Eingriffen werden unterschiedliche Formen der Anästhesie angewandt. Ordnen Sie der Beschreibung des Verfahrens die richtige Bezeichnung A–F zu.

A) Infiltrationsanästhesie
B) Intubationsnarkose
C) Leitungsanästhesie
D) Oberflächenanästhesie
E) Periduralanästhesie
F) Vollnarkose

	Beschreibung des Verfahrens	Buchstabe
1	Ausschaltung des Bewusstseins	
2	Umspritzen des OP-Gebietes mit einem Lokalanästhetikum	
3	Umspritzen eines Nerven, um eine Schmerzlosigkeit im OP-Gebiet zu erreichen	
4	Auftragen oder Aufsprühen eines Lokalanästhetikums auf Haut oder Schleimhaut	
5	Einbringen des Narkosemittels durch einen Schlauch (Tubus) in die Luftröhre	
6	rückenmarksnahe Lokalanästhesie, bei der das Lokalanästhetikum mithilfe eines Katheters zugeführt wird	

EUROPA LEHRMITTEL	Lernfeld 10: Patienten bei kleinen chirurgischen Behandlungen begleiten und Wunden versorgen	
	2 Chirurgische Behandlung	Datum:

10. Lösen Sie das folgende Kreuzworträtsel und finden sie das gesuchte Lösungswort.

a) Welche Gefahr für den Kreislauf besteht bei einer Verbrennung?
b) Wie heißt die Art der Wundheilung, bei der alle durchtrennten Schichten gleichzeitig zusammenwachsen?
c) Wie wird die Ausdehnung einer Verbrennung abgeschätzt?
d) Fachwort für Haut
e) Verfahren zur Ausschaltung von Schmerzen
f) fassendes Instrument
g) Was muss während und nach einem Eingriff überwacht werden?
h) Mit welchem Instrument kann man Tupfer fassen?
i) langer Stab zum Austasten einer Wunde

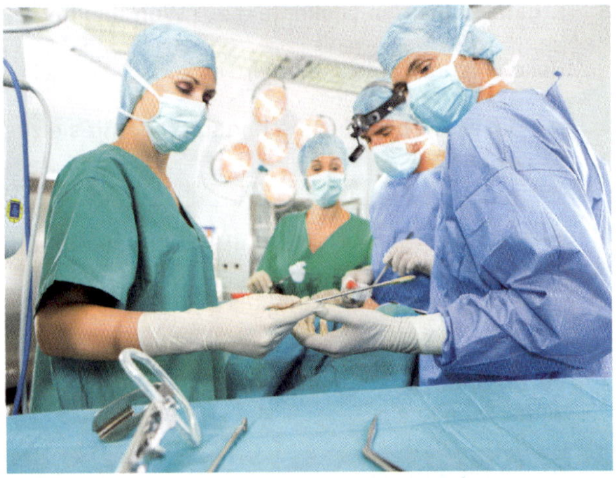

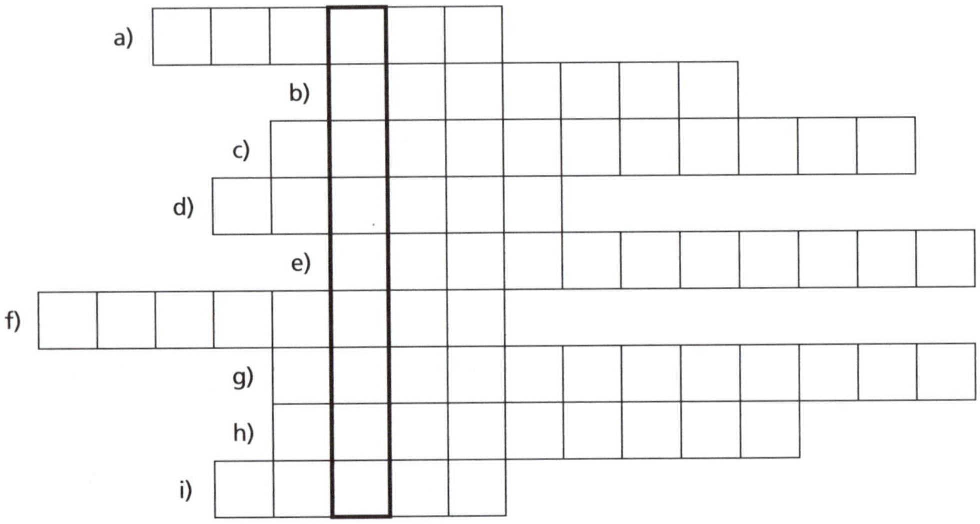

Lösungswort: ______________________

11. Bei der Wundversorgung werden verschiedene Arten von Wunden unterschieden. Ordnen Sie den verschiedenen Typen die Krankengeschichte zu.

	Unfallhergang und Befund	Wundart
1	Frau Meier hat sich beim Kochen verbrannt. Sie zeigt Ihnen am Unterarm eine handtellergroße Rötung mit Blasenbildung.	
2	Der sechsjährige Markus ist mit dem Fahrrad gestürzt. Am rechten Knie sehen Sie eine oberflächliche verschmutzte Wunde mit punktförmigen Blutungen.	
3	Herr Förster wird nach einer Messerstecherei in die Notfallambulanz gebracht. Er hat Atemnot und zeigt auf eine kleine Wunde am Thorax.	
4	Frau Grohmann hat sich bei der Arbeit in einem Fleischereibetrieb verletzt. Sie kann die Finger nicht beugen und hat eine stark blutende Wunde in der Handinnenfläche.	
5	Der vierzehnjährige Sven ist in der Schule gegen einen Heizkörper gestoßen worden. Er hat eine blutende Wunde am Hinterkopf.	

1 Präventionsmedizin

Datum:

1. Die Praxis von Dr. König bietet verschiedene präventive Leistungen an. Die 63-jährige Frau Griese erkundigt sich bei der Auszubildenden Svenja, welche Früherkennungsuntersuchungen sie zulasten ihrer gesetzlichen Krankenkasse in Anspruch nehmen kann. Svenja macht sich zu diesem Thema schlau und fertigt eine Tabelle an, die sie auch bei Nachfragen anderer Patienten wieder verwenden kann.

a) Vervollständigen Sie die folgende Tabelle. Ergänzen Sie in den beiden rechten Spalten das Anspruchsalter für die jeweilige Untersuchung sowie den Rhythmus, in dem die Untersuchung in Anspruch genommen werden kann.

Früherkennungsuntersuchung	Anspruchsalter	Rhythmus bzw. Anzahl
Mutterschaftsvorsorge		
Kinderfrüherkennungsuntersuchungen		
Jugendgesundheitsuntersuchung		
Gesundheitsuntersuchung		
Krebsfrüherkennung für Frauen		
Krebsfrüherkennung für Männer		
Hautkrebs-Screening		
Mammographie-Screening		
Koloskopie		
Untersuchung auf verborgenes Blut im Stuhl		

b) Nennen Sie nun die Früherkennungsuntersuchungen, auf die Frau Griese Anspruch hat.

-
-
-
-
-

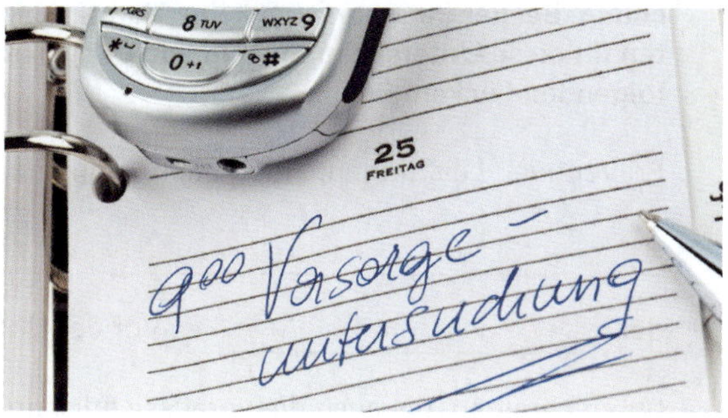

2. Die medizinische Prävention zielt darauf ab, Krankheiten zu verhindern, im Frühstadium zu erkennen oder Krankheitsfolgen abzumildern. Sie wird in primäre, sekundäre und tertiäre Prävention unterteilt.

a) Finden Sie jeweils einen zusammenfassenden Begriff für jede der drei Formen der Prävention und schreiben Sie die drei Worte in die Abbildung.

Primäre Prävention = ______________

Sekundäre Prävention = ______________

Tertiäre Prävention = ______________

b) Geben Sie an, um welche Präventionsform es sich in den folgenden Fällen A–J handelt: 1 = primäre Prävention, 2 = sekundäre Prävention, 3 = tertiäre Prävention.

	Patient	Präventionsform
A	Herr Weber nimmt nach einem Herzinfarkt in einer Koronarsportgruppe teil.	
B	Dr. König führt bei Frau Müller eine Gesundheitsuntersuchung durch.	
C	Die Medizinische Fachangestellte Svenja berät Frau Müller über gesunde Ernährung.	
D	Frau Raabe verwendet Jodsalz zum Kochen.	
E	Herr Wimmers nimmt am DMP Diabetes mellitus Typ 2 teil.	
F	Die 12 Monate alte Christiane bekommt von ihrer Mutter täglich D-Fluoretten®.	
G	Frau Ludwig erhält nach einer Brustkrebserkrankung eine Anschlussheilbehandlung.	
H	Die Familie Sommer lässt sich gegen FSME impfen, da sie im August in Bayern Urlaub machen will.	
I	Frau Eberts erhält eine Einladung zum Mammographie-Screening.	
J	Dr. König informiert Herrn Linus, wie er am besten das Rauchen aufgeben kann.	

3. Frau Kramer bittet um die Durchführung einer Lungenfunktionsprüfung im Rahmen der Gesundheitsuntersuchung. Bei der Patientin sind keine Vorerkrankungen an der Lunge bekannt. Dr. König erläutert ihr, dass die Kosten für diese Untersuchung nicht von der gesetzlichen Krankenkasse übernommen werden. Vervollständigen Sie folgenden Lückentext.

Präventive Leistungen, die nicht von den gesetzlichen Krankenkassen gezahlt werden, nennt man ______________________________. Die Kosten für diese Leistungen zahlt der ______________. Vor der Untersuchung muss der Patient eine ______________ unterschreiben, die auch die voraussichtlichen Kosten nennt. Die Höhe der Kosten ermittelt sich aus der ______________________________.

EUROPA LEHRMITTEL

Lernfeld 11:
Patienten bei der Prävention begleiten

2 Schwangerenvorsorge

Datum:

1. Die 24-jährige Anja Jankowski kommt mit morgendlicher Übelkeit in die gynäkologische Praxis von Herrn Dr. Ehrmann. Der Schwangerschaftstest ist positiv. Herr Dr. Ehrmann führt bei Frau Jankowski die Erstuntersuchung im Rahmen der Mutterschaft durch und händigt ihr den Mutterpass aus.

a) Zur Erstuntersuchung gehören verschiedene Untersuchungen. Welche Erkrankungen sollen durch die folgenden Untersuchungen ausgeschlossen werden? Vervollständigen Sie die Tabelle.

Untersuchung im Rahmen der Erstuntersuchung	Ausschluss einer Gefährdung des Ungeborenen durch …
Anamnese, Blutdruck, Körpergewicht, allgemeinmedizinische und gynäkologische Untersuchung	
Hämoglobinwert	
Urinuntersuchung auf Eiweiß, Glukose und Sediment	
Chlamydienuntersuchung im Urin	
Bestimmung der Blutgruppe mit Rhesusfaktor	
Antikörpersuchtest	
Rötelnantikörper-Suchtest	
Lues-Suchreaktion	
HIV-Test	
Hepatitis-B-Serologie	

b) Vervollständigen Sie den Lückentext zum Mutterpass.

Der Mutterpass wird vom ______________________ herausgegeben. Die Schwangere erhält ihn im Rahmen der ______________ von ihrem ____________. Der Pass bietet Platz für Eintragungen zu maximal ___ Schwangerschaften. In ihm werden alle ______________ im Rahmen der Mutterschaftsvorsorge dokumentiert. Die werdende Mutter sollte ihn ________ mit sich führen, damit im ________ richtig reagiert werden kann.

c) Der Mutterpass enthält einige Abkürzungen und Fachbegriffe. Ordnen Sie den Abkürzungen die richtigen Begriffe (A bis G) zu, indem Sie die entsprechenden Buchstaben in den Kästchen eintragen.

A) Lues-Suchreaktion, B) Schwangerschaftswoche, C) Schwangerschaften, D) Hepatitis-B-Virus, E) Hämoglobin, F) Geburten, G) Übersicht über die Untersuchungsergebnisse während der Schwangerschaft

Gravida	☐	SSW	☐
Para	☐	HBs-Antigen	☐
LSR	☐	Hb	☐
Gravidogramm	☐		

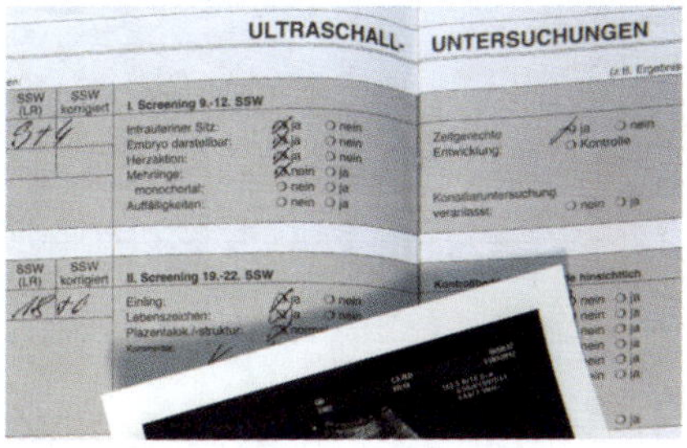

EUROPA LEHRMITTEL	Lernfeld 11: Patienten bei der Prävention begleiten	
	2 Schwangerenvorsorge	Datum:

2. Nennen Sie die richtigen Zeitpunkte für folgende Untersuchungen im Rahmen der Schwangerenvorsorge.

Maßnahme	Zeitpunkt
1. Ultraschallscreening	
2. Ultraschallscreening	
3. Ultraschallscreening	
Screening auf Schwangerschaftsdiabetes	
2. Antikörper-Suchtest	
Anti-D-Prophylaxe (bei Rhesus-negativen)	
Untersuchung auf Hepatitis B	

3. Stellen Sie fest, welche der folgenden Leistungen zur Mutterschaftsvorsorge nach den Richtlinien (RL), welche zu den Maßnahmen bei Risikoschwangerschaften (RS) und welche zu den individuellen Gesundheitsleistungen (IGeL) gehören. Kreuzen Sie entsprechend an.

Untersuchung	RL	RS	IGeL
Untersuchung der Beine auf Ödeme			
kardiotokographische Untersuchung ab der 28. Schwangerschaftswoche (CTG)			
Toxoplasmose-Screening			
Kontrolle der kindlichen Herzaktion ab der 20. Schwangerschaftswoche			
Kontrolle des Standes der Gebärmutter			
Fruchtwasseruntersuchung			
Varizellen-Screening			
Ersttrimester-Screening auf Down-Syndrom			
Feststellung der Lage des Kindes			

4. Listen Sie verschiedene Empfehlungen auf, die einer Schwangeren gegeben werden sollten.

- ______________________________
- ______________________________
- ______________________________
- ______________________________

EUROPA LEHRMITTEL	**Lernfeld 11: Patienten bei der Prävention begleiten**	
	3 Vorsorge bei Kindern und Jugendlichen	Datum:

1. Anja Jankowski hat ein gesundes Mädchen mit dem Namen Aurelia zur Welt gebracht. Direkt nach der Geburt findet die U1 nach dem Apgar-Schema statt.

a) Nennen Sie die fünf Merkmale, die nach dem Apgar-Schema untersucht werden.

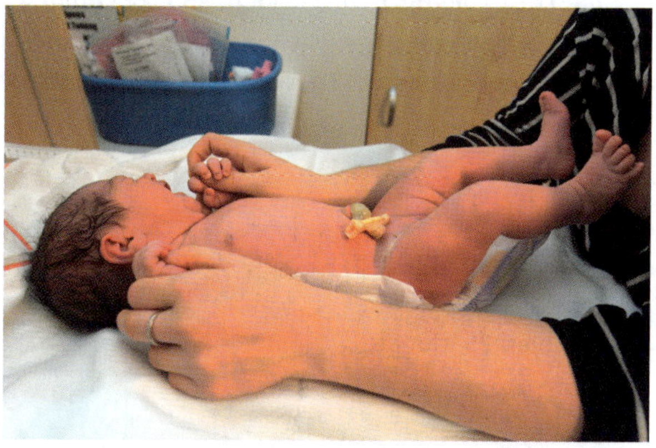

A ______________________________

P ______________________________

G ______________________________

A ______________________________

R ______________________________

b) Bei der Untersuchung nach dem Apgar-Schema zeigt Aurelia folgenden Befund: Sie schreit, ihre Herzfrequenz liegt bei 130 Schlägen pro Minute, sie bewegt ihre Beine aktiv, die Arme und Beine sind leicht bläulich, der Körperstamm rosig, beim Absaugen schreit sie kräftig. Bestimmen Sie anhand des Befundes den Apgar-Wert.

Der Apgar- Wert von Aurelia direkt nach der Geburt ist: __________

c) Frau Jankowski erstellt eine Liste, wann die Termine für die nächsten Früherkennungsuntersuchungen anstehen. Vervollständigen Sie die Liste mit den fehlenden Angaben.

Unter-suchung	Termin	Toleranzbereich (ggf.)	Meldepflicht (ja/nein)	IGeL (ja/nein)
U2				
U3				
U4				
U5				
U6				
U7				
U7a				
U8				
U9				
U10				
U11				
J1				
J2				

EUROPA LEHRMITTEL	**Lernfeld 11: Patienten bei der Prävention begleiten**	
	3 Vorsorge bei Kindern und Jugendlichen	Datum:

2. Welche U-Untersuchung kann bei den folgenden Kindern durchgeführt werden? Falls das Alter des Kindes außerhalb des Toleranzbereichs liegt, kennzeichnen Sie dies durch einen waagerechten Strich.

Kind	Untersuchung
Sven, 13 Jahre	
Annika, 4 Wochen	
Jakob, 6 Jahre und 2 Monate	
Tobias, 25 Monate	
Paul, 45 Monate	
Christian, 33 Monate	
Florian, 64 Monate	
Xenia, 4 Tage	
Alexandra, 16 Jahre	
Lina, 9 Jahre	
Rebecca, 3 Monate	

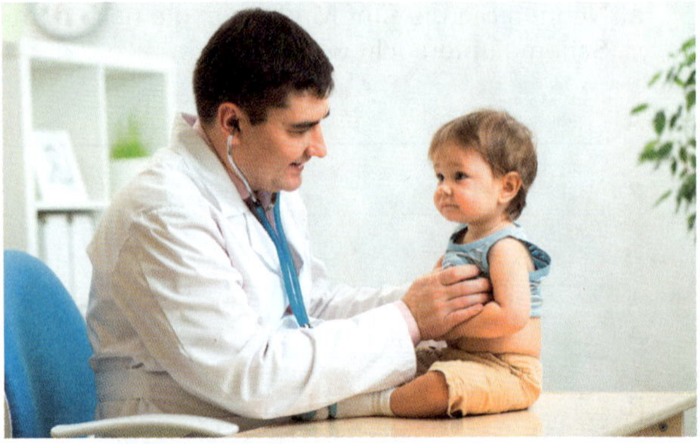

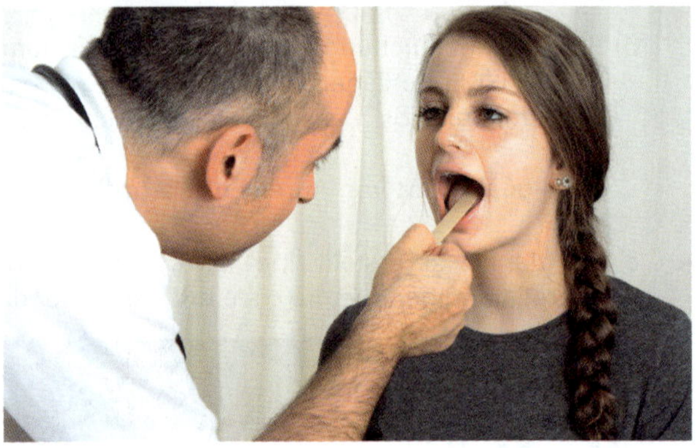

3. Welche Aussagen zu den Kinderfrüherkennungsuntersuchungen sind korrekt? Kennzeichnen Sie die folgenden Aussagen mit einem r für richtig oder mit einem f für falsch. Korrigieren Sie die Falschaussagen.

Nr.	Aussage	r/f	ggf. Korrektur
1	Im Rahmen der U1, U2 und U3 erhält das Kind eine Vitamin-K-Prophylaxe.		
2	Das erweiterte Neugeborenen-Screening ist eine Blutuntersuchung auf angeborene Stoffwechsel- oder Hormonkrankheiten.		
3	Das Blut für das Neugeborenen-Screening wird mit einem Serumröhrchen entnommen.		
4	Das Neugeborenen-Hörscreening wird nach dem 3. Lebensmonat durchgeführt.		
5	Eine Hüftgelenksdysplasie kommt nur bei Mädchen vor.		
6	Das Hüftsonographie-Screening wird zusammen mit der U3 durchgeführt.		

EUROPA LEHRMITTEL	Lernfeld 11: Patienten bei der Prävention begleiten	
	4 Gesundheitsuntersuchung	Datum:

1. Der 39-jährige Torsten Schröder kommt zur Gesundheitsuntersuchung in die Praxis von Frau Dr. König. Er bittet, da er nun schon einmal da sei, um weitere Zusatzuntersuchungen, die er selbst zahlen möchte. Kreuzen Sie an, welche Leistungen im Rahmen einer Gesundheitsuntersuchung nach den Richtlinien (RL) durchgeführt werden dürfen und welche individuelle Gesundheitsleistungen (IGeL) sind.

Untersuchung	RL	IGeL
Ganzkörperstatus		
Glukose im Blut		
kleines Blutbild		
Ruhe-EKG		
Urinteststreifen auf Eiweiß, Glukose, Erythrozyten, Leukozyten und Nitrit		
Urinsediment		
Schilddrüsensonographie		
Gesamtcholesterin im Blut		
Triglyzeride im Blut		
Spirometrie		
Sonographie der Bauchorgane		
HDL- und LDL-Cholesterin		

2. Im Rahmen der Untersuchungen stellt Frau Dr. König bei Herrn Schröder folgende Befunde fest. Ordnen Sie die Ergebnisse der Auswertungen (1–5) dem jeweils passenden Befund (A–E) zu, indem Sie Pfeile ziehen.

1	RR 190/100 mm Hg	A	Adipositas
2	Gesamtcholesterin 190 mg/dL	B	Hyperglykämie
3	BMI 31 kg/m^2	C	Normalwert
4	Harnsäure (Serum) 8 mg/dL	D	Hyperurikämie
5	Glukose (nüchtern) 120 mg/dL	E	Hypertonie

3. Frau Dr. König erläutert Herrn Schröder aufgrund der Befunde sein persönliches Risikoprofil. Nennen Sie Erkrankungen, die bei dem 39-jährigen Patienten offensichtlich schon vorliegen, mit deutschem Begriff.

- ______________________
- ______________________
- ______________________
- ______________________

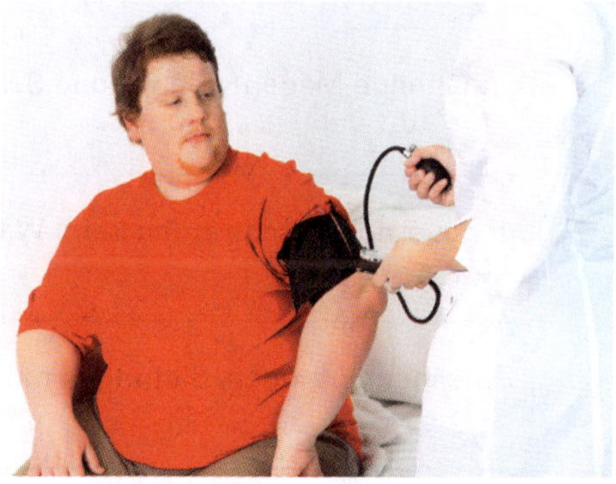

EUROPA LEHRMITTEL	**Lernfeld 11:** **Patienten bei der Prävention begleiten**	
	5 Krebsfrüherkennung	Datum:

1. Das Ehepaar Sabine und Klaus Lohse, beide 60 Jahre alt, erscheint in der Praxis von Frau Dr. König. Beide sind sehr besorgt, da der Bruder von Herrn Lohse plötzlich an Krebs verstorben ist. Nun möchten sie wissen, welche Untersuchungen zulasten ihrer gesetzlichen Krankenkasse möglich und welche IGeL-Leistungen sind. Nennen Sie zu den Präventionen Regelleistungen und IGeL-Leistungen bei Patienten ohne Hinweis auf einen Tumor.

Prävention von …	Regelleistung	IGeL
Brustkrebs	• ____ • ____	• ____
Gebärmutter-krebs	• ____ ____ • ____ ____ • ____ ____	• ____ • ____
Prostatakarzinom	• ____	• ____
Hautkrebs	• ____ • ____	• ____
Dickdarm- und Mastdarmkrebs	• ____ • ____	• ____

2. Krebserkrankungen können sich durch unspezifische Frühsymptome bemerkbar machen. Nennen Sie bösartige Erkrankungen, die bei folgenden Befunden abgeklärt werden sollten.

a) auffallende Knoten, insbesondere im Bereich der Brust und der Lymphknoten:

____

b) Blut im Stuhl, Wechsel zwischen Durchfall und Verstopfung:

____

c) andauernde Heiserkeit, hartnäckiger Husten, blutiger Auswurf:

____

d) nicht heilende Wunden und Geschwüre, Pigmentveränderungen, auffällige Verdickung der Haut:

____

e) anhaltende Magen- , Darm- und Schluckbeschwerden:

____

f) andauernde Beschwerden beim Wasserlassen, blutiger Urin:

____

g) Zwischenblutungen, Blutungen nach der Menopause:

____

3. **Eine regelmäßige Selbstuntersuchung gehört ebenfalls zur Krebsvorsorge. Erläutern Sie die Maßnahmen der Selbstuntersuchung der weiblichen Brust anhand folgender Abbildungen.**

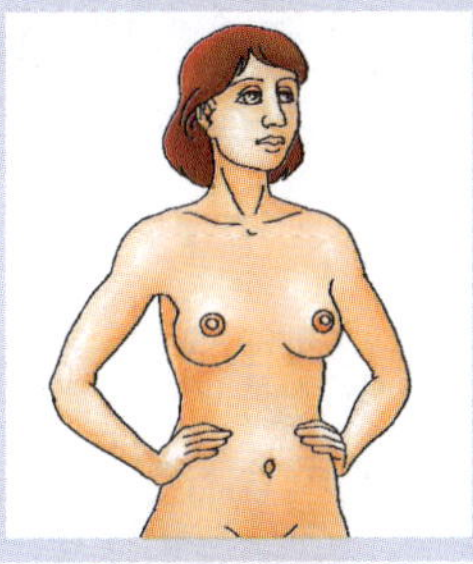

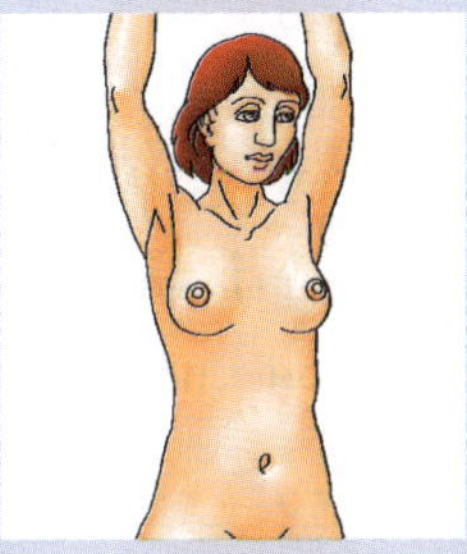

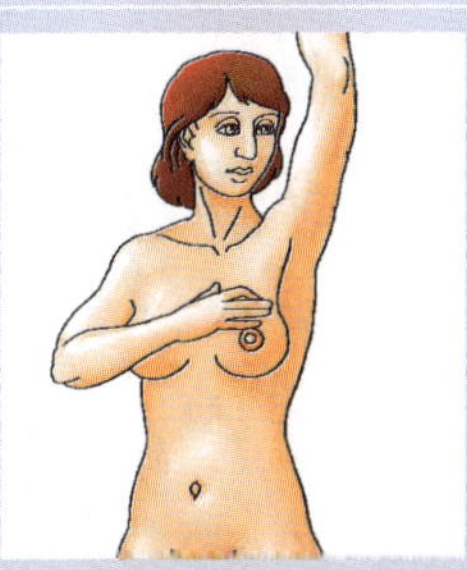

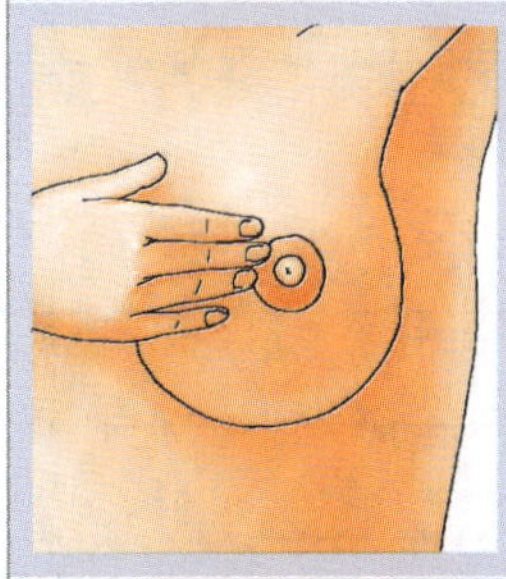

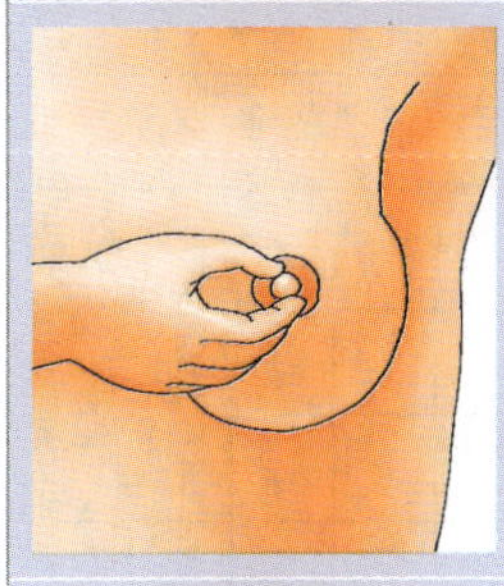

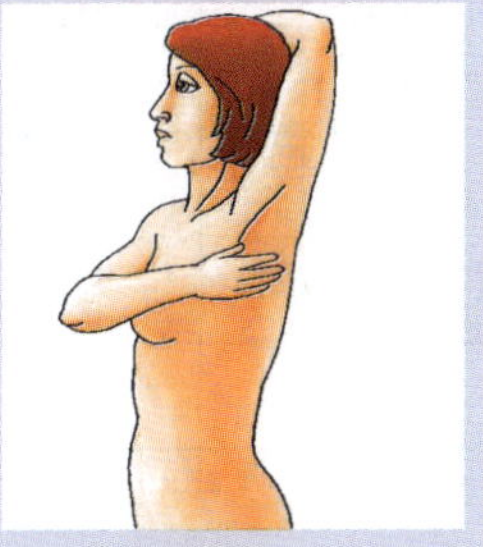

4. Hautärzte empfehlen die Selbstkontrolle von Muttermalen nach der ABCDE-Regel. Nennen Sie die Bedeutung der einzelnen Buchstaben und geben Sie an, welcher Befund ein Hinweis auf ein malignes Melanom sein kann.

	Bedeutung	Pathologischer Befund eines Muttermals
A		
B		
C		
D		
E		

5. Bestimmte Krebsfrüherkennungsuntersuchungen sind mit Vorbereitungen bzw. Verhaltensregeln verbunden.

a) Nennen Sie Maßnahmen/Verhaltensregeln für Patienten bei der Durchführung eines immunologischen Stuhltests.

-
-
-
-
-
-
-

b) Zählen Sie die Verhaltensvorschriften für Patienten vor einer Koloskopie auf.

-
-
-
-
-

6. Lösen Sie das Kreuzworträtsel, indem Sie den Fachbegriff nennen.

a) Gebärmutterhals
b) Dickdarmspiegelung
c) Röntgenuntersuchung der Brust
d) Vorsteherdrüse
e) Zelluntersuchung
f) Mastdarm
g) Ultraschalluntersuchung
h) Gewebeprobe

Lösungswort: ____________________

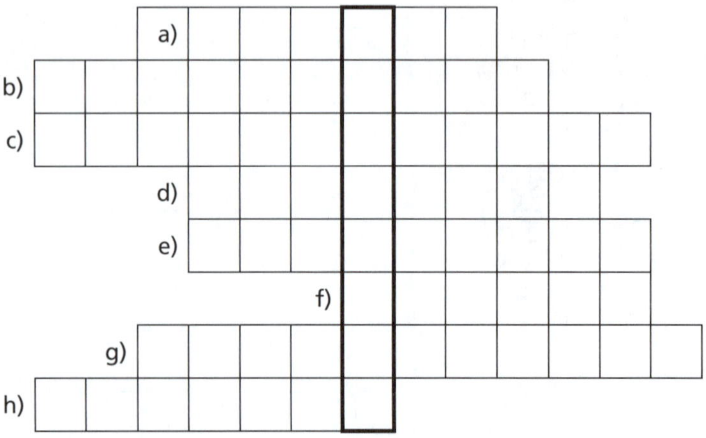

1. Der 67-jährige Patient Klaus-Dieter Vogt sucht die Praxis von Frau Dr. König auf. Nach einem Herzinfarkt hat er vier Wochen in einer Rehabilitationsklinik verbracht. Nun möchte er an einem Disease-Management-Programm (DMP) teilnehmen.

a) Nennen Sie sieben bestehende Disease-Management-Programme.

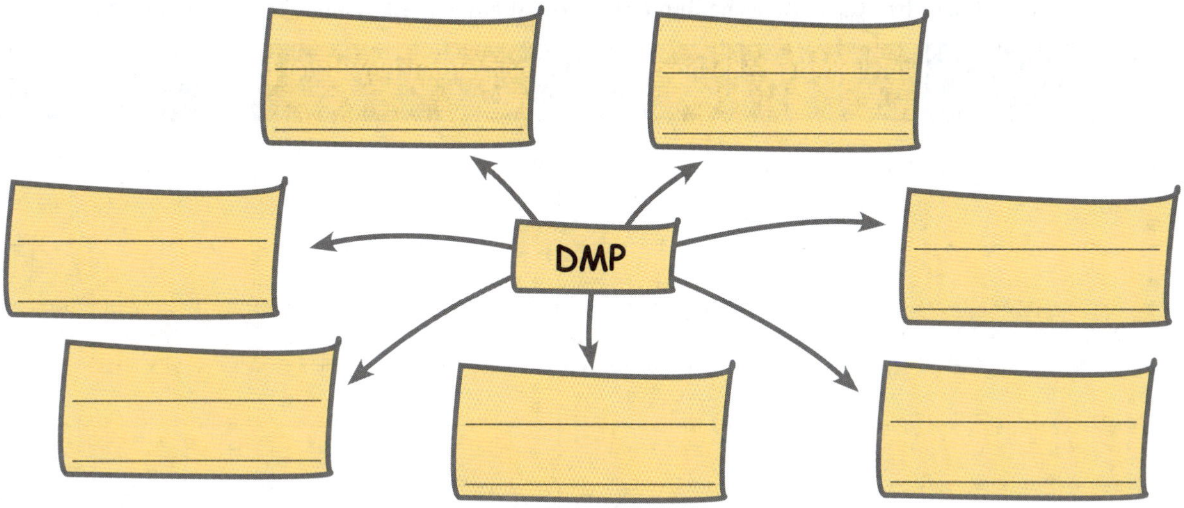

b) Sie erläutern Herrn Vogt die Maßnahmen eines DMP. Vervollständigen Sie dazu den folgenden Lückentext.

Disease-Management-Programme (DMP) werden auch als ______________________ bezeichnet, da sie für Patienten mit bestimmten, lang andauernden Erkrankungen angeboten werden.

Die Teilnahme am DMP ist für Patienten ________________, allerdings müssen bestimmte ____________________ erfüllt sein: 1. Die Diagnose muss _____________ sein. 2. Der Patient muss in der Lage sein, ______ am Programm mitzuwirken. 3. Der Patient muss einen __________________ unterschreiben.

Der Arzt wird nun zum ____________________ bezogen auf die chronische Krankheit des Patienten. Er führt die __________________ und in regelmäßigen Abständen _________________________ durch. Die Befunde werden in ___________________ Form dokumentiert und einer zentralen _______________ zur Auswertung übersandt. Von dort erhält der Arzt eine ___________________ seiner Maßnahmen.

c) Nennen Sie Vorteile für die Beteiligten am Disease-Management-Programm.

Beteiligter	Vorteil
Krankenkasse	
Patient	
Arzt	

EUROPA LEHRMITTEL	**Lernfeld 11: Patienten bei der Prävention begleiten**	
	7 Sucht	Datum:

1. **Der 27-jährige Kevin Heid ist seit mehreren Jahren heroinabhängig. Mithilfe des Methadon-Programms, das in der Praxis von Frau Dr. König durchgeführt wird, möchte er von seiner Sucht loskommen. Die Auszubildende Svenja lernte Herrn Heid erst kürzlich kennen und informiert sich nun über das Thema Sucht bzw. Abhängigkeit, um seine Situation besser verstehen zu können.**

Stellen Sie die Kennzeichen für psychische und physische Abhängigkeit in einer Tabelle gegenüber.

Kennzeichen psychischer (seelischer) Abhängigkeit sind:	Kennzeichen physischer (körperlicher) Abhängigkeit sind:
•	•
•	
•	
•	•
•	•
•	

2. **Befindet sich ein Betroffener einmal in einer Abhängigkeitssituation, so stellt sich schnell ein Teufelskreis ein, aus dem ein Ausweg schwerfällt. Beschriften Sie mithilfe des folgenden Textes zum Thema Drogensucht das Schema zum Teufelskreis der Sucht mit passenden Begriffen.**

Nachdem die Droge konsumiert wurde, fühlt sich der Abhängige besser. Sein Verlangen ist befriedigt, seine Situation hat sich scheinbar verbessert. Sobald die Wirkung der Droge jedoch nachlässt, verschlechtert sich die Situation des Betroffenen und er möchte seinen Zustand wieder verbessern. Der erneute Drogenkonsum verspricht dem Abhängigen wieder eine Linderung oder Verbesserung der Situation. So entsteht ein Teufelskreis.

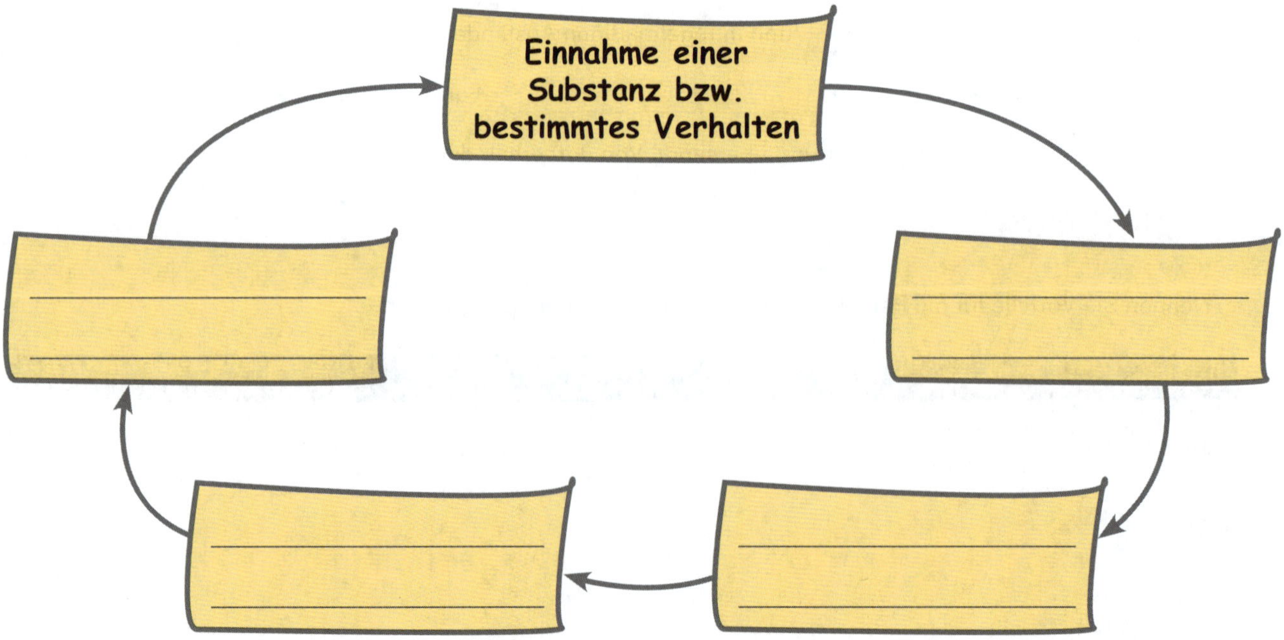